神谷美恵子コレクション

本、そして人

みすず書房

目次

Ⅰ

Ⅱ

Ⅲ

Ⅳ

I

「存在」の重み――わが思索　わが風土

思索ということばに値するほどのことをして来なかった者でも、大人になってからのものの考えかたの根はすでにきわめて幼いころにまで辿ることができるのにおどろく。その一症例として幼時に焦点をあててみたい。

「おまえがお腹を空かせて泣き叫んでいても七時間も八時間も授乳してやれなかったことがよくあったよ」という話を亡き母からしばしば聞かされた。おぼえているはずもない乳児期の自己像としてこれが定着している。

なぜこんなことになったか。それはどうでもいい。ただ一つたしかなのは母がそのころ、物心ともに大へん苦労していたことだ。

「子どもを育てるには死ぬほどの思いをしなければならないのだよ」ともよく言われた。娘時代には大げさに聞えたこのことばも、自分で親になってみてから深く思いあたるところがあった。

動物の育児はいかにも簡単、確実、明晰に見える。それを科学的に裏づける実験的研究もある。それにくらべると人ひとり育つまでの時間の何と多くかかることか。客観的にも主観的にも、親子ともに骨折りの何と大きなことか。挫折、病、死のおそれさえ至るところにある。
こうまでして育てられる人間とは何であろうか。それはいまだに一つの課題でしかないのだが、ともかくひとりの人間の存在を可能ならしめるための代価は測り知れないのだ。「存在の重み」という感覚はずいぶん前から心に住みついてしまったようだ。

「飢えの体験」のためか、生まれつきのためか、幼少期については主として暗い印象が残っている。泣き虫でうじうじした長女に若い両親も手をやいただろうが、自分にとっても生きるのは苦しいことであった。この飢えの感覚は、ものごころつくと平和と安定感への飢えとなり、少女期には「思想への飢え」へと変貌して行ったように思える。

幼児期の環境には、ただ地理的に言うだけでも安定が欠けていた。亡父は新婚当初から自分の両親と弟妹をも扶養せねばならず、内務省の役人として群馬、岡山、長崎、果ては南洋のパラオなど、辞令一つで転々としていた。引越しつづきの家庭にはそれだけでも持続性が欠けていたことだろう。

また、これは説明しにくいことだが、幼いころの私の周囲では人と人との間が必ずしもなめらかとは言い難いようだった。人の心とはむつかしいものだ、という印象をきわめて早くから植えつけられた。それを言うなら自分の心もまたむつかしいものであるということにハッと気づかせられる日もやがてやって来た。

少し大きくなってからは意識的に人の和にあこがれるようになった。不協和音の響かない平和な生活こそ何にもまして貴いものに思われるのに、平和の中に身を置くことができる日があろうとも思えなかった。

ぱっとしないこの幼少期に明るい灯をともしてくれた二つのことを思い出す。その一つは、いつ、どこで、ともさだかではないのだが、ごくたまに家に現れ出た新渡戸稲造先生のお姿である。ふしぎなことに、先生がただそこにおられるだけで私の周囲は急に相貌を変え、温かく、おだやかに、光みちたものに化してしまう。このことはずっと後になって多くを考えさせてくれた。

もう一つは、いつのころからか、なぜかはわからないが、兄弟の中で私ひとり毎年の夏を茨城県に住む母の長兄の家で過ごしたことだ。伯父は包容力の大きな医師で、そこには元気のいい伯母やいとこたちがいた。みんなで毎日おむすびを海へ持って行き、一日中、思う存分波とたわむれた。この時の楽しさが生涯、そぼくな自然性への傾斜を造ったと思う。これは家庭ではあまり味わえなかった。

暗い幼少期と言っても、あくまで主観的体験にすぎず、客観的にみれば多くのものに恵まれていたことは疑えない。父母は貧しいながら理想に燃えて無に等しいところから出発したという。その苦労を思えば私も公式的には恵まれていたというべきである。しかし、幼児とは完全に主観的な存在なのだ。このことを私も親となってから時どき一種の畏れをもって考えた。親が子に与えた、または与えたいと思うものを子はどう受けとめているのか。いずれにせよ幼いころの私は暗かった。そして素直でなかったのだろう。とはいえ、過去の体験はのちにどのようにも「加工」されうる。そこが人間のふしぎなところだ。

いじけ切っていた幼少期を一挙に明るくしてくれたことが外側から起ってきた。小学校四年一学期のとき、一家をあげてスイスのジュネーヴに移住することになったのである。

急にひろびろとした家に住み、近くの「ジャン＝ジャック・ルソー教育研究所」(ピアジェ所長)付属小学校に通学することになった。純然たる寺子屋で、たった一つの教室に六学級全体がはいっている。全部で二十五人くらいの生徒だったろうか。先生はたった一人の中年婦人。たえずあちこちの机をまわって個人指導をしてくれる。

両親は異国での新しい仕事と生活を築くのに精一杯で私たち子ども四人——のちにそこでもう一人生れたが——はいきなり未知のフランス語の世界に放り出された。教育ママの傾向のあった母もフランス語が全然できなかったから、私たちは文字どおりほったらかされたのだが、これはかえってよかったのかも知れない。

私は二年生の時、「村の学校」から東京の一種のエリート校に編入学させられていたが、そこでみじめさのかたまりとなり、厳格な校則にがんじがらめとなっていた。成績もあがらず、甲はめったにもらえなかった。

この学校とくらべると、スイスの寺子屋はあきれるほど雑然としていた。何の規則もなく、各自が能力と必要に応じて勉強していた。貧しい子も病弱な子も知恵おくれの子もいて、仲間のあいだに助け合いやいたわりの心も自然にうながされた。ここの教育のよさが身にしみたせいか、後年、教師としての私は規則にできるだけしばられないようにすることに、ひそかなよろこびを覚えるようになった。

子どもとはすぐ外国語をおぼえてしまうもので、両親がいつまでも日本語で話すことを続けなかったら、私たちは完全に母国語を忘れてしまうところであった。幼いころフランス語で話し、ものを考えるようになった意味をよく考える。ベルグソンの言うようにある国語とは現実を切りぬく一つの方法なのだ。だから私たちは二つの切りぬき方を同時に身につけたことになる。これにはプラスとマイナスがある。戦後の窮乏時代、子どもが大病で死にかけた時、ばく大な薬代を支払うことができたのは語学のアルバイトのおかげであった。また、こうした実益以上に意味があったと思うのは現在に至るまでフランス語の書物を通して与えられてきた精神の糧である。

このプラスの必然的結果としてマイナスがある。成長期の数年を日本で暮らさなかったことは、その後どんなに努力しても埋められない穴を残したにちがいないといつも思う。

それから、これはプラスかマイナスかわからないのだが、現実の切りぬきかたにいく通りもあるという発見がきっかけとなって、概念というものの相対性を幼くして肌で知ってしまったことになった。この世の人がものを考えるときに使う概念は、それぞれの人の国語や文化圏にしか通用しないのではなかろうか。国語と国語、ことばとことば、その間には明らかにずれや隙間があるが、そこはどうなっているのだろうか。いろいろな概念の背後にある現実の全貌とは何であろうか。このような疑問にはずいぶん前からつきまとわれているような気がする。そのため、ある宗教なりイデオロギーなりの特殊なきまり文句を耳にするとき、その実質的内容は何か、と考えこまずにはいられない。最近私をとらえたフーコーへの奇妙な興味はこのやっかいな性癖に由来するところが大きいのかも知れない。

いずれにせよ、子どもにとっては外国語は少しも障壁と感じられないものらしい。寺子屋はのびのびしており、私はそこで急に自由のよろこびを知り、自らすすんで学ぶ楽しさを知った。六年生にもなると下級生を教えさせられたが、それはそれで責任を負うことの新しいよろこびの発見であった。ひとつ苦手だったのはクリスマスの時に日本のきものを着て日本紹介をさせられること。「日本では紙と木の家に住み、野天ぶろにはいり、魚と米を食べます。」こんなせりふを先生がこしらえ、私が暗記させられるのだったが、こう簡単に図式化されるのはたまらない。「ノン、ノン」と抵抗しながら、他国の文化を正しく知ること、自国の文化を正しく伝えることのむつかしさを知った。

と同時に、どのような国や人種の人であろうとも人間は人間である、ということも知った。これはとくに同じ市内の「国際学校」へ進学してからのことらしい。

ジュネーヴでの生活は外側からみて、それまでとは打って変ったはなやかなものであったろう。あとにも先にもなかったことだ。亡父は決して外交官ではなかったのだが、それに似た役割を、父の性格としてはかなり無理をして果さなければならなかった。経済的苦労とはまたべつの気苦労が多かったろう。

「おまえたちは日本を代表しているのだから、どこにいても決して日本の恥になるようなことをしてはいけない」と父母に始終言い聞かされていた。これは子どもにとって大へんな重荷であった。

両親自身、この方針を守るのに懸命であった。「日本の恥」とか「国辱」とかいうことばがよく食卓などで飛出した。それが時には大人になってからの私の頭にまで飛出す始末である。母の苦労の一つは国際社交場裡で恥ずかしくない服装を整えることだった。仮縫いの時は、私たち姉妹はしげしげと観察し、毛皮やビーズやレースの飾りをさわって見たりした。しかし、豪華な夜会服もあっという間に古着と化し、屋根裏の大トランクに投込まれる。それをひっぱり出して、ぞろぞろ仮装行列をするのが私たちの楽しみだった。

トランクの古着と遊んでいるうちに、いつしか一つの願いが生まれた。こうした服を着ないですむような生活をしたい、という将来への決心である。これだけは実行を許されたことになった。自分を体裁よく見せようとするのは、要するに苦労するばかりだ、という考えは母の姿を見ていて自然に起ってきたものだが、今考えてみると、母にとってもああいう生活は決してらくではなかったはずだ。できる限り虚飾なしで暮せる者はしあわせである。

「日本の恥」ということをあまりしばしば聞かされたためか、そのうちにこれに対する反動が私の心に起ってきた。自分や自国をいちいち他人や他国とくらべて位置づける必要がどこにあろう。こういう居直ったような考えも、その根はスイスの生活にありそうだ。

もっとも実際には、私たち子どもは社交生活をほとんど免れていた。ドイツ人やスイス人のお手伝いさんと子どもたちばかりで暮したことも多かったが、中でも毎夏レマン湖の上の山の中ですごした日々が貴重な意味を持っている。レ・ザヴァンというこの山の別荘地には、まだ素朴な土地の人びとが住んでいて、みんな蜜蜂や牛を飼っていた。私たちは土地の子どもたちと草いきれのする牧地を走りまわり、遊びほうけた。陽の光を全身にあびて雑草のように育つこと——これこそ子どもにとって最高の幸福であろう。日本にいたころの病的な私の面影は急速にうすれて行ったにちがいない。

しかし、子どもといえども急にすっかり変ることはできないのだろう。心の底には幼児期の不安や心細さや、いうにいわれぬ悲しみが尾を引いていたらしい。そのためだと思うのだが、この山にいるとき、いつしか奇妙な、ひそかな習慣ができた。

お天気でさえあればほとんど毎日、夕方になると自転車に乗ってひとり山道を降りて行く。坂の途中に曲りかどがあって、そこまで行くと急に広いレマン湖が眼下にひらける。そのかどで自転車を止め、じっと夕陽に光る水面をながめるのだ。ちょうどそのころ、うしろの山の峯々から牛たちが首の鈴をふりふり、村へ降りてくるのが聞える。その響きのほかはしいんとしていて、だれひとり道を通る者はいない。ただ夕やけの空と、山の木立と、みどりに囲まれ、みどりを映す湖水の深いあいの色と。

空がだんだん紫がかり、次第に濃紫、濃紺、灰色と変って行くまで、身じろぎもせずに立ちつくしていた。あれはどういうことだったのだろう。よくはわからないが、おそらく幼いころからあこがれてやまなかった平和と、その平和を生み出す美とをそこで体験したのではないかと思う。審美的素質もないのに、ここで美などということばを使うのにためらいを感じる。しかし、あれは美というよりほかないものであった。人間の世界には見出しえない調和と美と平和とがこの大自然にはあるのだ、ということをたしかめ、それで安心して帰路につくのであったらしい。

一見何でもないようなこの体験はその後つねに意識の周辺にあってひそかな光を放ち、どんなに暗いところを通った時にも、悲しみと絶望の中に沈没してしまうことをふせいでくれたように思う。

女学校一年のころ日本へ帰った。しばらくは日本語のおくれをとり戻すのに精一杯だったが成城高女ではいわゆるダルトン・プランの教育が試みられていたので、ここでも必要に応じてのびのびと学習することができた。

すぐれた国語の先生がおられたおかげで私はやがて大へんな国語好きとなり、日本古典をかじる楽しみを知った。これは次第にもの書き熱となり、一時はとめどなく何やら書いていた。家庭での私の役割はかなり重く、この年齢にしては重すぎさえした。この現実からの逃避の意味もあったのだろう。書いてさえいれば、その間は別の世界にいられた。しかし、いうまでもなく私に文学的素質などないので、この試みは早晩失敗する運命にあった。

私の「作品」の一つが印刷されたのを母はこっそり長與善郎先生のところへ持って行ってごらんいただいたという。「ご家庭の影響からか、キリスト教的なものが大へん濃く現れています。このわくを破って自分のあたまでものを考えるようにならないと、ほんとうのものは書けないでしょう。」これが先生のご託宣だ、とあとで聞かされた。これに当惑してその後ずいぶん長い間ものを書かなくなってしまったが、これは貴重な忠告だったと思う。何にせよ、生まれながらその中にどっぷりつかって育ってしまったような精神的風土を、ひとは一度はぬけ出して自ら生まれ直す必要があるのだと思う。

長與先生のおことばのせいか、自然発生的にか、やがて「私には思想がない」という自覚が苦痛を伴ってつきまとう時代がやってきた。幼稚な小説めいたものを書いても、ただすじや人物があるだけで、心に迫るものがないのだ。自分のあたまが空っぽならば、せめて他人の思想をあさろう。

こういう飢えから心理学を読んだり、兄の本だなからいろいろ物色した。最初手にしたのはだれの著書だったか、分厚いフランス語の西洋哲学史で、プラトンやソクラテスの大きな肖像が線画で載っている。哲学のテの字も知らなかった女学生にとってこの本は驚異と感激をもたらしてくれた。大きな疑問となってきていた人間というものについて、昔からこんなにもたくさんの人が思索をこらしていたとは、考えてもみなかったことだ。

「ぼくの本を勝手に持出して汚すんじゃないぞ」と兄によく叱られた。それなのに今なお私は本に汚く書きこみをしたり、台所にまで持ちこんだりする癖がぬけない。

「いったい何読んでるんだ。」ある時言われたが、その時手にしていたのはラ・ロシュフーコーだった。一つ一つの節が短くて読みやすそうだったから選んだにすぎない。

「そんなもの読むくらいならこれを読め」と渡されたのがパスカルの『パンセ』。多くの人にとってと同様に、これは自分でものを考え始める上に決定的な意味を持った。兄の大学卒論、学位論文のいずれもパスカルに関するもので、私はそのどちらとも関りを持った。後者を大戦直前のパリで兄に託されて日本に持ちかえり、東大で森有正氏に万事お願いしたのがついこの間のような気がする。

兄はその後も私の読書指導に乗出し、ギリシャ・ラテンの古典のガルニエ仏訳版をずらりと並べ、これみな読まなくちゃ話にならないぞ、などとおどかした。どの程度その指示に従ったかははなはだ疑問だが、兄が東大、私が津田に行っていたころは放課後アテネ・フランセに通って同じ授業を受け、夜おそく二人で水道橋の道を語り合いつつ歩いた。そのころ、親よりもはるかに近く、影響力の強かったのが兄だった。父とはのちに親友のような間柄となったが、それはこちらが一応成長をとげてからのことだと思う。

その兄も大学を卒業すると十年以上もフランスへ行ってしまった。空間と時間をへだてると精神的にも遠ざかってしまう。やがて訪れた最も暗い季節には、もはや頼ろうと思うだれもいなかった。してみると思春期における最大の恩人かつ指導者は兄だったのだ。

「頼ろうと思うだれもいなかった」というのはたしかにそのころの気持だったが、それでは全くひとりだったかといえば、そうでなかったことにあとで気づく。早く逝いた津田での親友は黙って支えてくれたし、故三谷隆正先生も私の視界の彼方からこちらを案じてお心をさしのべていて下さった。苦しみの中でたったひとり、と思いこむのはただ人間が近視眼であるためにちがいない。

その後のことはすでにあちこちに書きすぎたから、なるべく書いていないことにとどめよう。津田英学塾を卒業して間もなく、しばらく結核療養の年月を過ごしたのは、精神的独立のために大へんよいことだった。

この時はもう死と向い合せで生きている心境であったから、自分に思想があるかないかなど、どうでもいいことであった。必死に生きつつ、自己の死を考えている時、そんな事を気にする余裕はないものだ。当時結核は驚くほど恐れられていて、周囲の者も宗教の伝道者でさえも当然ながら私のそばに近よるのを避けていた。それを目のあたりに見てから一挙にひとりきりになった思いがした。

病気が治ってもふつうの家庭生活はあぶない、と医師は言う。当時の娘としてはレールのないところを走らねばならなくなった。トーマス・マンの『魔の山』のように、療養中は一種の真空状態に生きていたが、現実に戻るとなれば、くらくらとめまいがする。この時初めて歴史というものの意味に思いあたり、しばらくはギボンのローマ史などで心が占領された。

らいをやりたくて医学を志した者がなぜ精神医学に転向したか。そのいきさつは最近ある雑誌*に記したからはぶくが、ただそのきっかけとなった亡きX子さんとその主治医であられた島崎敏樹先生に深い感謝を記しておく。（＊本書中「心に残る人びと」を参照）

昭和十九年秋、内村祐之先生のお許しをえて東大精神科医局に入れていただいた。ここで初めて学問するとはいかに厳しいことかを教えられ、またどんな患者さんにも敬意と温かさをもって接すべきことを先生から学んだ。

戦争も末期となると精神病棟も野戦病院さながらとなった。私の家も全焼し、家族はみな疎開したが、私はひとり病棟の一室に住みこませていただいた。負けるとわかっている戦さの中で薬もほとんどなかったが、とにもかくにも人の生命を守るしごとにいそしめるのを無上の幸福と感じた。死は自分のまわりにも、頭の上にもじつに間近にあったのだが、たとえば一杯の水に合掌しつつ死んで行く被災者を前に「生かされていることの意味」を痛いほど感じ、考えさせられた。

終戦後の思い出としてきわだつのは、文部省で安倍能成先生のお手伝いをしていた時、占領軍に対する先生の態度がじつに堂々としていたことである。また同じく敗者の立場にありながら米軍医に対して胸のすくような態度をとられたのが内村先生であった。精神鑑定のお手伝いに大川周明を巣鴨拘置所や米軍病院に訪れたときのことである。

人間の品位というものは、要するに、その時に置かれた社会的立場よりも、自己のよって立つ内なるものをしっかり持っている人におのずから備わるものなのだろう。人間を外側から地位、肩書、社会的背景などだけで性急に判断するのを聞くたびに私は抵抗を感じる。そのくせ自分もそのあやまちをしばしば犯しているのだろう。

人間をその内側から理解すること。これが精神医学の理想であり、これこそこの学問が考えてくれたことだ。もちろん外側の条件もおろそかにされてはならない。しかし、人間全体に対する理解をこれほど内の内までしみこませようと努力してきた学問は、ほかにないのではなかろうか。

幼いころから人の心の複雑さに当惑してきた者としては、精神医学のおかげでまず自己を少しでもつき放して見ることを教えられたのがありがたい。もとより完全に自己を知ることなど望めはしないが、少しでもよりよく知ることは他人を、人間をよりよく知ることへの第一歩だと信じる。

正しい認識なくしてただひとりよがりの「愛」なるものを他人に注ごうとすることの僭越と危険を知ったのもこの学問のおかげである。さりとて同時に温かい目を備えなくては真に人間を知ることはできないだろう。いわばあたりまえなことを精神医のはしくれとなって以来、ずっと考えてきた。これはしごとの上でも生きる上でも、たえず試されている課題である。

自己を知ることは自己の限界を知ることでもある。それはつねに他人の知恵という宝庫に目をひきつけさせずにはおかないし、また人間を越えるものへの憧憬をかきたてる。憧憬となればこれはもう思索や学問を越える領域だが、地球を包みこむこの無限なるものを背景として、その遠近法の中に私の風土はある、と勝手に考えている。

（朝日新聞　一九七一年十二月十三日―十七日、『著作集6　存在の重み』一九八一年に所収）

生きがいの基礎

本業は精神科医なのに、妙な著書を一九六六年に出して以来、今なお読む人がいるのか、ともかくも〝生きがい屋〟のようになってしまって、あちこちから生きがいについての講演や執筆の依頼や相談の手紙がくる。日本が敗戦後のやけあとから立ちあがって驚異の経済的発展をなしとげたあと、一種の虚無感がただよい始めてきた時にこの本の出版がぶつかったためであろう。生きがいのある人は生きがいなどということについて考えない。何らかの〝生きがい喪失〟にある人こそ、生きがいについて考えるものらしい。私はらい患者さんたちの〝生きがい喪失〟に接してこの問題を七―八年間考えつづけたあげく、あの小さな本を書いたのだが、決して一般社会に対して何か教えをたれようとしたわけではない。いわばひとりごとのようなものである。

しかし、ただらい患者の精神医学的調査をしながら、なぜとくに彼らの〝生きがい〟問題にそれほど深入りするようになったか、を考えてみると、筆者なりにその基礎というか、基地というようなものが若いころからあったためであろう、と思いあたる。

筆者は二十二歳から数年間結核をわずらった。当時これは少しも珍しいことでなく、よい薬もなかったからいわゆるT《テー》・B《ベー》のために早死する人は多く、筆者の知人、友人にも秀れた人びとが二五歳以前に亡くなっている。

一年に一回は保健所で健康診断をうけるのが望ましい、と学校（津田英学塾大学部）から言われ、何となく、疲れをおぼえていたこともあって、数人の友とともに東京都内のある保健所へ行ったのは一九三五年のことだった。レントゲン検査を初めとして、次々といろいろな関門を経てから、私たちはある室で待たされた。思いがけないことに筆者だけの肺にSchatten（影）があるという。休学してすぐ療養所へ入りなさい、と言われた時には全く茫然とした。家の人に何と言ったらいいのだろうと、そればかりが気になった。筆者の家族には結核の人はおらず、母が大《だい》の〝結核ぎらい〟であったことは幼少時から胸にしみこんでいたからである。

〝家はそんな家系じゃありませんよ〟と母は叫んで、私から思わずとびのいた。全く〝思わず〟にちがいない。母の愛にはかわりはなかったはずである。

らいの人たちがらいの診断を受けた時もこれに似た、いや、もっと大きな驚愕と不快感にぶつかることだろう。彼らの発病時の思いとその後の疎外感が少しでも筆者にわかるような気がしたのは、この若き日の経験のためであろう。療養所入りがきまりかけたとき、筆者は〝最後の願い〟として、信州にある両親の別荘へひとりで行かせてくれ、と頼んだ。幸い、土地の農夫夫妻が一階に泊まってくれて食事を作ってくれた。二階の部屋には〝T・B者〟ひとり。

間もなく死ぬならば、死ぬ前に人類が生んだ最も深く美しい思想や文学に親しんでおきたい、それには山でひとりのほうがいいだろうと思ったわけである。

医師は山へ行く許可を与えてくれたが、そのかわり、山で規則正しい生活をしなさい、熱のある間はじっとねていなさいと言った。熱がとれたら毎日少しずつ散歩してよい、と。その言葉を忠実に守って、たくさんの本とともに山へ行った。自分でこの本は毎日何時から何時まで、あの本はいつ、と時間割まできめたのだから、今考えると、精神医学的に〝強迫的〟と言われる性格なのだろう。

何よりの問題は、もうすぐ死ぬのはいいとしても、今、家族に迷惑をかけている、役立たずの存在になってしまったということだった。なぜ生きているのか、という根本問題が切実に迫ってきた。聖書や仏教書も何度も読んだ。しかし、はっきり自分の〝生存理由〟を示してくれるものに出会うのに、いくらか時間がかかった。

筆者にとっての生きがいの基礎の発見はローマ皇帝マルクス・アウレリウスの『自省録』を読んだ時であった。若い時は感受性が高いから、人によっていろいろなものに心を打たれるのであろう。ただ、「何か」心を支えるものがなければ、たとえ経済的に困っていなくても、心は満たされないものである。自分がもう人の厄介者にすぎない、と考えると人は死にたくなる。とくに若い人はそうであると思う。老人もそうであろう。

心を支えてくれたマルクス・アウレリウスへの恩がえしとして、ずっと後に彼の『自省録』（岩波文庫）を訳した。早産児を家で育てている最中のこととて、この仕事にまる一年かかった。マルクス・アウレリウスは西暦一二一年に生まれ、一八〇年に五八歳で亡くなっている。このころの教養あるローマ人として彼は日記をギリシャ語で書いていた。そのギリシャ語は新約聖書のギリシャ語とも少しちがい、ましてや古典ギリシャ語ともちがっているので、辞書にないことばがたくさんあり、それをしらべるために日曜だけ家人に赤ん坊を守りしてもらって大倉山文化科学研究所というところへ通った。この翻訳は初めは旧創元社から出て、一九五六年に岩波にひきとられたのだから、出版以来もう三〇年にもなるのではないかと思うが、今なお毎年増刷されているところをみると、この〝心の日記〟には時代を超え、空間を超えて人間の心に訴えるものがあるのだろう。一昨年浅野忠夫という方が若き日のマルクス・アウレリウスを小説化して『偽れる帝座』という本を書いて出版され（中央公論社事業出版）、贈っていただいたが、この方も戦後間もなくマルクス・アウレリウスの日記に出会って、それ以来ずっと心にあたためて来られた作品であるという。

いうまでもなく、マルクス・アウレリウスはストア哲学の徒である。ストア哲学と言えば紀元前三〇〇年にギリシャのゼーノンが創始し、ローマ帝国に輸入されてからはセネカ、エピクテートスなど偉大な思想家を生んだ。それを知らないわけではないが、なぜかこの小さな『自省録』が筆者にはいちばんピッタリと心に語りかける。

それは彼が大ローマ皇帝だからというわけでなく、ほんとうはストア哲学者になりたかったのに、それを許されず、〝心ならずも〟皇帝になってしまった彼のひそかななげきのためかもしれない。ともかく、彼は哲学者としてではなく、皇帝の座に伴う煩瑣な実務を果たし、時には戦線に出て、しろうととして、その合間合間に記した思いであった。そしてそれを書くとき、皇帝であることを忘れたかのように〝ただの人間〟として書いているから人の心を打つのである。思うに人間は外側では何かの肩書や役割を担って、必要とされる行動をとるが、「一個の人間」としてはまた別の存在であるのではなかろうか。いわゆる二重人格のように善と悪の人格がうらおもてになっている場合は少ないが、強いていえば公的人間と私的人間が重なっているように思える。

何が筆者にそんなに深い印象を与えたかというと、何よりも宇宙的にものを考えることを教えてくれたこと。また悲しみや苦しみは外から来る事象を、自分がそのようにとらえるから悲しみや苦しみになるのであって、外のものはそれ自体悲しみでも苦しみでもなく、よいことでも悪いことでもない、ということを教えてくれたからである。一口で言えば、ものごとを達観することを教えてくれたのであろう。幼稚な筆者には、これは大発見であった。そうならば自分の病気が治っても治らなくても、どうでもいい、というアタラクシア（不動心）を少しばかり与えられたのだろう。それ以来、山での読書はおもしろくてたまらなくなった。死ぬまでに何々を読んでおかなくてはならない、という強迫もなくなった。自分の生存理由も宇宙の配剤にまかせよう、という心境になった。

残るスペースに『自省録』の拙訳から、とくに印象的なところを引用してみたい。しかし、その前に言っておかなくてはならないのが、第一章の全編がこれ感謝録であるということ。そこで彼は彼を育み、模範をたれてくれた人々への感謝を述べているばかりでなく、自分が若い時誘惑に負けないですんだことまで感謝している。感謝の心、恩を知る心は〝生きがい感〟の基盤であろう。マルクス・アウレリウスは自分自身の念願であった哲学者になれなくとも、またさまざまな艱難に出会っても、生きがいのある人であったと考えられる。

時どき、生きがいについて話をさせられたことが過去にあるが、講演のあとの懇談会などで、聴いていた人が全く思いがけない受けとめかたをしているのに接して、講演ぎらいになってしまった。おそらくこちらの話しかたが下手なためであろうが、人によって同じ話を各人各様に受けとることはたしかである。

〝要するに生きがいとは、自分の才能を伸ばし、自分の好きな道を行くことなのですね〟と念を押されたときにはいちばん驚いた。筆者の念頭にあったのは、たとえば哲学者の道を歩みたくても歩めなかったマルクス・アウレリウスやらいのような病気のために社会からも家族からもひき離されている人たち――要するに、失意落胆の状況にある人でも生きがいを見出すことができるが、それはどういうことか、という問いばかりだったので、上記のような質問にとまどったのであろう。生きがいの話は軽がるしくすべきではない、と以来ずっと思っている。なぜなら生きがいは生きる意味にかかわることであり、人生観、価値観、世界観を基礎とする奥深い、重々しい問題だからである。〝自分の好きな道を行く〟ことができなかったマルクス・アウレリウスが、その重い任務の中で、自らに語っていたことばを少し紹介して終りたい。

〝神々のわざは摂理にみちており、運命のわざは自然を離れては存在せず、また摂理に支配される事柄とも織り合わされ、組み合わされずにはいない。……さらにまた必然ということもあり、全宇宙――君はその宇宙の一部なのだ――の利益ということもある。……もし以上が信条（ドグマ）であるとするならば、これをもって自ら足れりとせよ。書物に対する君の渇きは捨てるがいい。そのためにぶつぶつ言いながら死ぬことのないように、かえって快活に、真実に、そして心から神々に感謝しつつ死ぬことができるように〟。（第二章第三節から）

〝人生の時は一瞬にすぎず、人の実質（ウシア）は流れ行き……その運命ははかりがたく、その名声は不確実である。……人生は戦いであり、旅のやどりであり、死後の名声は忘却にすぎない。しからば我々を導きうるものはなんであろうか。一つ、ただ一つ、哲学である。それはすなわちうちなるダイモーンを守り、これの損われぬように、……また快楽と苦痛を統御しうるように保つことである〟。（第二章第十七節から）

〝君が心を傾けるべきもっとも手ぢかな座右の銘のうちに次の二つのものを用意するがよい。その一つは、事物は魂に触れることなく外側に静かに立っており、わずらわしいのはただ内心の主観からくるものにすぎないということ。もう一つは、すべて君の見るところのものは瞬く間に変化して存在しなくなるであろうということ〟。（第四章第三節から）

〃おおわが魂よ、いつの日にか君は善く、単純に、一つに、裸《はだか》に、君を包む肉体よりもあざやかになるのであろうか。いつの日にか愛情に満ちたやさしい心ばえの味を知るようになるのであろうか。……すべて現在君に与えられているものは神々から来るものであり、神々の善いと思うものこそ、現在においても未来においても、君にとって善いものであることを自分で納得するようになるのであろうか。……いつの日にか君は神々および人々とともに同じ社会に住むにふさわしくなり、責めもせず責められもせぬような存在になるのであろうか〃。（第十章第一節から）

〃君に残された時は短い。山奥にいるように生きよ。至るところで宇宙都市の一員のごとく生きるならば、ここにいようとかしこにいようと何のちがいもないのだ〃。（第十章第十五節から）

〃「吹きさたる風のまにまに地の上に撒き散らさるる／木の葉にも似たるは人のやからなるかな」（ホメーロスからの引用句）。君の子供たちも小さな木の葉。……賞讃する人びとも、またその反対に呪ったり……する人びともことごとく木の葉。また我々の死後の名声を次から次へと受けついで行く人びとも同じく木の葉。なぜならばこれはみな「春の季節に生まれいず」（ホメーロスの叙事詩イリアスからの引用句）。すると風がこれを吹き落とす。やがて森は他の葉をその代りにはやす。はかなさは万物に共通である。それなのに君はまるでこういうものがみな永久に存続するものであるかのように、これを避けたり追い求めたりするのだ。まもなく君は眼を閉じるだろう。そして君を墓へ運んだ者のために、やがて他の者が挽歌を歌うことであろう〃。（第十章第三四節から）

（高校通信「東書」一七六号　一九七九年四月、『著作集6　存在の重み』一九八一年に所収）

ヒルティの恩

「ヒルティ著作集」の月報に何か書くように、と突然言われて、日本で彼の著作集が刊行されていることなどまったく知らなかった私は、一種の名状しがたい衝撃をうけた。心の奥底からまざまざとよみがえる感慨の重みに圧倒された、とでも言おうか。それほどヒルティは私のささやかな精神形成の途上において、一生消えないであろう刻印を残している。

あれは若気のいたりの野望であったろうか。それともヒルティ自身の「原著主義」を聞きかじってのことだったろうか。二十代の初め、胸を病んで山でひとり読書生活を送っていたころ、死ぬまでに読んでおくべき本を、なるべくなら原語で読みたいと願った。新約聖書、プラトン、ギリシア悲劇、マルクス・アウレリウス、ダンテ、そしてヒルティ——という具合に。

ミルトンやパスカルは原語で読めても、他の場合は容易ではない。まずドイツ語、イタリア語等々の文法書や辞書をとりよせ、毎日時間割をきめて語学を独習した。独習ゆえに発音などひどり合点もはなはだしく、要するに目で読んで内容がわかりさえすればいい、という乱暴な勉強のしかたをしたため、たとえばドイツ語の場合など、のちに大学でドイツ人教師からすっかり勉強のやり直しをさせられたのも当然である。

それでも山ではともかくもヒルティに辿りつき、字引きをひきひき、各ページを鉛筆でまっくろにしながら読んだ。何度も引越しをしたから、あるいは失われた本もあるかも知れないが、現在旧居の書棚に残っているのは『幸福論』三巻のほか、《Briefe》〔書簡集〕一冊だけである。もっとたくさん読んだ気がするのは、それほど当時ヒルティを読むことが大事業であったためもあろうし、同時に、それによって得るところが大きかったためでもあろう。

山で読みちらした名著のなかでも、ヒルティの本はきわだって実際的指針に富んでいた。よく眠りつけないときにはりんごを一個食べよ、とか、朝起きていちばん初めに新聞を読むなどするな、などという小さな教えは、大きな教えと奇妙にまざり合って思い出される。大きな教えとはむろん、高い理想の世界、死をも超える永遠の希望を指す。たったひとり、山で療養している若者にとって、日々の生活を律して行く上で何にもかえがたい恩人となったのがヒルティであった。

今度編集部から昭和三十三年に出た「ヒルティ著作集」の内容見本のコピーを送られ、見ると第八巻の題名のものは読んでいないように思えたので、お願いして送っていただいた。初めて「翻訳で」ヒルティの一冊を読んだわけである。りっぱな、読みやすい訳で、しかも懇切に注などついているからありがたくもあり、いくつかすでに読んでいた篇もあってなつかしくもあった。

ノイローゼのことを扱っている二篇は、当方が精神科医のはしくれであるため、あちこち多少の意見もあるが、専門のちがい、時代のちがいを考えれば当然である。ただ、なによりも傷つきやすくなっている病人の心への温かいいたわりのことばに胸を打たれた。これは時代を超えた医師や看護者の心がまえであろう。現代ふうに言えば、作業療法に重きを置いているところに、たとえばわが国の森田療法とあい通じるものを見いだした。

最晩年の諸篇がとりわけ光を放っている感じがしたのは、当方も晩年にさしかかっているためにちがいない。

結核にかかれば死を考えるのが当然であった時代に、私はふしぎにも数年で治ってしまった。さて治るとなると、現実の世界でこれからどう生きて行くか、という難題にぶつかる。ともかくハクをつけて来なさい、という学校側のすすめで渡米をしたが、前途について迷いつづけていた。とりあえずコロンビア大学の大学院で、病中やみつきになっていたギリシア古典を読んでいた。

そのうち、ふとした縁から、半年ほどフィラデルフィア郊外にあるペンドル・ヒル学寮ですごすことになった。クェーカーの人たちが経営するものだが、宗教の如何を問わず、大学院生以上年輩者まで、いろいろな国の男女が二十人余り泊っていた。神学的な論文を書いている牧師未亡人、スラム街へ毎日出て社会福祉事業をやっている若夫婦、何やらむつかしい論文を書いている哲学博士の黒人女性、ペンシルヴェニア大学へ通って生物学研究に没頭する日本人女性、カナダ領のラブラドールの貧しい地域に行って奉仕をしてきた中年の白人女性、思い出すだけでも各人が昼間は種々な研究や実践にいそしみ、いっしょになるのは朝の沈黙礼拝時と食事のときと、夜の共同講義のときであった。グループ全体の目標は「宗教的・社会的研究を通じて世界平和を考える」ことだったと思う。めいめいが寮長の指導のもとで半年に一回何かペーパーを書き、みんなの前で公表するのがきまりといえばきまりで、世界各国からいろいろな宗教の人が訪ねてきてグループと話し合うのも特徴であった。

食事はすべてセルフサービス式で、皿洗いもみんなでやった。あるとき、食堂で堂々たる五十代の紳士ととなり合わせになった。彼はつよいドイツ語なまりの英語で自己紹介し、あいさつをしてくれた。ちょうどナチスの迫害をのがれて、ドイツのユダヤ人が続々とアメリカに来ている時だったから、この人もたぶんユダヤ人なのだろうと思った。あとで人から聞くと、この人はドイツの前政府の一閣僚をつとめていた重要人物なのだという。

向こうが英語で話しかけてくれるのを幸いに、私も英語で答えた。

「私はカール・ヒルティが読みたくてドイツ語を独学したのですけれど、話すことはぜんぜんできません」

「おお、ヒルティ!!」ゾルマン氏は持っていたフォークを皿に置いて私に真向かいになり、両手をあげてびっくりするような大きな声で叫んだ。満面に笑みをたたえて手をさし出し、握手しよう、という。

「アメリカでヒルティ愛好家と出会うなんて思ってもみませんでした。ヒルティは私の一生の指導者なのです」

ヒルティのとりもつ縁でゾルマン夫妻と私とは急速に親しくなり、いっしょに散歩したり、お二人の住まわれる部屋にお茶に招かれたりした。たった一人の娘さんは英国で看護婦をしているという。ゾルマン氏はこの学寮の講師として住み込んでおり、夜間には「世界平和の問題」の講義をしたり、外部へもよく講演に出向いていた。

「アメリカにも善意の人はたくさんいますけれどね。理想主義の美しいことばを並べるだけで、このきびしい現実のなかで理想に従って生きることの大変さを知らないのです。ヒルティは祖国の政治の要職を歴任してきたから、その大変さをつぶさに知っていたのです。彼の思想に説得力があるのは、現実での苦難の経験にうらづけられているからなのです。」そういうゾルマン氏も現実の政治の世界で苦闘してきた人なのであった。

ヒルティの話になると、彼はいつも雄弁になった。しかしアメリカ人たちに向かっての話のなかでヒルティを引用したのを聞いたことはない。アメリカでは当時——今も？——ヒルティは知られていなかったのだろう。

なんとかして世界戦争を食いとめよう、という熱意が、ゾルマン氏の心のなかでヒルティの思想とはなれがたく結びついているように見えた。

日本に対して彼は高い評価を与えてくれていたのだが、そのころ日本も戦争への危険な傾斜をすべり始めていたのだ。日米開戦のとき、彼がどう思ったか、私は知らない。学寮に半年滞在したあと、私は長年の懸案であった医学の道へ転向することにきめて、そこを去った。再びアメリカへたくさんの反対をおし切って医学をやり始めてから二十年も経ってからだったか。再びアメリカへ行って学寮を訪ねたが、ゾルマン氏は十年前にそこで亡くなった、とのことであった。

「きびしい現実のなかで理想に従って生きることの大変さ」を、医師になってから私もくたくたになるほど味わった。そのたびにヒルティとゾルマン氏のことが重なって心に浮かぶ。私は失敗ばかりしてきたような気がするが、その苦悩のなかで、ほんの少しばかり自分の頭でものを考えることができるようになったような気がする。それというのも、自分の頭でというよりは、ヒルティをはじめ多くの「精神的恩人」が心に残していってくれたものによるのだろう。それをただ自己流に、自分の立場で再確認し、自分のことばで表現しようと苦心してきただけのことなのだろう。

苦悩のるつぼのなかから生まれた思想だけが人の心を打つ。ヒルティの著作はそういう著作だから、永い生命を持つにちがいない。


（「ヒルティ著作集」第九巻月報、白水社、一九七九年九月、『著作集6　存在の重み』一九八一年に所収）

『ポリテイア（国家）』今昔

今昔と言っても、あくまでも個人的な今昔であることをおゆるし頂きたい。初めてこれを通読したときのことと、今、久しぶりで読み直してみて感じることを記してみたいと思う。

初めから結論をいうと、古典というものはたいてい近づきにくいものではあるけれども、ただ解説を読んですませたのでは、あまり意味がない。多少わからないところがあってもいいから、原典そのもの、またはそのよい翻訳にぶつかってみるほうが実り多いのではなかろうか、ということである。作者の息づかい、熱っぽさ、ほほえみ、ためらいなど、さまざまなニュアンスが、まるで今生きている人の話を聞いているかのように、身近に読者にせまってくるのは、原典に接してしか望めないことだと思う。

こういう考えは若いときから持っていたが、そのいわれの一つには、少々恥さらしな経験がある。

それは一九三九年のことであった。私はニューヨークからスコットランド・英国経由で当時パリに住んでいた兄・前田陽一のところへ行き、夏の日々をすごした。それまでギリシャ文学を勉強していたのだが、この年の秋から医学へ転向しようとしていた。ちょうどその時にあたる。

医学をやることについては、その夏パリでご一緒になった野上弥生子先生からご懇切な反対の長いお手紙を頂いたし、その後は呉茂一先生からも、これまたご親切あふれる大反対を受けることになったのだが、多くの敬愛する方がたから反対されどおしの私はたえずたじたじとしており、心の中で切実な自問自答をくりかえしている年月が多かった。このパリ行にさいしても『ポリテイア』一冊だけをたずさえて行き、あとは自分で考えることに時を費やそうとしていたらしい。ひとり大西洋を往復するあいだ、プラトンを読んでは考え、考えては読んでいたが、これを読み終えたとき、自分の一生を決定するほどの「電撃」をうけた、と言っても過言ではない。

とはいえ、こんなに時間が経ってみると、あれはどういうことだったのだろう、という気がしてくる。それでさいわい焼けずに残った『ポリテイア』のボロボロな一巻をとり出してみると、全十章のうち第六章までは往きの船中、道中で読んだことがわかる。六章の終りに「六月二七日、サザンプトンにて」と記してあるが、これをみて、多くの失敗の中でも傑作なのをその時やらかしたことを思い出した。そのことを現場でニューヨークの身内にあてて書いた「赤毛布記」があるから、そのまま写してみよう。

二十七日午後二時

お別れしてからもう二週間になります。本当なら今頃パリで大騒ぎをしているはずなのに、とんでもないまわり合わせ（？）から、こんなとんでもない処をうろついて居ります。

昨夜サザンプトンへ行くまでは何もかも私としては上出来でした。ロンドン滞在の間の行動については後で又ゆっくりお話し申し上げますが、ともかくいきなりはじめての都についてもいささかあわてることもなく安宿を見つけ、Lyons や ABC などで食事をし、地下鉄とバスで見物をして歩いたのです。切符の事、チッキの事、船の事、なども出発前数日から、駅で処理し、万事ノートに箇条書きにして、ぬかりのないつもりでした。ところが何という皮肉でしょう、やれやれこれで何もかも手続きが済んだ、あとは体を運ぶだけと半分居眠りしながらサザンプトンに着いた時、同乗の人たちがぞろぞろと列をつくって波止場の方へ行くので私も一緒について行ったのが間違いのはじまりでした。船は一万トンもなさそうな小さなものが二つ並んでいました。その一つの行列に加わり、プラトンをよみながら立っていたのち、大ぜいの人達と梯子をあがって行くと船の入口で“Ticket, please”と言います。私は切符《クーポン》の Southampton-Havre という頁を開いて見せながら通りました。

二等船客（英国本土の三等はここでは二等になります）婦人用の大部屋へ降りるとすぐ一つの寝台《バース》を与えられました。そこへ腰かけてハンドバッグをしらべてみるとロンドン駅で渡された Embarkation Card for non-British Subjects というのが請求されずにあるのに気がつきました。“This card must be filled in before arrival at the English port, otherwise passengers are liable to be delayed” と注意書きがあるのです。Stewardess の処へ行ってどうしたものかきいてみました。ああこれは今に請求されるから持っていなさいと言います。それで私はさっさとねてしまいました。翌朝の昂奮にそなえるつもりで。——だけど何という思いがけない昂奮が待っていたことでしたろう。

うららかな日、こんぺきの水と鳴き交す白かもめの舞を眺めて居るうちに船は美しい島々の間をくぐって午前六時二十分、予定の時間に港へ着きました。

いやにあっさり上陸してしまったものだというような感じをどこかに意識し乍ら、タクシーをよびました。税関はパリだということをロンドンの駅の係の人からききはしていたけれど何となく不安なので、たしかにここでは何も調べられないのだろうかときくと、タクシーの運転手はけげんな顔をして「ここでは何もしらべられることはありません」と言います。

“Where shall I go, madam ?” 流暢な英語だ。外国人旅行者のためのタクシーなんだろう。

“To the station, please.”

“To the station, madam ?”

“Yes, to take the train from Havre to Paris.”

運転手は突然笑い出しました。

“But this isn’t Havre! It is Guernsey, you are mistaken !”

そばにいた他の運転手たちもみんな笑い出しました。それでも私は何度もきかされるまで何が何やら見当がつかないで馬鹿みたいにつっ立っていました。

幸い船を降りるとき渡した切符は切りはなされないでありました。係の人がよく見ないで、後でしらべてびっくりしたのでしょう。クーポンごと手につかんで私を探しに走って来たところでした。それからSouthern Railroad の事務所です。おじさんたちはおかしいのと気の毒なのとで顔がうまく納まらないようでした。私もぼんやりしてるが船の名前も知らないのにあの場合どれがル・アーヴル行きだかわかるはずはない。なぜ切符をしらべる人が教えてくれなかったのだろう、と言いはじめながら、なんだか自分でも自分がおかしくなってきました。何でもいいから早くパリへ行きたいのだけど、と言うとここからはまたサザンプトンへ戻ってアーヴルへ渡り直す他はありません。サザンプトンへの船は丁度十時十五分に出るから九時十五分頃までにここへまた来て下さい。切符の事、その他御相談するからという。一体サザンプトンとここの往復船賃も私が払うのだろうか、ときくと後で係の者が御相談しますが、多分そうでしょう、と困ったような返事。時間はようやく七時。九時までどう過したらいいのか、ともかくニヤニヤしている運転手をよび直して眠る町へ行きました。Guernseyとは一体どの辺にある島だか見当がつきませんが大体海峡の途中にあるのでしょう。英領で、英語を話しているけれど、何となく人や町の調子がフランスじみています。夏の fashionable resort として人が沢山来るところらしく、しゃれた流行店や旅行案内所がせまい石の舗道の両側に並んでいます。郵便局で降りて掃除婆さんに頼信紙をもらい、パリに宛てて書く。

LANDED BY MISTAKE GUERNSEY. ARRIVE PARIS THURSDAY SAME HOUR.

ちょうど人が来たので渡すとニヤニヤしながら読んで二シル十一ペンスという。がま口を見ると英貨は三シルと五ペンス半だけ。両替するところは銀行と Jules Bontin という旅行案内所だけだが、銀行は十時まで開かないから後者へ行ってごらんなさいと言われてコツコツと石だたみを歩いて行きました。たまに早起きの労働者がいて「どこか探していらっしゃるのですか」ときいてくれる。Bontin の店はみごとなゴシック風の教会のわきにありました。まだねているのではないかとビクビクしながら private のベルを鳴らすとかわいい赤い頬をした女中が出て来て、店は九時からです、と言います。帽子の箱一つもって又私はぶらぶら道を歩いてみました。教会のわきにベンチがあるのに気がついて腰を下ろし、ただ一冊持って来た本、プラトンのポリテイアを読みました。この本には今度の旅行中、ずっと熱中していたのです。それにしても何と時間の経つのがおそいのだろう。辻にやって来た英国のヘルメットをかぶった巡査がいぶかしげに時々チラチラと見ていきます。同じベンチにやって来てチョコレートをかじっていた爺さんはふしぎがるのにも倦いて居眠りしてしまいました。私は立って、やっと開いたばかりの小さな店で六枚半の銅貨の中から二ペンスのチョコレート、一ペニーの新聞を買ってまたベンチへ戻りました。空腹にチョコレートの美味しかったこと。新聞は相変らず日本の官憲が英国国民を侮辱したことなど詳しく書き立てていました。辻々のポスターはいわずもがなです。教会の鐘が九つ鳴るや否や、又 Bontin へ行きました。はじめなかなか面倒でしたが、しまいにフランスの金なら替えられるということになったので、やっと二ポンドもらえました。来る時どうもひどくぼられたらしい運転手に又ぼられて、港へ帰ったのはちょうど九時二十分頃でした。

船の事務所では皆私に同情し、責任を感じていると見えて大変親切に扱ってくれ、往復船賃を無料にすると言います。そして係の人自ら私を連れて今度乗る船の Chief Steward の処へ行き、この方のことを万事頼むと引渡し、私は特別待遇で今度は一等船客婦人室へ案内され、ニコニコした Stewardess に迎えられることになりました。こんなわけで、来る時よりはずっときれいな寝台《バース》の上で、あおい海を眺めながらこれを書いているのです。おひる御飯も一等食堂で三シルの上等ランチを食べました。二、三時間ほどぐうぐうねて、沢山食べてすっかり余裕ができました。みんながわざわざやって来る風光明媚の島を見ることもできたし、これでパリの兄達の心配がなければ、まずまず笑うだけで済ませるところ。

午後七時半

私のペンのインクが切れて困っていたら、いいことを思い出しました。グラスゴーへ兄から来た手紙にあった注文により、ロンドンでパーカーの特別上等の万年筆を買ってインクを入れてもらったのがハンドバッグにそのまま入っていたのです。

さて、あれから二時間ほどStewardessの小母さんとだべったり、湖水のようになめらかな水とやわらかい輪郭と色合いをした島々、その間に白鳥のように浮かぶヨットなどを眺めたりしている間に再びサザンプトンにかえってまいりました。小母さんは私を十八娘だと思い込んで（やっと二十歳位と思わせるまでこぎつけましたが）頻りに同情し、私共の会社の人が港に迎えに来てrespectableなホテルに案内し、明日一日をどういうふうに、すごすべきか教えてあげるから安心しなさいと言ってくれます。成程、船が着くとすぐGreat Southern Railwayの記章をつけた人がニコニコしながらやって来て、英語話せるかとききました。フランス語も話せることがわかると、フランス人だとみえて大喜び。明日の船ののり方について詳しく教えてくれてからポーターに命じて私をRoles Hotelに案内させました。波止場のすぐそばにありながら公園に面していて手頃なホテルです。室と朝食で八シル六、ロンドンのYWCA Travellers' Hostelの三シル半とは大分のちがいです。でももっと高いところへ連れて行かれたらどうしようと思っていたところなのでほっとしました。久しぶりで一人部屋にいるのも悪くないものです。今、下へ行ってカレーライスを食べて来ました。ル・アーヴル船が毎日ではなくて月水金にしかル・アーヴルへ行かないため、明日一日何をして暮らすべきか、考えれば勿体ない話です。このadventureの費用全部で二ポンド近く、将来のよきいましめでしょう。でも一々こんなobject lessonをしなければ駄目だとは私も困った人間です。今したいことは誰かと一緒にワハハと笑うこと。

以上

右の失敗談はもちろん持ちまえのぼんやりのせいだが、同時にひとをそれほど夢中にさせるプラトンの生きいきした文章のせいでもあると言えないだろうか。パリの兄たちの心配と大笑いは言うまでもなかった。さて、忙しいパリ滞在を終えて、ふたたび船に乗ったのは第二次大戦ぼっ発の二日前である。洋上ではまた『ポリテイア』。読了日はニューヨーク到着三日前。

「電撃」はおそらく第十章の終りにある神話のところで受けたのだろう。赤い鉛筆でむやみにアンダラインされている。この神話の中では、運命の女神たちが霊魂たちの前に、いろいろな人生の生き方を、いわばくじのように投げ出してみせ、めいめいの霊魂に自分で自分のをえらばせる。その選択の責任は、あくまでもえらぶ者にある、と女神の一人は言う。

このくだりに来るまでに、例の有名な洞窟の比喩や、「霊魂の革命」論や、理想の世界から現実へのもどりかたの話など、すでに充分洗脳されていたから、この終りの神話のところで、いわば最後の「とどめ」を刺されたのだろう。あらゆる障碍を越えて、自分の道をえらぼう、と決心を固めたのだった。

それから三六年経った現在、小文を書くために『ポリテイア』全篇を読み直してみた。もはや個人的な問題をはなれて、ゆとりをもって読むと、いろいろと新しい「発見」がある。また壮年期にたくわえた経験や、観察や、わずかばかりの勉強に照らして考えながら読むと、興味は増すばかりである。二四〇〇年ちかくも読みつがれてきた偉大な古典というものに、あらためて畏敬の念をおぼえる。

『ポリテイア』の内容について、ここで何もいう必要はないだろう。ただ、二、三の感想を述べれば、ソクラテスの口を借りて語られる人間観は現代の心理学や精神医学からみても決して古くない。人間の心の中の矛盾にみちた諸要素が分析され、その葛藤が描写され、そのあらわれの一つとして夢の意義まで指摘されている。

ギリシャの神々に対する考えかたも、型やぶりだったろう。ホメーロスに描かれた神々の性情が痛烈にやっつけられている。その考えの自由で闊達なことは、プラトンの時代と社会を背景に考えてみると、おどろくばかりである。

第八章の政治哲学も現代からみれば思い切ったものだが、プラトン以後の西洋・東洋の歴史を考えてみれば、決してただ乱暴な議論として片づけられない。デモクラシーに対する低い評価も、それがうっかりすると専制政治を招くおそれがある、という説明を読むとただ笑ってすませないものが感じられてくる。

この本で主張されているのは徹底した共産主義をふくむ貴族政治《アリストクラシー》らしく、女や子どもまで国家の共有財産とされているのにはびっくりする。また人口問題を考慮して、人口の質と量を適当に保つために、優生学的な工夫を思いめぐらしているわけだが、そこで推奨されている手段はかなりショッキングとしかいえない。ただこうした問題意識自体がきわめて現代的なものであることは、多くの人がみとめるところだろう。

現代的といえば、男女平等論、あるいは少なくとも男女に対する機会均等論は当時として異例なものであったにちがいない。また教育論にも、集団保育など、現代なお考慮に入れるべきものが少なくない。

ソクラテスはプラトンが二十八歳のとき死刑になっているのだから、プラトンの壮年期に書かれた『ポリテイア』に出てくるソクラテスという人物の言っていることが、すべてそのまま実在のソクラテスの思想ではないだろう。むしろ、プラトンが若き日に深い尊敬をもって仰ぎみた師の思想を、その後彼自身の多彩な人生の中で己が血となし、肉となしたものを現わしているのだろう。独創的な思想家というものは決してただ師の教えをおうむがえしに伝えるものではない。

対話の相手のグラウコーンは少々個性に乏しく、影がうすいが、言ってみれば、漫才が合の手を打っているような観もあるその発言には、破格的な思想に対して世間一般の人間が示しそうな反応や疑問がよく代表されていて、これまたソクラテスの思索にはずみをつける役割を果しているのだろう。少なくともソクラテスがひとりでしゃべりつづけたとしたら、読者はついて行けなかったかも知れない。ソクラテスの尖鋭なことばの合間に、この常識的な「合の手」がはさまることによって全篇の緊張がやわらぎ、ゆとりとユーモアさえ生まれている。その上、ソクラテス自身が決して説教者らしくなく、おしつけがましくない。自分はただ「うたがいつつ探求する者」であると述べ、大胆な考えを言うにあたっても、たえずためらい、ふるえている、とさえ告白している。こうした姿勢と対話という形式があいまって、この本の内容をあらゆる年齢層の人になお一層魅力あるものとしているのだと思う。老若を問わず愛読されうる本、自分でものを考える助けとなる本はそう多くはないのではなかろうか。以上が一素人《しろうと》の感想である。

（「プラトン全集」第四巻月報、岩波書店、一九七五年、『著作集6　存在の重み』一九八一年に所収）

ミッシェル・フーコーとの出会い

出会いという意味深長なことばを使うには、それはあまりにも偶然であり、かりそめであった。そして筆者にとっては、あとあとまで尾を引くことになった出会いであったとしても、フーコーにとっては、おそらく何の意味もないこと、あるいは迷惑なことでさえあったかも知れない。

それは一九六三年九月のことであった。ニューヨークからパリへ飛び、ちょうどユネスコの会議に出席中の兄・前田陽一に迎えられ、彼と同じ小さなホテルに泊った。日本ではめったに顔を合わせないのに、外国ではよくいっしょになるのもふしぎである。

その頃、筆者は、みすず書房の『異常心理学講座』(6)のために、精神医学史を書くことを仰せつかっていて、滞米中の数ヵ月も図書館に通いづめであったし、フランスへ来ても、本ばかりあさっていた。医学書専門の店を数軒歩いていたら、ある本屋のおやじさんが言う。「フーコーの本を読みましたか。近頃出た精神医学史では、あれがいちばんよく出ましたよ。もう売切れかも知れない」

「え？　フーコー？」そんな人がいつの間に出てきたのだろう。ヒューストンのオイゲン・カーン先生の研究所で、ライプブラントの巨大な精神病理学史の、出版ほやほやなのに接して圧倒されてきたばかりなのに。

さいわいに、フーコーの『狂気の歴史』(1)は、まだ一部、本屋に残っていた。プロン社から一九六一年に出たもので、六七二ページもある。精神病者が妙な服を着せられて椅子のようなものをかついでいる、おかしな絵が表紙になっているが、扉をあけてみると、「この本は、ある驚いた人が書いたものである」という書出しの紹介文が記されている。

おどろきほどすばらしいものはない。ゆえに、これほど魅力的な紹介文はない。早速この書物をかかえて帰り、ホテルの室にとじこもって、読みふけった。読んでゆくうちに、この本は、今まで読んだどの精神医学史とも、アプローチがまったくちがうことがわかった。今まで読んだものは、ギリシャの昔から、学者や医者が外側から精神病者をみて、精神病に関する知識を体系づけてきた歴史が述べられている。ところが、フーコーの本は、精神病者自身がたどってきた歴史を記そうとしているのだ。しかも、なぜそういう歴史をたどらねばならなかったかを明らかにしようとする。

そのために、フーコーは、ヨーロッパ全土といっていいほどの広い範囲にわたって精神病院を訪問し、古文書をしらべあげている。どんなにほこりまみれになったことであろう。それは、のちに述べるように、まさに「考古学《アルケオロジー》」の発掘作業であったにちがいない。

精神病者たちが一般社会から疎外されるに至った経路を、詳しくあとづけてゆく過程の中で、フーコーはさまざまな未知の事実を発掘している。なかでも筆者にとってとくに興味がふかかったのは、中世紀ヨーロッパ全土に、十字軍のおみやげであるらい病がまんえんし、数多くのらい病院が建てられたが、やがてこの病気が急激に消滅した——なぜであろうか——ため、それらの病院はガラ空きとなり、そこに精神病者が収容されるに至った、という事実である。したがって、らいに対する一般人の嫌悪と恐怖の念が、そのまま精神病者たちの上に移しかえられたのだ、とフーコーはいう。

この歴史は新鮮な資料にあふれ、その叙述の底流には、精神病者の人権に対する熱いパトスが、煮えたぎっているように感じられた。「現象学」とか「人間学」とかいうことばも、あちこちにちらついている。著者は哲学者だと扉にあったが、どんな人なのだろうか、と好奇心はそそられるばかりであった。

兄は毎日会議で忙しく、夜も会食が多く、めったに顔を合わす暇もない。ある日、やっと二人で食事ができたので、読んでいるフーコーの話をした。すると思いがけないことを兄は言いだした。

「ミッシェル・フーコーだろう？　クレールモン・フェランの哲学教授さ。彼もユネスコに関係しているので、よく会うよ。それに今度、日仏会館の館長として日本へ来ることになりそうなので、明日、ここへぼくを訪ねてくることになっているよ。よかったら、いっしょに会わないか。君の歴史を書くうえで、いい知恵を貸してくれるだろう」

いくつになっても、兄貴とはありがたいものだ。その晩、フーコーの本に、さらに熱中したことはいうまでもない。

九月十日の朝九時半に、フーコー氏はロビーにやってきた。まだ四十代のはじめであろう。すらっとした、鋼鉄のような感じの人だが、ちょっとたこ入道のような頭をしていて、眼光は矢のように人を射る。兄はなにやらフーコー氏と打ちあわせをすますと、「さあ、君たち二人でゆっくり話したまえ」と言って、さっさと出かけてしまった。勇気をふるいおこさねば――。

「精神医学史を書かなくてはならないのですが、数日前、本屋であなたのご本をみつけて、いま一所懸命読んでいます。病人の側に立って書かれた本は初めてなので、本当に敬服しました」

彼はちょっとてれた様子で言う。

「いや、あれはちょっと書きすぎましてね。もたもたしているので、もっとけずって、すっきりしたものを、あらためて出すつもりです。それにしても、あなたが買われるなら、こちらからさしあげればよかった」

筆者はらい療養所の精神医をつとめているので、とくにあの本のらいに関するくだりが面白かったと話し、少々気恥ずかしい思いを抑えながら、らい患者の症例研究を行なった拙文別刷をさし出した。スイスの『コンフィニア』誌に載ったもので、心臓つよくも「人間学的研究」と自称する英文である。

フーコーはその別刷をしばらく眺めて考えている様子だったが、やがて、カバンの中から一冊の本を出し、扉にサインをして贈ってくれた。Naissance de la clinique—une archéologie du regard médical, P. U. F., 1963（『臨床医学の誕生——医学的なまなざしの考古学』）。出たばかりの彼の新著である。この本を訳すために、まる一年間、悩まされることになろうとは、そのとき夢にも思わなかった。[2]

私たちは主として精神医学史の話をした。ドイツのライプブラントの本のことをいうと、フーコーは、彼とはごく親しいのだと言った。フランスで精神医学史をしらべようとするならば、どこそこの病院、どこそこの図書館、どこそこの古本屋へ行くとよい、と道順まで教えてくれた。

「日本の精神医学はまだ歴史が浅いし、精神病院も十分ありません。」ちょっと卑屈にこんなことを言うと、フーコーは一瞬きびしい顔つきをして黙っていた。この沈黙の意味を、筆者はずっとあとになって、彼のすべての著書を読んでから初めて知ったように思う。要するに筆者はこの会見のあいだじゅう、とんちんかんだったのではないかという気がする。ことばに表現されてしまったものよりも、沈黙の部分にこそ真理はかくされているのだ、というフーコーの主張はこの場合にもみごとに立証されている。

こんな会話は、フーコーにとっては、さぞ時間つぶしなことであったろう。約一時間もすると、彼は丁寧にあいさつして立ちあがった。

「また来年、日本でお目にかかりましょう」

「その時は、日本の精神病院をご案内しましょう」

そんなことを言って私たちは別れたのだが、この筆者のことばも、いま考えると、とんちんかんだったにちがいない。その頃すでに彼は、主著『ことばともの』にとりかかっていたのだろうから、もはや精神病院見学どころではなかったと思う。ともかく、日仏会館の話はお流れとなり、彼はついに来日しなかった。そのかわり、一九六六年には『ことばともの』[3]が出て、彼は一躍構造主義者として脚光を浴びることになった。べつに彼の価値が急に上昇したと思うわけではないが、ともかくも彼の著書をあらためてみな読んでみなくては、という気になった。構造主義そのものに興味をいだいたというよりは、フーコーを理解するには構造主義を知らなければならない、ということになって、レヴィ＝ストロースにまでつきあうことになったのである。ちなみに、レヴィ＝ストロースの文章は、したがってその思考は、フーコーのよりもはるかにわかりやすい。

フーコーはいったい、いつから構造主義者だったのだろうか。そういう眼でみると、その萌芽は、処女作『精神疾患と心理学』[4]（一九五四年）にすでにみとめられる。しかし、はっきりとその姿があらわれ出したのは『臨床医学の誕生』からであろう。

現代を救う思想として、実存主義に代るもの、というような言いかたが、日本のジャーナリズムで行われたこともある。そうかと思うと、もう構造主義は過去のものである、と書かれたりもする。単なる流行としての思想ほど、思想の名に値しないものはないのではなかろうか。ことに、他国の思想のあとを、ただ無反省に追いかけまわすほどこっけいなことはない。

それならなぜ翻訳したか、といえば、フーコーの思考のきびしさに惹かれた、といえそうである。医学生の頃から、医学は謎にみちみちていた。医学教育はおどろきの連続だった。精神科医ともなれば、いまだにおどろきと疑いはつのる一方である。フーコーはそれらのおどろきや疑いをとりあげてくれる。医学、とくに精神医学において、認識論的反省を否応なしに強制する。また、人間が人間に関する科学を築くということの可能性と意味とを、彼は問いつめてやまない。少なくともフーコーの構造主義は、いままでのところ、主義というよりは「問い」である、というほうが正しくはないであろうか。フーコーは現代を救う道を示しているわけではない。彼が喚起するのは、『ことばともの』で言っているとおり、現代人の認識というものに対する「醒めた、不安な意識」なのである。それは現代思想の前提条件として欠かすことのできないものだと思う。

フーコーの文章のむつかしさは、フランス人の間でも定評がある。それは彼のあたまの回転があまりにも早いためであり、彼の感性があまりにも詩的であるためであろう。フーコーの精神こそ、もっとも論理的であると同時にもっとも詩的な精神だ、といえよう。詩的とは、彼の場合、文章に極度の省略がきいていること、抽象的なことを表現するさいに思いがけない具象的なことばを組みあわせること、などを意味する。散文の中で、たとえば次のようなことばに出会うと、呆然としてしまう。

la réalité la plus matinale（最も早朝の現実）

Le flambeau de l'œil（眼のたいまつ）

les phénoménologies acéphales（脳なしの諸現象学）

これは、みな『臨床学の誕生』から拾ったものである。このさいごの現象学については、「彼らの概念的砂漠の砂」などと、痛烈な皮肉のことばがいくつもある。フーコーは現象学、とくにメルロー＝ポンティやビンスワンガーなどとかつて親近であっただけに、こうしたことばにはおどろかされる。

『臨床医学の誕生』という本は、十八世紀末から十九世紀前半にかけての医学史を対象とするものだが、あとで述べるように、決してふつうの意味での歴史ではない。臨床医学における観察の「まなざし」が、どのように変化し、変遷したか、を構造分析したものである。著者は哲学を専攻したのち、サルペトリエール病院などで、フランスの一流精神医学者ドレーやピショーに師事して五年間も精神医学の臨床を学んだという話だから、上記の欧州諸病院見学や古文書研究とあわせて、この本を書くのに最もふさわしい条件をそなえた人物といえよう。また彼の第一作が『精神疾患と心理学』という小さな本であったことも、彼の経歴からみて、ごく当然なことに思われる。

『精神疾患と心理学』が、精神病理学や心理学の成立条件自体を問題にしているのに対して、『臨床医学の誕生』は、医学全体の認識論的基盤を問うている。十八世紀には植物学におけるリンネらの分類のアナロジーから、疾病分類学も種々試みられた。『狂気の歴史』には、それらの「図表《タブロー》」のいくつかが載せられている。それはもちろん、精神疾患の分類であるが、『臨床医学の誕生』では、身体病をもふくめたあらゆる疾患を、一つの平面の中におさめた図表のことが書いてある。初期の臨床では、医師はいわばこの図表を頭に入れて患者に接した。患者においてみとめられる症状をこの図表に照らしあわせ、その座標によって症状の位置を決定《ルペレー》することができれば、その症状はそのまま病徴《シーニュ》となり、患者の病気が何であるかを物語る記号《シーニュ》となる。この場合、患者は病を担う偶発事項にすぎず、まなざしは個人というものを知覚する構造を持っていなかった。この時期の臨床を、フーコーは真の意味のクリニィクとは考えていない。真のクリニィクとは、のちに完成するような、複雑なまなざしの構造を持ち、しかも病床の傍で師と弟子とがともに真実を探究するという教育のかたちをも備えたもの、とする。一般にフランスでは、クリニィクということばはこういう内容を持っている。

フランス大革命とともに、このまなざしは社会的空間にむかって開かれ、医学教育の問題——一時、医科大学は閉鎖されさえした——、貧困者に対する医療の問題、流行病に関する公衆衛生の問題など、多くの思いきった思考と試みが、次々と行われた。それは社会の大動乱期においてのみ可能な、大胆な試行錯誤の歴史であって、現代日本で、医学教育や医療のありかたが問題になっているとき、この豊富な資料は、なまなましい示唆に富んでいると思う。

次いで病理解剖学がさかんになり、臨床医学のまなざしは、体表面を貫いて、身体内部にある諸器官の容積を包む立体的なものとなった。また聴診や触診も加わって、まなざしは「多感覚的」な構造を持つに至る。こうしたまなざしが、臨床医学講義という教育の仕組みにおいて駆使されるようになったとき、まなざしは初めて「解剖＝臨床医学的構造」structure anatamo-

た。

clinique を持つようになり、患者という個人の独自性を把握できるものになった。また、医学教育は、単に師から弟子へと、既成の知識が一方通行的に伝達されるものでなくなり、患者個人という、つねに未知なものを前にして、師と弟子が一緒に探究する、という構造を持つようになった。

解剖学を通して、死というものが、人間の病と生を解明するに至ったことを、フーコーは徹底的に考察している。この経験を通して、西欧人が初めて個人というものを把握するようになった、という点を彼は重視し、このことは、西欧文明にとって決定的な意味を持っている、という。このあたり、生や死や病についての哲学というにふさわしい。

以上は、『臨床医学の誕生』の大ざっぱな輪郭であるが、このユニークな本の持つ多くの側面を、的確に言いあらわせないもどかしさを感じる。フーコーの歴史とは、つねに、彼のいう「考古学」であって、この本も、『狂気の歴史』も、『ことばともの』も、一貫してアルケオロジーと自称している。すなわち「歴史の厚みの中から、歴史を可能ならしめた諸条件を発掘する」方法である。この条件の中でも、とくに、ある文化、ある時代における認識のしかた、知覚のしかたの構造を、「格子」の枠組みとしてとり出そうとする。それは「通時的な《ディアクロニック》」歴史の縦軸を横に切って、その横断面の「共時的な《サンクロニック》」諸文化現象を発掘しようとするから、たとえ医学史を扱う場合でも、同時代の思想、哲学、経済学、数学、文学、絵画など、広い分野で起っている事象がひきあいに出され、文化史としてもおもしろい。

今度訳出した『臨床医学の誕生』以外のフーコーの著書は、みな精神医学や人間科学と関係が深いので、それらの内容を紹介した拙文を、その巻末に付しておいた。

力不足のために、この翻訳は苦行であったが、その褒美として、次のフーコーのことばに、たえずつきまとわれることになった。

「人間たちの思考において問題になるのは、彼らが考えたことではなく、彼らが考えなかったこと non-pensée のほうである。このノン・パンセが人間の思考をはじめから体系づけてしまい、当分のあいだ、それらの考えを、際限もなく語らせ、くりかえし語らせつづけるのだ」

たしかに私たちは、できあいの思想をできあいのことばで語りつづけている。知覚のしかたも、できあいのことばによって規定されてしまう。いつでもなまの眼でものを見ようとするならば、これらをたえずつき破ることが要求されるのであろう。フーコーは、私たちを、構造主義に誘っているのではない。構造主義だって、できあいの思想になるおそれがある。そうでなくて、フーコーは、上にいう意味での「つきやぶり」percée（これは彼の好きな言葉らしい）の必要を説いてやまないのだ。

パリでの出会いのとき、射すくめられるように感じた彼のまなざしは、まさにそういう「つきやぶる」まなざしだったのだ、といまにして思う。

（「みすず」一九六九年五月号）

付記 一九七〇年秋、フーコーはフランス政府の文化使節として来日した。現在彼は、学者としては最高の地位、コレージュ・ド・フランス教授になり、ニューヨーク州立大学へも客員教授として毎年数ヵ月ずつ招ばれて講義をしているのだという。筆者は京都での講演「狂気と社会」の通訳を仰せつかったり、東京でも兄の家で食事を共にし、気がるに話合う機会を与えられた。

彼の最近著『知の考古学』(5)（一九六九年）を読んでみても、またさいきんの個人的接触を通しても、以上の拙文の結論はそれほどまと外れではなかった、との感を深めている。

ただ『知の考古学』の中でフーコーは過去の自分のしごとへの反省を述べているが、その中で『臨床医学の誕生』で用いた「医学的まなざし」という表現はまずかったと記している。まなざしという一つの主体の統合作用を思わせるが、じつのところ、主体はその時どきの立場や位置によって異ったものになるからであるという。主体についての彼の考えかたには、さらに注目して行かなければならない。

（『人間をみつめて』朝日新聞社、一九七一年）

注

（1）M・フーコー著、田村俶訳『狂気の歴史』新潮社、一九七五年。
（2）M・フーコー著、神谷美恵子訳『臨床医学の誕生』みすず書房、一九六九年。
（3）M・フーコー著、渡辺・佐々木訳『言葉と物』新潮社、一九七四年。
（4）M・フーコー著、神谷美恵子訳『精神疾患と心理学』みすず書房、一九七〇年。ただし、これは第三版（一九六六年）の翻訳だが第一版（一九五四年）の原題は『精神疾患と人格』となっていて内容もかなりちがっている。
（5）M・フーコー著、中村雄二郎訳『知の考古学』河出書房新社、一九七〇年。
（6）神谷美恵子「精神医学の歴史」異常心理学講座第七巻（一―八九頁）、みすず書房、一九六六年。

（『著作集5　旅の手帖より』一九八一年に所収）

V・ウルフの夫君を訪ねて

一九六六年十一月十九日の夜、私はロンドンの宿で翌日の大事業を思い、おちおち眠れなかった。会見は果してうまく行くだろうか。わざわざ日本からやって来ただけの成果をおさめ得るだろうか。ただ相手の気持を傷つけるだけに終ってしまうのではないだろうか。危惧の念は果てしもなく脳裡にうずまく。

二十日の朝は、ウルフ氏の指示通り、ヴィクトリア駅から午前十一時何分かの汽車に乗った。四半世紀前と寸分かわらない蒸気機関車。一時間五分の間、ごとごととゆられて行くと、昔ながらの丘陵がゆるやかに起伏し、木々はうすいもやにかすみ、すでに葉も落ちきった枝が、こまかな網の目を描いて、コンスタブルの絵を思わせる。アメリカ大陸の、あのカラッとした大気や青空と、イギリスの島の、このしっとりした空気とは何というちがいであろう。おなじアングロ・サクソンでも、英国と米国で、文化や気風がこんなにもちがうのはこの風土の差異が大きくものをいっているのではなかろうか。

こんなことを考えているうちに、いつしか気持も落ちつき、汽車はロンドンの南西、サセックスのルーイス駅に着いた。ガランとした駅の階段をあがり、改札口を出ると、写真で見おぼえのある、ほっそりした白髪の人がたしかに出迎えていて下さった。これぞレナド・ウルフ氏。二十世紀前半の高名な女流作家ヴァジニア・ウルフの夫君なのだ。もう七、八年前から、この作家の「病跡」をつついて来た精神科医として、どうしても一度は氏の健在なうちにお目にかかっておきたい、という夢がふしぎにもかなえられて、このたびのひとり旅となったのである。

八十六歳にしては、眼の輝きも、身のこなしも、頭のはたらきも、きびきびしておられるのにまずおどろき、よろこんだ。鋭い、くぼんだ眼。長い、高いかぎ鼻。細長い顔に、ちょっとはにかみの表情を浮かべ、ぶあいそうなもの言いをし、ズック靴とポロシャツを身につけたこの人が、一流出版社ホガース・プレスの創立者兼社長であり、また進歩的評論家として知名な人物とだれが思うであろう。しかし、彼の書きものを多少とも読んだ者としては、これらすべてが、いかにも彼にふさわしく思われた。

しかし、こちらのほうは、全く無名でだれからの紹介があったわけでもなく、ただ昨年の七月頃、いきなり会見を申込み、その手紙に添えて、ヴァジニア・ウルフの病跡を記した英語の拙論別刷を送ったただけであったから、氏はきっと、なんだ、こんなおばさんか、とおどろいたのだろう。ほとんど無言で自家用車の助手席に乗れ、と身ぶりでうながし、自分も乗りこんで運転しはじめた。客席にだれかいるようなので、ひょいとふりかえってみると毛並みの長い褐色の大きな犬がながながと寝そべっている。コウコウという名の雌犬で、赤ん坊のときからウルフ氏が育てたのだという。「これはもう、うちで生まれた四代目ですよ」

車は町並みをすぎ、ロッドメル村の田舎道へさしかかる。ああ、いまこそ、あのマンクス・ハウスへ行くのだ。ヴァジニアがそこで書き、病み、悩み、死んで行ったあのロッドメルへ——と思うと、胸がどきどきしてきて、私もほとんど口をきかなかった。

駅から十分か十五分ぐらいだったろうか。車は小さな木の門の前にとまった。目もあざやかに、マンクス・ハウスと書いた表札がかかっている。文字通り、昔、仙人のような人がここにこもっていたのだという。低い石垣の上には覆いかぶさるように木がたくさん茂っていて、その向うは広い芝生。あちこちに、ギリシャやイタリアやフランスの旅から夫妻が持ち帰って来たという石の像や壺がおいてある。

私は芝生のほうへ少し進み出て、ハッとして立ちどまった。たしかにあれだ。左手に、あれは意外に近く姿をあらわしたのである。一九四一年、絶望のはてにヴァジニアが身を投げたウーズ川。幅は一メートル半もあろうか。堤に残っていたという帽子や杖こそ消えうせたが、流れは四半世紀前と同じように、この庭の一隅をうねりつづけて来たのだ。その間、川を望む家でひとりぐらしをつづけて来た夫君は、どのような気持であの川を眺めて来たのであろうか。

「あの流れはね、この年月の間に少しずつ左へ川床がずれて来たようですよ」

ウルフ氏の淡々とした声が私のもの思いをさえぎる。

「あれがロッジです。ご存知でしょう」

まったく写真でみた通りの白いはなれが右手のすぐそこにある。ヴァジニアが毎朝、創作するためにとじこもったところである。いまは使われておらず、ヴァジニア生前のまま保存されているという。

母屋は川の手前にあった。石の古い家で、二百五十年以上の歴史を持ち、すこぶるひなびている。入口の両側に大きな温室があり、中には多くの熱帯植物が繁茂していた。ウルフ氏の園芸は、専門家の域に達しているらしい。ヴァジニアこそは、彼がたいせつに育てた花の中の最も珍奇で高貴な花であったのだろう。

一緒にランチをとりましょう、とお招きの手紙にはあったのだが、家の中には、犬のほかはだれもいない。今日は日曜で、かよいのお手伝いさんは休みなのだと言いながら、ウルフ氏は暗い土間のラウンジで、藁の椅子に私をすわらせ、シェリイ酒とおせんべいのようにうすいビスケットをすすめた。家の中はほの暗く、天井は低く、あちこちに狭い道路や階段があり、複雑な構造らしい。代々の家主が、さまざまに増築、改築したためだという。

やっと少し緊張がゆるんで、初対面のあいさつを交わしているとき、近所の若夫婦がにこにこして訪ねて来た。文学関係の人たちらしく、詩人エドマンド・ブランデンやその他の英文壇人のことをウルフ氏と三人で話していたが、十分もするとウルフ氏は突然、次のように宣言して夫婦を追い出してしまった。

「今日はミセス・カミヤと二人きりで夕方まで話し合う予定なんですよ。彼女がヴァジニアについて書く本のことを」

ああ、そうですか、と若い二人はチラッと私を見て、おどろくほどあっさりと立去って行った。

さあ食事にしましょう、とウルフ氏は、やはり階下の端にある台所兼食堂に案内した。ここもひどく低い天井で、壁際には古びた鍋やらオーブンやら。樫の木の食卓にはすでに食事の用意ができている。藍色のせんさいな模様のついた英国陶器の皿が二人の席においてあり、冷肉の大切れと、赤いさとうだいこんのサラダがつけあわせてある。パン代りにオーブンから焼きたての皮つきじゃがいもの偉大なのが一個ずつパン皿にのせられた。ウルフ氏はこれにナイフで十字の切れ目を入れ、そこにバターをおとし、塩をふりかけて食べる。私もまねをした。

飲みものは何にしましょう、英国式紅茶はいかが、などと紳士からサービスをされると、慣れない私はただ恐縮してしまう。食事がすむと、さあ、上へあがってゆっくり話しましょう、と氏は先頭に立つ。やはり年齢はあらそえぬもので氏の手はふるえるし、足の運びも少しおぼつかない。私は少々心配になって来た。

「でも、何かお仕事の予定とか、お昼寝とか、きまりがおありではございませんか」

「いやいや、今日はあなたに会う予定しかないし、夜よく眠るから昼寝は決してしません。夕方五時の汽車に間に合うようにお送りしますから、それまで話しましょう」

でこぼこの多い、小さな石段をのぼって行くと、中二階に出る。壁には本と油絵の数々。三階への階段にさしかかる前、ウルフ氏はふと何気なく左手を指して言った。

「あそこへ行きますか」

そこには小さな戸がある。もちろんお手洗いである。何という心にくいばかりの、ひかえ目なこまやかさであろう。この夫君がいたからこそ、ヴァジニアは、あの厄介な病気にもかかわらず、あれだけの命数を保ち、あれだけの分量の仕事をなしとげることができたのだ。

三階へ行ってみると、氏はすでにファイアプレイスにあかあかと丸太を燃やしていた。階下とは打ってかわって明るい。三方ガラス張りの、温室のようなへやである。三方、低い腰板が少しはり出していて、何十という淡紫のシクラメンの鉢が、ずらりと並べてある。一方の壁は天井まで一面、書物でうめられている。

「ヴァジニアの肖像画をみせてあげましょうか」

ウルフ氏は何度も中二階へ下り、幾枚も油絵の額を持って来た。一番彼女の感じがよく出ている、と言ったのは、ヴァジニアの姉ヴァネッサの筆になるもので、ヴァジニアが庭で布製の寝椅子にもたれている姿。大きな夏帽子のつばのかげり、白い広えり、胸元の赤いリボンなどの色と形の配合が美しいが、顔は輪郭だけで、かえって人をハッとさせる。ペンギン版『ダロウェイ夫人』の表紙になっている絵である。

「ヴァネッサのお子さんたちは？」

こんな問いから自然、ヴァジニアがその病ゆえに、医師たちの忠告により、子供を持つことを断念しなければならなかったことへと話は移って行く。

「そのことをヴァジニアは淋しがっていたでしょうか」

「――ええ、一生淋しがっていたようです」ウルフ氏は考え考えこたえた。もちろんこの淋しさは、彼自身の、長いやもめぐらしの孤独にも通じる。ふと、こんなことばがとび出してしまった。

「でも、彼女の方針は賢かった、と私は思うのですよ」

「なぜですか」

ウルフ氏は椅子から身をのり出して来た。私は精神科医としての経験例をいくつか思い浮べて、躁うつ病の婦人は、平生はやさしい母親でありながら、病相がおとずれると自分の子供の首をねじろうとしたり、さまざまな暴行を加えたりすることもある、という話をした。ヴァジニアは、病気のひどい時、看護婦四人、二人ずつ交代でつけておかねばとりおさえられないほど狂暴になった、という記述を、私はウルフ氏の最近の自叙伝第三巻(1)で読んでいたのだ。

「――」心なしか、ウルフ氏の沈黙の中に安堵の色が見えた。

「それに、ああいう病気の人の自殺は、どんなに気をつけても、防ぎ切れない時がありますね」

「そうでしょう!?」

「ええ、もし私が、過去において受持った精神病患者の自殺について、一々責任感と罪障感を一生負いつづけなくてはならないとしたら、とてもこうして生きてはいられない筈です」

「やっぱりそうなんですね」

ヴァジニアのたびたびの自殺企図を妨げるために、ウルフ氏がどんなに苦心したかを私は読んで知っている。しかしまた、彼女が五十九歳のとき、ついにウーズ川に身を沈めてしまった際、ウルフ氏は自分の監視の眼が行きとどかなかったことを深くなげきこそすれ、罪障感は感じなかった、といかにもこの人らしい正直さで記している。躁うつ病の自殺というものは、予防への努力をつくしたあとでは、そういう風に受けとめるべきものなのだ、と私も数々のにがい経験ののちに思うようになっている。

しかし、私はどうもだんだん無遠慮になってしまったらしい。次のようなことは言わでもの事柄だったかも知れない。

「ご存知ですか。一九六三年にあなたの自叙伝第三巻が出たとき、アメリカのある精神医学雑誌の書評欄でとりあげられましたよ。今まで、だれもよくは知らなかったヴァジニアの精神病の真相を、このようにあばきたててしまった著者は冷酷だって」

ウルフ氏はしばらく沈思していたが、やがて肩をすくめて言った。

「しかし、そう言われても私はかまいませんね」

「そうおっしゃるだろうと思ってました」

「だが、それにしても、コレラとかチフスとかいう病気が存在するのと同じような意味で、躁うつ病という病気が存在する、とあなたは考えますか。だれだってひどく昂奮したあとは、ひどく憂うつになるものでしょう」

私は要領を得ないことを、弁解がましく、もぐもぐとつぶやいた。

「何しろ精神医学はまだあまり発達していないもので――」

しかし、ヴァジニアの場合、単純な躁うつ病でもないのだ。幻覚や妄想や、その他緊張病性症状がたくさんあらわれたのだ。あれが精神病でなくて何であろう。その診断を率先して下したのはウルフ氏の著書ではなかったか。正確な診断名はこの際、たいした問題ではないのだ。

こうなったら、日本にいるときから喉までつかえていた質問を連発するほかなくなってしまう。

「あなたの本にはヴァジニアが烈しい昂奮のあと、数日〝コーマ〟(昏睡)に陥ったと記してあるけれど、医学的にみてどうしてもおかしい。あれは〝スツーパー〟(昏迷)のまちがいじゃありませんか」

ウルフは笑い出した。

「やあ、同じ質問ですね。あのフイッシュも、ちょうどそうたずねて来ましたよ」

「ああ、あのリヴァプール大学教授のフイッシュですか」

ふしぎなことに、この訪問の前日、私はロンドン市内の「世界最大の書店」フォイルで一日中すごし、フイッシュ教授の精神医学書を四冊、立ったまま斜め読みし、一冊買って帰って宿で読んだばかりなのだ。それまでフイッシュなる精神医学者の名前すら知らなかったのに。

「そうですよ、そのフイッシュですよ。あれは、一体ちゃんとした学者なんですかね」

ウルフ氏はまだ笑っている。フイッシュという英語は魚を意味すると同時に「オッド・フイッシュ、おかしな奴」というような表現に使われるので、どうやらそれが話をおかしくしているらしい。

「あのフイッシュはね。私の自叙伝を読んでから、やたらにヴァジニアの病気のことをたずねてよこすんです。しまいには、できたら彼女の日記を全部みせてもらえないか、なんて。しかし、私は断った。なぜなら、一人の人に許せば、ほかの人にも日記を公開しなくてはならなくなるからね」

「日記はみんなこの家にあるんですか」

「そうです」

何だか急にこの家全体が、ぐっと胸に迫ってくるような感じにおそわれる。ヴァジニアの死後、夫君が編さんした『ある作家の日記(2)』は、彼女の日記の全量の二〇分の一にも足りないのだ。しかし、私はフイッシュの二の舞を演じなくてよかった、と心に思う。

「その日記には、ヴァジニアの病気のことが、もっとたくさん書いてあるんですか」

「ええそうです。何しろ彼女の精神病は、われわれ二人の生活の、じつに大きな部分を占めていましたからね」

自らの精神的健康の犠牲において創作しつづけなければ生きていられなかったヴァジニア。妻の才能を「自分が身近に知りえた唯一の天才」としてみとめ、その天才の開花を可能ならしめるために、男性の一生の最良の部分を献げたレナド。天才と狂気と愛と――。

しばらく、薪の燃える音だけがパチパチとひびいた。たそがれがすでに忍びよっている。ウルフ氏の顔は、はや、さだかではなくなった。

しかし、これは千載一遇のチャンスなのだ。私は気をとり直して自分を冷酷にし、次々と質問をつづける。病気と書きものの時間的関係いかん。発病時は。幼少期のヴァジニアについて。なぜ彼女は全然就学しなかったか。彼女の従兄の精神病について、等々。

いやな顔一つせずに、ウルフ氏は答えてくれた。その上、問わずがたりに、いろいろと妻の人となりについて話してくれる。

「ヴァジニアはね、病気じゃない時でもおかしかったんですよ。非常に美人であるくせに、自分の容姿について、いつも異常に気にしていました。だれかが自分をみつめていたりすると、自分がどこかおかしいのか、と気にして、たちまちひどい状態になってしまうのです。たとえば義兄のクライヴ・ベルはね、ヴァジニアの名声を妬いていたせいもあって、よくヴァジニアのかぶっている帽子なんかを、わざとからかったものです。すると彼女はそれを苦にして一日じゅう病気になっちゃうんです。それから平生でも医師たちに対して大へんな敵意を持っており、医師の話がでると五分間位、まったく非合理なことを言い出すんです。あれほど合理的なものの考えかたのできる人間なのにね」

考えてみると、ウルフ氏と私は、五時間の間、ヴァジニア以外の話はほとんどしなかったようだ。ただサルトル夫妻の来日の話をしたら、ウルフ氏も一度日本へ行ってみたいと言ったこと、ウルフ氏の友人である作家フォースターの話、翌年の春に出るウルフ氏の自叙伝第四巻(3)の話など、記憶に残っている。

不意を突かれたのは雑談の途中、ウルフ氏が突然次のように言った時であった。

「私はね、ある日のこと、ここでひとり死んでいるのを発見されるわけですよ」

それは全くさりげない調子だったが、私には言うべきことばが見つからなかった。しかし、もうおいとまする時刻が来ていた。

戸口を出るとき、温室の植物を一つ一つ説明され、これ、あげましょう、とハイビスカスの大きな紫の花を一輪、折って渡された。いただいた花は、いただいたヴァジニアの本のページのあいだにはさまって、今もなお紫の色をとどめている。

宿に帰ると、私はすぐ礼状を書いた。

「本日、あなたを、あまり傷つけたり、疲らせたり、退屈させたりしなかったように、それのみを祈ります」

折りかえし、返事が来た。

「あなたは私を全然傷つけも、疲れさせも、退屈させもしませんでした。また会いましょう。質問があったら、何でも書いてよこして下さい。できるかぎり答えます」

その後、ウルフ氏との文通はずっとつづいている。この春は日本のツツジの花を手紙にはさんで送ったら、いつものように折りかえし返事が来て、ふしぎなことに、サクラの花びらに見えた、と書いてあった。

付記　その後ウルフ氏と私との間には約二〇通にのぼる手紙が交わされ、この文通は一九六九年の春まで続いた。同年八月、彼は軽い脳出血で亡くなったが、さいごまで知人パーソンズ夫人にみとられた、と同夫人の手紙にあった。自叙伝のさいごの第五巻(4)の校正をすませて逝ったという。

一九七一年一月の「ニューズウィーク」誌によると、彼の死後、ヴァジニア・ウルフの未公開日記は、さいきんニューヨーク市立図書館に買いとられた。

（一九七一年二月）

（1）Woolf, L.: *Beginning Again, an Autobiography of the Years 1911 to 1918*, The Hogarth Press, London, 1963.
（2）Woolf, V.: *A Writer's Diary*, The Hogarth Press, London, 1953.
（3）Woolf, L.: *Downhill all the Way, an Autobiography of the Years 1919–1939*, The Hogarth Press, 1967.
（4）Woolf, L.: *The Journey Not the Arrival Matters, an Autobiography of the Years 1939 to 1969*, The Hogarth Press, 1969.

（「ももんが」一九六七年、「英語英文学世界」一九六八年三月号に転載、『著作集4　ヴァジニア・ウルフ研究』一九八一年に所収）

Ⅱ

癩園内の一精薄児

瀬戸の海の小島ではちょうど桜が花ざかりであった。夢のように霞む花の下をくぐって私はある癩園の精神病棟を訪れていた。レプラと精神病、この二重の病気を負う人々の住むこの病棟は、癩園の中でもかなり忘れられた存在らしい。怒り狂う女性やふしぎな妄想に沈潜する男の人などの部屋をめぐって行くうちに、ある個室へ来て私は思わず目を見はった。

小さな室の四方の壁は一めんにあざやかな色彩の画でびっしりと貼りめぐらされている。しかも次々に上へ上へと重ねて貼ってあるらしく、幾重にも下から画がのぞいている。少年の顔や飛行機や船やバスの絵――みな子供らしい単純な絵だが、タッチが驚くほどたしかで、線がよくのびて美しい。部屋の大部分を占めているベッドには野球帽をかぶったほっそりした青年が坐っていて、ひざの上の画用紙にクレパスで一心に画を描いている。

「さあ、先生に一ついいのをかいてあげなさい。」この病棟の住人の世話をしている軽症患者のおじさん（舎長）がそう言って新しい画用紙を渡すと青年は初めて顔をあげた。バラ色の頰が色白く、あどけない顔、おどろくほど澄み切った眼。どうしても十二歳ぐらいの少年にしか見えないが、どうやら二十歳を大分越えているのではないかという。耳も遠く、言葉もほとんど何も言えないそうで、ただニコニコとこの上もなく美しいほほえみを見せ、すぐさま何のためらいもなく画を描き出した。その手と指のたくましさ、力強さ。細い小さなクレパスはポキポキすぐ折れてしまう。もっと太いクレパスはないものか。どうやら自画像とおぼしいがその絵の中の少年のかぶっている帽子の正面のSという文字は、右と左とを反対にした鏡像《シユピーゲル・ビルト》になっている。精神年齢はまだ学齢期以前というわけなのであろう。一枚かき終えると青年は黙ってそれを舎長さんに渡し、壁の一点を指さして、そこに貼ってくれと身ぶりで言う。こうして絵は次々に重ねられて行く。ほっておけば一日中でもこうして絵をかいており、かいてさえいれば幸福そうだという。

病棟を見終えて明るい午後の陽ざしを受けたサンルームで一休みしていると、Tさんという男の人が先刻の青年をつれて話に来た。Tさんに対する青年の態度は、信頼と従順そのものである。Tさんは患者さんとは思えない健康そうな落着いた中年の人で、恐らく社会にあっては相当高い教育を受けたのであろう。彼の話には知性がひらめき、青年に対する父親のような慈愛があふれていた。以下はその時にきいたことや、後に手紙で知ったことなどをまとめたものである。

「私は昭和二十八年からここの病棟の世話をしておりますが、この青年は二十七年の夏、兵庫県衛生課の大野というケースワーカーが連れて来たので、姓名もわからないままに「大野連太郎」と仮りの名をつけたものです。当時有馬温泉を彷徨中のところを保護され、その間に癲病とわかってここへ入園することになったのでした。一切言葉を話せず、両親の有無も年齢もわかりません。入園後一年間はただ個室に入ったままで、ベッドの上に打伏してばかりおり、絶対に顔を上げることはなく、首をちぢめ、目をすえ、蒼白の顔をしてよく震えており、大小便も時を選ばず、所をきらわずでした。私がこの子を世話するようになってから約二ヵ月間、一定の時刻に用便に連れて行き、手をとって教えたところ、やがて自分で行けるようになりました。その頃はちょっとのすきを見ては裸のままで外にとび出し官舎地帯や当時あった保育所にあがり込んだものので、時には深夜までかかって百方さがすと、なんと医局裏の塵芥箱の中に入って寝ていたこともありました。勝手によその部屋に上って菓子を食べることも度々でした。私はよく精神病者たちを丘の上に散歩に連れて行きましたが、他の連中をかまっていると、その間に大野君はどこでも足の向いた方に行ってしまうので目が放せませんでした。しかし度重ねる中にこのくせも改まり、やがて朝部屋のドアを開けてやると、影の形に添うごとく、どこへでも私のあとをついてまわるようになりました。

多少は耳が聞えるように考えられたのでレシーバーを彼の部屋にとりつけて音楽をきかせてやると、次第に音に興味を持つようになり、自分からレシーバーを耳にあてるようになって来ました。聴覚が刺激されたためか、近頃はだいぶ耳もよくなって来たようです。言葉もほんの片言程度二つ三つ言えるようになりました。

絵具と紙を与えてやったのは三十年頃からで、やがて一日中ひとりで一所けんめい描いているようになりました。その頃からです。初めて笑いを見せるようになったのは。……それも初めはニタリニタリといった感じでしたが、やがて「クックックッ」と中に引込むような笑い声を発するようになりました。しかし怒り、悲しむ、といったほかの感情の表現は彼には出来ないもの、と私は思っておりました。ところが昨年二月頃、大野君がよその部屋のテーブルの上にあった菓子をだまって取って食べたのを知って、私がきつく顔をにらんで叱りつけると彼は自分の外出用のズボンを釘から外してサンルームの窓を開け、いきなりパッと戸外の大地に叩きつけました。

私はびっくりしましたが、同時に「怒り」を初めて見せてくれたことが何ともいえぬうれしい気持でした。それからまたその仕打ちを強く叱ると、今度は目にきらきらと大粒の涙を浮べ、ガーゼで目をこすりながらしくしく泣き出すではありませんか。私は初めてこうした光景を見て涙ぐむばかりでした。

外出して寮に帰る時、初めは道を曲るところを知らないために、まっすぐ行ってしまい、時には鐘楼のある丘の頂上まで行ってしまったこともありましたが、次第に遠くから帰らせるように馴らすと、今では園内のどこからでも独りで帰って来られるようになりました。

大野君の両親の有無もわかりませんが、一応捜してほしいと兵庫県の係員に写真と記事を送ってやりました。また、一度放送にもなったそうですが、大野連太郎と言ったそうで、もちろん何の反響もありませんでした。それに両親もこの子をレプラと精薄のために捨てたのかも知れません」

Tさんの話はここに記した以上に詳しかった。その間じゅう、そばで大野君は自分の話をされていることも知らずにみじろぎもせずに画をかきつづけていた。その翌日、私は三枚ほどその画を貰って帰って来た。

指導よろしきを得れば、あるいは癩園にも山下清が生まれ得るのかも知れない。けれどもそれよりも大切なことは、Tさんのような愛情と忍耐と根気によって、野獣のごとく捨てられた存在であった一精薄児にも人間らしい成長と開花が恵まれつつあるという事実である。そのTさん自身も癩を病み、深い苦悩を知る人である。こんな想像が許されるならば、もしかするとTさんは大野君をいつくしみ育てることによってその苦悩をいく分なりとも癒されて来られたのかも知れない。愛する者も愛される者も共に恵まれるということのふしぎな愛の奇蹟を私はここに見たように感じたのであった。

（後記）

右の文章を書いてからすでに十六年の時が流れた。連ちゃんのその後の成長ぶりについてはすでに他の拙著でもふれたが、その成長の基礎づくりをした人のひとりとしてTさんのことを忘れてはならない。さいわいTさんはその後社会復帰をしてめざましく活躍している異例の一人となった。

（「手をつなぐ親の会」一九五七年六月、『著作集5　旅の手帖より』一九八一年に所収）

島の診療記録から

日本のらい療養所には、昭和三十二年まで精神科というものがなかった。らい患者における精神病の発生率は、一般人口と同じであるが、この精神病者たちにはらいに対する治療も、精神病に対する治療も行なわれず、双方とも最悪の状態のまま、医療の対象の外に置かれていた。

ふとしたことから長島愛生園の園長に頼まれて、精神科診療のため、定期的に島がよいをするようになってから、十二年になる。全く「しないよりはまし」程度の精神科診療にすぎないので、どうかフルタイムの精神科医が代って下さるように、といつも探している。

しかし、この十二年の間に、一人の有能な若い青年精神科医があらわれて、ここ六年間、私と交代で島へ行って下さるようになったし、立派な精神病棟を建ててもらうこともできたし、ここにいる精神病者たちに対しても、完全看護が行なわれるようになった。定期通勤のほかは電話連絡で何とか精神科がつづけられているのも、看護職員たちの熱心と、他の医局方のご協力による賜である。

精神病棟には愛生園のほか、光明園、大島青松園の精神病者をもあずかっている。しかし百床の予定が三十床に予算をけずられてしまったために、この「瀬戸内三園」のいずれにも、精神病棟に収容しきれない精神病者が、一般舎に住んでいる。それで私たちは三園を巡回診療したり、愛生園内でも、あちこち「往診」して歩くことになる。精神障害者は分裂病が多く、その他躁うつ病、非定型精神病、てんかん、精薄など、一般社会と変らない。また、らい患者の平均年齢は五十二歳になったので、老年性痴呆や老年性精神病もだんだん多くなってきた。しかし、薬物の発達のおかげで、昭和三十二年にみたような荒れ狂う精神病者は、めったに見られなくなり、老年性精神病でさえ、時折り、みごとに治って私たちを元気づけてくれる。精神科外来というものも、昭和三十五年頃から始めたが、少々繁昌しすぎるとはいえ、初期の徹底的無理解とくらべて精神科というものに対する理解と信頼が増したからだと思えばこれまたはりあいがある。ここへくる人たちは大ていノイローゼか、脳血管障害の患者である。

以上は、ふつうの精神科の範囲内のことであろう。ところが、らい園の精神科医に要求されるものは、この範囲を越えていることが少なくないような気がしてならない。この点を少し記させて頂けばあるいは、一般社会の方にも何らかのご参考になるのではないかと思うので、以下、最近の経験例を二、三述べてみたい。

第一例。まだ三十代の男性患者で、精神科的疾患は何もない。優れた詩を書く人で、詩人で、詩人らしい、敏感なところがある。らいのために眼を犯され、眼科治療のために、病棟に「入室」した。失明寸前の彼に往診を乞われたとき、彼は次のように訴えた。

「ぼくの唯一の生きがいは詩を書くことなんです。盲になったら書けなくなる。死んだ方がましです」

独身の彼には、筆記してくれる人もない。それに詩想というものは、ヒョイ、ヒョイと思わぬときに浮かんでくるし、その時すぐ書きとめなくては流れ去ってしまう、と言う。彼は指もおかされていて、ふつうのテープ・レコーダーを操作することはできない、と言うので、新式のカセット式レコーダーをためしてもらった。約一ヵ月かかって、これを操作できるようになり、やがて数篇の詩が生まれた。それは大きなよろこびだった。この間、らいは進行し、完全失明となったうえ、体じゅうに「熱こぶ」が吹き出し、慢性腎炎も悪化して全身浮腫がきた。三月末、大部屋の彼によばれて行くと、彼の精神状態は、全く絶望と捨てばちに陥っていた。

「どうせもうぼくは治りっこないのだから医療も看護も要らない。どこか個室に放りこんで、放っておいて欲しい。思う存分詩を書いて死にたい」と言う。

身体は末期状態にある、と内科の主治医が言われるので、個室に移してもらうことはできた。しかし、療養所としては医療や看護を行なわないわけにはいかない。そして身体医学的には、この人は絶対安静を守るべき状態にある。いったい私は彼の苦悩に対して何をなしうるか。いま彼に必要なのは、精神医学よりも、宗教や哲学や思想といった領域のものではなかったろうか。私は無力な一医師として今なお彼の前に立ちすくんでいる。

第二例。三月末、夜の十時頃、各病棟を回診していたら、外科病棟の婦長によびとめられた。

ある患者が、たびたび呼吸困難の発作を起して困るので、みに来てくれ、と言う。彼の個室へ行くと、初めて会う患者で、五十をちょっと越えた男性であった。らいの結節が喉頭部にできて気管がふさがりそうになったため、昨年気管切開を受けた由。それ以来、気管に挿入されたカニューレで呼吸しているため、声が全く出ない。昭和十八年、初めて愛生園に行った時には、こういう状態の人は珍しくなかったが、戦後、らいによく効く薬が使われるようになってからは、ごくたまにしか出合わない。この人は幸い視力はたしかで、指も多少の欠損はあっても、鉛筆をにぎって、字をかくことができる。彼は筆談で、私は口で、小一時間ほど話し合った。

「私は精神科なんかに関係を持とうとは、全然思っていなかった。ただ私が知りたいのは、なぜ時々呼吸困難の発作がおこるか、ということです。その時、どんなに苦しいか、だれもわかってくれない。検査の結果、異常がない、といわれるだけだ。発作はいつも、室温が十五度以上になると、体がカァッとして起る。どうしてなのか。いつも寒暖計ばかり眺めている私は、もう廃人です。死にたくて、始終死ぬ方法を考えていますが、死ぬ体力もないのです」

達者な字で彼が訴えたことを要約すれば以上のようである。まだ早春なのに、室温を十五度以下に保つために、病室の窓は開け放たれ、すぐそこの暗い海からは肌さむい風が吹きこんでくる。やせおとろえ、眼をぎょろぎょろさせ、小きざみに体をふるわせている患者の姿には、鬼気せまるものがあった。私に何が言えるだろう。しかし、何か言わなくてはならない。彼は必死で答を求めている。——不安発作の苦しさは、味わってみた人でないとわからないが、たしかに死ぬほどの苦しみにちがいない。どうしてそういう発作がおこるか。不安↓感情の中枢の乱れ↓自律神経中枢の失調、と心身医学は説明する。あなたの場合は気管切開後つねに窒息への恐怖を抱いてきたろうから、この症状のおこりかたは、当然かも知れない。自律神経中枢の失調がおこると、温度感覚にも異常がおこることが証明されている。従って、あなたの発作は必ずしも気温や室温とは関係ないのではないか。寒暖計は柱からはずしてしまったほうがよくはないか。そうでないと、これから夏にむかって、気温があがって行くのをみては、条件反射的に発作がおこるおそれもある。だいたい、不安発作で死ぬことはない。それは、今までの度々の発作で、あなたが死なかったことで証明されている。発作がおこりはしないかと心配するよりも、おこってもいい、という位に考えること。そして、それよりも、幸い視力と、ものを書く力が残されているのだから、残存機能をフルに使って、心にあることを書きつづったらどうか。日記の形でも、和歌の形でも何でもよい。そうすれば医師も看護婦も、みなよろこんで読むから、あなたの心は皆に通じるようになる。この次、私がくるまで、私のためにも、たくさん書いておいてくださいよ——。

こんなことを話しているうちに、患者の顔は次第に明るくなり、おちついてきた。どうかそうした状態がつづくように、そして今後面接を重ねて、このような人の心のもちかた、生きる道を共に探り求めて行きたいと祈りながら、真暗な海辺ぞいの道を、私は帰って行った。

第三例。ある老人の自殺者。この人は肢体不自由もほとんどない六十代の男の人であった。多くの男性らしい患者のように、この人も独身。彼は精神科を受診したことは一度もないので、生前の彼を私は知らない。この間、島へ行ったとき、夜海に身を投げて、朝、海辺に死体が横たわっていた。らい患者の自殺率は、戦後一般社会とさして変らなくなったのだがまだ時折り、こうしたことがある。

　自殺者の知人である患者たちの言によると、この人は「自分はもうこの世に用のない者だから」とさいきん言っていたという。彼の話をしながら、これら知人の一人はボソッと言った。

「まったく、俺たちにはすることがないんだからな。」すると次々に皆言う。

「何かすることが欲しいな」

「俺もそうだ。」みな五十代の人たち。

　問題はこれなのだ、と私はまたしても思う。島の人たちは、国家の手で衣食住を保障され、小づかいも僅かながら支給されている。肢体不自由でない人の中には、内職や作業に精だす人もいるが、一、五〇〇人の入園者中、盲人は二〇〇名以上、大部分が肢体不自由で高齢。こういう状態で「何かすること」をみつけること、みつけさせることの、何と困難なことであるか。そして問題は単に「すること」だけの問題でもない。

　以上の例は氷山の一角にすぎない。精神と肉体。その双方に病や苦悩を負っている人間の生き行くことのむつかしさ。私はこれにいつも圧倒されつづけてきた。しかも、考えてみれば、結局、以上は人間の姿を、つきつめた形であらわしているにすぎないのではなかろうか。心の健康ということを考えるとき、こうまでつきつめて考えなくてはならない問題が、人間存在の根底にあるのではなかろうか、それで私は何もできないくせに、何よりも「学ぶために」、「教えられるために」、島へかよっているらしい。

（「心の健康」二二号　一九六九年九月、『著作集5　旅の手帖より』一九八一年に所収）

蔦の話

ことしは残暑がなかなか去らないで、皆様もさぞおしのぎにくかったでしょう。お彼岸が来て、やっと秋めいてきましたが、今度は雷や雨が毎日のように続いています。けさも昨日からの雨が激しく降りつづいていて、うちの小さな庭も池のようになりました。

前からの板塀がすっかりくさってしまったので、昨年の秋、ブロックのしっかりした塀にかえてもらいました。頑丈なのはいいのですけれど、すっかり風情がなくなってしまって残念です。蔦でもからませてみたら、と思いついて、この春、塀の下に小さな苗を一列に植えつけてみました。愛生園の本館の、あのふさふさした蔦を思い浮べてのことです。でも植木やさんが持ってきてくれた蔦は、ちょっと気どりすぎていて、伸びもおそいようで少々失敗したと思っていますが、それでも半年のうちにはかなり育ってきました。けさ、縁側に出て眺めてみると、強い雨に打たれながら一本一本が全力をこめて塀にしがみつき先端の小さな芽が、どんなことがあったって伸びるのをやめないぞ、と一せいに叫んでいるような気がします。生命力というもののたくましさを思わずにはいられません。

生命力のたくましさというならば、私は盲人会の皆さんの活動に接するたびに、それを強く印象づけられます。病気とそのための数々の苦しみの上に、さらに失明という大きな障害を負いながら、他の入園者をしのぐほどの積極的な活動をしておられることは、おどろくほかありません。「点字愛生」のこの号には全国療養所の盲人方の文芸作品が載る予定とか、それを拝見するのを楽しみにしております。

園に多少とも出入りしてきた者として、こうした作品が生み出されるまでの苦労がどんなものか、少しは想像がつきます。「詩想というものは、いつヒョイヒョイと浮んでくるかわからないのに、一々他人に書きとってもらうことはできない。」暗い顔をしてこう言われた故小泉雅二さんのことばは、まだ耳にやきついています。その時、あの方は、失明寸前で、詩をかくことができなくなることを何よりもなげいておられたのでした。さいわい、不自由な手でカセット式レコーダーを操作できるようになって、失明後に七篇ほど美しい詩をのこして下さったのでしたが――。

精神科医として、時々失明寸前という状態の患者さんのところによばれますが、皆さんもよく言われるように、失明というのはたしかに本病を宣告された時に劣らない深刻な苦しみだと思わせられます。一般社会の人にとっても失明は大へんなことですけれど、入園者にとってはさらに大へんなことでしょう。他の肢体不自由が合併していることが多いし、他人との問題がさらにむつかしいのでしょう。

人間はことばによる以上に、顔の表情や体の姿勢で本心をあらわすもののようです。ですから相手がこちらに対して好意をもっているかどうか、言っていることと思っていることがちがいはしないかなど、いろいろなことを眼でよみとり、それによって自分の態度や行動をととのえる、ということが幼い時から身についています。

こういうやり方で人とつきあってきた人が、とつぜん眼がうすくなり、他人の表情もよく見えなくなってきたら、どんなに心細いことでしょう。無力感のどん底の中で、他人が自分に敵意を持っているのではないか、という気持がおこってきてもふしぎではありません。

失明前後に被害妄想や、被害的な内容をもった幻覚が生じてくるのはそう珍しいことでないように見うけられますが、その大部分は一時的なものですからそういう人に接しても、精神病と思わないようにお願いします。ふつうの人でもとつぜん全くひとりきりにされると、何日かのうちに幻覚や妄想が起ってくることが、実験的に証明されているのです。とつぜん失明した人は、たとえまわりに人がいても心の世界ではしばらくは完全に孤独になってしまうのでしょう。

いわば「感覚遮断実験」のモルモットになった人たちと同じようなわけです。

こういう方たちに悩みを訴えられるときほど、私自身、無力を感じることはありません。

失明の経験のない者には何も言う資格はなく、じじつ、何も言えません。でもそういう時に、明るい光のように思い浮べるのは盲人会の皆さんの元気な、いきいきした姿です。みんなこの失明という大へんな関所を通り、一度は打ちのめされてもやがて力強く立ちなおり、新しく前むきに生きて行く道を発見された方たちなのですから、新しい失明者にとって、そして私自身にとって、こんな大きな励ましはありません。

視覚がだめになると、ほかの感覚がその代りに発達する、ということもたしかにあるようです。たとえば皆さんが人の声の音色にじつに敏感なのに気がつきます。それによってきっと皆さんは言外にある相手の心をよみとって、対人関係をうまくやって行かれるのでしょう。それから鳥の声とか、大気にただよう匂いとか、そうしたものもおどろくほどこまやかに感じとって、季節のうつりかわりをきめこまかに知覚されるようです。このことは皆さんの文芸作品によくあらわれています。時々ハッとするようなみごとな作品に出合うのは、この感受性のするどさと、それを表現にまで持って行く時に必要な集中力とが、盲人であるために、かえって高まるためではないか、と私は思っております。

いずれにせよ、何かの作品をつくれるということは、盲人になった時、新しい心の世界をつくりあげるのに、どんなに大きな力であるか知れません。失明しかかっている方に、私はいつも、和歌か俳句か随筆か、何かやってごらんなさい、と強くおすすめしています。失明して行く自分ばかりをみつめていると、苦しみは増す一方でしょうけれど、何かを創り出そうとして、そのことに心をひそめ、残された感覚で外界からの刺激をうけとめるために心を澄ませると、そのことだけで、そうしている間だけでも苦しみはかなり乗り越えられるでしょう。そういう活動の中で他の人たちとの心の交流もふたたび回復されるにちがいありません。失明寸前の人には、どうか皆さんが先輩として、いろいろと助言し導いて下さるようお願いしておきます。

雨も小ぶりになってきました。もう一度縁側に出てみると、小さな蔦たちは雨に打たれて一層生気を増したようにみえます。何一つつかまるところもない灰色の塀を、クリーム色にふちどられたあさみどりの小さな葉が一列に幾段にもつみ重なり、ひとすじにまっすぐ昇りつづけている苗もみえます。皆さんは人生で大あらしに吹きまくられ通して来られたけれども、どうかこの蔦たちのように、これからも力強く、と祈ります。

（「点字愛生」六〇号　一九七〇年十二月、『著作集5　旅の手帖より』一九八一年に所収）

心に残る人びと

X子さんのこと

今でこそ精神医学とか精神医というものの存在は一般にもかなり知れわたっているようだが、戦前では医師の間でさえその存在理由と市民権とが正当にはみとめられていなかった。戦中に医師となった自分もその点まったく無知であったのに、なぜ精神医学の道に進むことになったかと考えてみると、かならずX子さんという存在につきあたる。決して自分で診療したひとではないのだが、一種の恩義とざんげにも似た気持で、一度は彼女のことを記し、彼女の霊の安からんことを祈念しておきたい。

「この子は少しあたまが弱いのですが、よろしく指導してやって下さい」

こう言って知人が、その近い身内にあたるX子さんを連れて来られたのは、私が若いころ肺をわずらって、ようやく恢復期に入り、うちでぶらぶらしていた時であった。まだ医学の勉強もしたことがなかったから、「あたまが弱い」とは何を意味するのか、「指導せよ」とは何を求められているのか、かいもく見当がつかなかった。娘さんは見るからに元気発らつとしていて、応答もきびきびし、あたまもしごく良さそうなのである。

その知人はちかぢか遠くの地へ行かれることになっていたので、X子さんが一ばんたよりにしていたらしいその人の留守のあいだ、淋しさをまぎらしてやってくれ、ということなのだろう。そう私は勝手に解釈したが、何しろ初対面ではあるし、彼女は私よりたしか五歳ぐらい若かったから、初めのうちは話題に困った。彼女のほうでも私のような者に「指導」されるのは迷惑らしかった。思案の末、毎週一回、英語で作文を一つ書いていらっしゃい、添削しましょう、と提案した。私は津田英学塾を出ていたし、彼女はある女子大の英文科に在学中だった。

この「宿題」もだいぶ閉口だったらしいが、次第に馴れてよろこんで持ってくるようになった。ある時、その英作の一つを読んでいると、次のような文句にぶつかった。

「海を眺めていると、はるかかなたの雲の上に小人《こびと》が乗っていて、私にむかってしきりにおいで、おいでと呼びかけてきます」

「これどういうこと？　あなたの想像なのね」

「いいえ、ほんとうに見えるんです。何人も小びとが見えます。声もはっきりきこえます」

「ふつうの人の声のように？」

「さあ、ちょっとちがうけれど――」と口ごもったのち、「でもとてもはっきりときこえるんです」とくりかえした。

いったいこれはどうしたことだろう。文学的才能というものなのだろうか。そういえばヴァジニア・ウルフとか、ネルヴァルとか、いろいろな作家のえがくふしぎな人物や情景は、単なる想像の産物としては、あまりにも異様なまなましさを持っているではないか。ああいう人たちは何かを想像するのではなく、ほんとうに見えたり聞こえたりするものをそのまま記しているのかも知れない。——

こんなことを考えたのは自分でも初めてだったので、自分で自分の考えがふしぎに思えた。ふしぎといえば、X子さんにはまだほかにふしぎなところがあった。規則正しくうちに姿を現わしているのに、時どき二ヵ月とか三ヵ月、ぱったり来なくなってしまう。お宅へ電話してみても、どこへ行ったのか、さっぱり要領を得ない。そのうちにまたある日のこと、ひょっこりと訪れてくるのだが、ケロリとしていて何の説明もない。何となく聞いてはいけないような気配を私は感じた。

そのうちに彼女は女子大を中途退学して、のんきに暮らしながら作曲の勉強を始めた。よい先生についてさかんに曲をつくり、時どきピアノでそれを弾いてきかせてくれるのであった。

私は音楽は好きなのだが、ろくなセンスも知識もないから、聞かされる曲がうまいのかどうか、さっぱりわからない。彼女の広い家のヴェランダで一心不乱に弾きまくっている後姿を見ながら、私の注意はピアノの音よりも、むしろ彼女の弾きかたのほうに奇妙に惹きつけられた。動作は敏捷で、タッチも力強いのだが、どういうわけか、腕の筋肉の動きかたが何ともぎこちない。まるで潤滑油が切れているように見えるのはなぜだろうか。

対人関係で彼女が一般にどうだったのかは知らない。ただきわめて淋しい境遇にあったためか、私に対しては次第に当惑するほど献身的になり、べたべたと甘えるようになった。あるとき、うちへ来るなり心配でたまらないと言った顔をしていう。

「ゆうべあなた泣いていたでしょう？　何か悲しいことがあるの？」

「いいえ、泣いてなんかいなかったわ」

「だって夜のあいだずっとあなたの泣き声がきこえていたんですもの」

頑として彼女は言い張る。どうしてもこの人には、こちらの理解を越えるものがある、とあらためておどろいた。そのうちに戦争が始まりそうになり、渡米して医学に転向していた私は帰国して東京女子医専に編入学させて頂いた。X子さんとの交際はあいかわらず続いていて、あるとき、バッハの曲ばかり組まれた音楽会の切符が手にはいったから、と私を招待してくれた。戦争も末期で音楽会などにはめったにありつけなかったから、大よろこびで学校の帰り制服姿で黒幕を張った会場へ寄った。

X子さんの隣の席につくと、向うどなりに見知らぬ青年医師がおられて紹介された。これがほかならぬ島崎敏樹先生であった。先生は当時東大精神科の医局長。X子さんが時どき雲がくれするのは東大病院に入院するためで、そのとき島崎先生がいつも主治医なのだという。

この先生こそX子さんに関する数々の疑問の鍵をにぎっている人にちがいない。どういう工合に彼女に接したらよいかも教えて下さるだろう。そう思って私は先生に会見を申しこみ、長年の間、山ほどたまっていた質問を並べ立てると、先生は静かにたずねられた。

「あなたは精神医学を勉強したことがありますか」

「いいえ、学校ではまだ講義がありません。精神医学の本を読めばX子さんのことがわかるでしょうか」

「まずこれをお読みなさい」

ブムケ、クレッチマー、ヤスパースなどなど、先生は次々と惜しみなく貸して下さった。生れて以来、思ってもみなかった人間の精神の世界の深みが急激に眼の前にひらけてきて圧倒されるばかりであった。

幻視、幻聴、妄想——人間の心にこんなふしぎな現象が起こりうるとは。女学校の頃から人間の心というものに最大の関心があったつもりなのに、こんな重要な世界を知らないで済ませていたとは。

それまでらいを志していたのに、右のことが機会となって、結局私は急に精神医学へ方向転換することになってしまった。それにこの道ならば家の者の反対もない、というずるい考えもある。内村祐之教授にお願いして東大の医局に入れて頂いたのは昭和十九年の秋であった。島崎先生はちょうどその頃、東京医歯大に教授として転じられ、医局では西丸四方先生や諏訪望先生に直接ご指導にあずかった。

さて、この道にはいったからと言ってX子さんをよりよく理解し、彼女のよりよい友になり得たかというと、残念ながら全然そうではなかった。要するに認識と愛とは別の次元に属するものなのであろう。

心なき私はX子さんに次々と大きなショックを与えてしまった。第一には戦後の私の結婚。彼女はついにこのことを諒承してくれなかった。第二の致命的なショックは私たちが渡米する可能性が出てきた時に起こった。確定するまで黙っているだけの思いやりもなく、私はある日のこと、それをチラッと口に出してしまった。その言いかたも悪かったのかも知れない。X子さんの顔はみるみるまっさおになり、そのまま黙って帰って行った。その晩、多量の睡眠薬をのんで、ついにその眠りから醒めなかったのである。このことはいつまで経っても痛い思い出となって私の心を責めつづけることになった。

それにしても彼女の病は何であったのだろうか。ふしぎですねえ、と島崎先生も当時言っておられた。病像は典型的に分裂病なのだが、経過は周期性で、平時の異常性はよほど注意ぶかく観察しなければみとめられず、知能も保たれ、感情も右記の通り、最後まで——と言っても自殺したとき、二十代の終り頃だったろうか——生きいきしていた。戦後になってくわしく研究されるようになった非定型性精神病の一つだったのかも知れない。遺伝的負荷はかなりみとめられた。

大川周明のこと

戦犯A級であったこの大学者の精神鑑定については内村先生が『わが歩みし精神医学の道』という著書でくわしく述べておられるし、今年の夏の「別冊文藝春秋」特別号に松本清張氏が「狂人」という題で、よく調べられた資料をもとに大川氏の姿をいきいきと描き出している。内村先生は昭和二十一年五月七日と十一日に米軍医の立会いのもとで精神鑑定のための検診をされたが、私は両日ともお手伝いにお伴した。大川氏は七日の時は元《もと》同愛病院（当時第三一六号占領軍病院）の病室におり、十一日は巣鴨拘置所へ移されていた。病院での大川氏は長身に紫色のガウンをまとい、発揚状態でたえず体を動かし、腕をふり、英仏独、果てはサンスクリットでしゃべりまくるので筆記に弱った。内容は宗教的、哲学的なことが主で、自分には毎朝孔子、孟子、キリスト、仏陀が耳もとに真理をささやいてくれる、それを毎日書きつけているのだと言って原稿の山を見せてくれた。

脳脊髄液を採って東大へ持ちかえり、内村先生の目の前でW氏反応その他をやってみると、疑いもない梅毒の所見。結局責任能力なし、ということになって東大の一号病室に収容され、マラリヤ療法が施行されることになった。

「内村ときさまが俺をきちがいにしやがったのだ」、彼の病室へ行くとよくこうどなられたものだ。昂奮はなかなかおさまらず、病室の窓ガラスをたたき割って手や腕を血だらけにした彼の姿を思い出す。しかし彼が説く教えの中には、深い真理と思われるものもまざっていて、ふしぎな気持におそわれたこともある。その後、氏は松沢病院に移され、そこで著述にはげんでいるとのことであったが、病院のすぐそばに住まって、時どき病院へ勉強に行ったのに、ついに氏を見まわずにしまった。

グラジオラスの花束

昭和三十三年頃から国立らい療養所長島愛生園で精神医療をほそぼそとやってきたが、らいと精神疾患をあわせ持つ人びとの姿はいくたりも心に深くきざみつけられている。

もう十年以上も前のこと、その頃の園では準精神病棟ともいうべき役割を果たしていた建物にTという三十代の大男が住んでいた。背も高ければ肩幅も広く、いわゆる闘士型そのものの体格の人であった。

平素の彼は無口で礼儀正しく、かわいらしいような無邪気な人物であった。ところが時どき嵐のように爆発的に怒る時期がやってくる。すると極めて粗暴になり、夜分徘徊し、とつぜん詰所にぬっと現れ出ては看護婦たちをふるえあがらせた。暴力をふるうことも度たびあった。園には脳波測定器がなかったが、てんかん性のふきげん症ではないかという見当をつけて、ある医師が脳脊髄液を何ccかぬきとってみた。これがかなり奏効して彼をおちつかせたので、怒りの周期の時、何度かくりかえされたことがある。薬をのまそうとしても絶対に受けつけないので、打つべき手もほとんどなかった。

周期性ふきげんの時の行為がたたって、平生でも彼は患者たちから村八分にされ、看護婦たちにも恐れられていた。大きな子供みたいな彼は自らをもてあまし、時どき園から逃走した。逃走とは言っても戦後はらいに対する強制隔離の法律が撤廃されているから、べつに法にふれるわけではない。また彼のらいは他人に感染する病型ではなかった。外見もらいとは見えないほどふつうであった。

逃走して何をしていたのであろうか。どうも日雇労働者として各地の飯場を転々としていたらしい。何しろ体力は大いにあるので、しごとにはこと欠かなかったのであろう。しかし、時どき例のふきげん発作が起こって他人と大げんかをやらかしたらしい。皆のつまはじきになり、しごとにあぶれると、園に戻ってくるのであった。

大きなからだをちぢめるようにして、負け犬のようにすごすごと島に帰ってくる彼を見ると、逃走のたびごとに健康状態は悪くなり、からだはやせ細り、顔色は土色で全身に生傷がある。園当局としては管理の上でまた頭痛の種が一つふえるのであった。

私は島へ行くたびに彼の室を訪れ、よく話合った。薬は決してのもうとしなかったが、話にはよく応じ、発作時の自分のことについてはかなりの自覚があり、自分で自分を恥じているようであった。

もう七、八年も前の頃、園の官舎に滞在中のある朝、出勤しようとして玄関の戸をあけると、正面の石段の上にけんらんたるグラジオラスの大きな花束が置いてあった。贈り主はだれだろうと考えながら診療しているうちに、Tがその朝早くまた逃走したことを知った。それ以来、Tは島に戻ってきたことはない。どこかでのたれ死をしてしまったのではなかろうか。

今年もまた患者さんたちの住む区域にはグラジオラスの花がいたるところに目もあやに咲いている。往診に歩きながら花を眺めていると、沈うつなTの面影が浮かんでくる。あのあらくれ男の心の中にも、この花々のように美しくあでやかなものが咲いていたにちがいないのだ。彼には知るよしもなかったことだが、黙ってそっと置かれた花束の思い出は、現在に至るまで私の心の支えの一つとなっている。

苦悩と詩

愛生園では臨床の場以外でも、多くの患者さんと知り合いになった。医師としてでなく、人間としてふれあえたことを貴重に思う何人かの人びとがある。その一人はすでに逝いた詩人である。

おまえは

夜が暗いという
世界が闇だという
そこが光の影に位置していることを
知らないのか

じっと目をつむってごらん
風が　どこから吹いてくるか
暖いささやきがきこえるだろう

それは
いまもこの地球の裏側で燃えている
太陽のことばだよ

おまえが永遠に眠ってしまっても
新しい光の中で
おまえのこどもは　次々と生まれ
輝いている　変らない世界に住むのだよ

（原田憲雄・原田禹雄編『志樹逸馬詩集』、方向社、一九六〇年）

これは「夜に」と題する詩で、彼が一九五九年四十二歳で亡くなる約十ヵ月前に書いたものである。

深い、ほんものの宗教的心情を、借りものでないことばで表現する稀有な詩人として、この人の詩集を私はいまだに時どき出しては読みなおしてみる。そのたびに思い出すのが、一九五九年夏のある日、彼の住む舎を訪れたときにみた光景である。

それはとくべつに暑い夏であったように思う。何の用であったか、私は舎の玄関に立ち、胸をつかれて棒立ちになってしまった。それまではいつでも杖にすがって微笑をたたえている彼にしか接したことはなかったのだが、今見る彼は玄関のあがりぎわの廊下のところに、肌着一枚でうつ伏せにぶったおれている。まるで瀕死の状態のようにあえいでいる。

「どうなさったのですか」

声をかけると彼はゆっくりと顔をあげた。ひどく苦しげな、そして間の悪そうな表情で何も言わない。何も言えないのだ。むしろ帰ってくれと言われているようであった。

「ごめんなさい。つい失礼してしまって。」そう言って立ち去るとき、何かあの苦しみを和らげる方法はなかったろうか、という自問と同時に、見てはならないところを見てしまったようなうしろめたさを感じていた。

この詩人は結節らいを患っていたのだが、この病型の人にとって夏は残酷な季節である。結節のために汗腺がふさがって発汗が充分できないため、灼熱地獄の責苦にさいなまれる人がかなりある。おそらくこの詩人もそういう状態であったのだろう。

苦悩は力を生み、美を生むという。この詩人の水晶のような作品の数々を生むために、このどろどろな苦しみが必要であったのだろうか。あんなに美しい詩を書いてくれるよりも、こんな病気にかからないでくれたほうがよかった、と彼の死後、彼の友人が追悼のことばに書いているのを読んだ。友人としての真実の思いであろう。

ついさいきんも、俳句の名人が亡くなった。この人も長い病歴を持ち、五十代になったこの頃はとみに衰えが目立っていた。べつに精神病でもノイローゼでもなかったのだが、頭痛がするとか頭が重いとか、ちょっとしたことを恐らく口実にして、精神科の外来に時どきやってくるのであった。しかし、診察よりも投薬よりも、彼の関心は俳句の話をすることにあったらしい。彼の句はきわだって澄んだ心の境地をあらわし、そのことばづかいは精緻であった。そのうちにお金がたまったら句集を出したいのです、とよく語っていたが、それを果たさずに逝ってしまった。

すぐれた文学作品の多くは作家の心身の苦しみを代価として生まれるという。らい療養所で昔から文芸がさかんなこと、かなりの名手がいることは当然というべきなのであろう。げんに日本の中央文壇で一般の詩人や俳句作家と肩を並べて書いてきた人や、またそれだけの力量を持った人が全国のあちこちの園にいる。このことは世間ではあまり知られていないかも知れないが、まぎれもない事実なのである。

苦悩という坩堝《るつぼ》から美が発生しうるとすれば、医師という立場にある者はその美の〝励起状態〟に立ちあう機会が時たまあるわけだが、それはただ立ち合っているだけでも苦しくなるような、厳粛な現象であるというほかはない。

（「からだの科学」一九七一年十一月、『著作集6　存在の重み』一九八一年に所収）

桜井方策編『救癩の父　光田健輔の思い出』序文

日本の救らい事業の開拓者である光田健輔先生についてはすでに何冊かの伝記が世に出ている。その上なぜもう一冊、伝記的な本を編む必要があるのだろうか。

こういう疑問は出てきてもあたりまえである。これに答えるならば、本書のねらいは少しちがったところにあるというべきであろう。光田先生は自らを語ることを好まず、また他人が先生の伝記を書こうとしても生前極力ことわったという。多くの側面を持った幅ひろい人格の持主で、しかも長い年月にわたって活動したのだから、先生の一生のこまかいことは、ひとりの伝記作者ではとうていしらべつくせないのは明らかである。

先生が八十八歳で世を去ってから九年、じかに先生に接したことのある人びとも少なくなって行く。今のうちにそういう人びとに先生の思い出を書いてもらって集めておいたら貴重な資料となるのではなかろうか。これが私たちの発想であった。こういう生きた証人としては、先生の下でしごとをした医療関係者や事務関係者だけでなく、先生の庇護のもとに療養し、先生のしごとに協力した患者さんたちにも筆をとってもらうことが大切であると一同考えた。なぜならば患者さんたちこそ光田先生の事業の意味するものをもろに肌でうけとめた人たちだからである。先生のらい学への基礎的な寄与はめざましく、生前すでに広く内外の学界からみとめられるところとなったが、先生が創立した長島愛生園の園長の職を昭和三十二年に辞任する少し前から、先生が過去において推進したらい患者への強制隔離政策は患者の一部から強く非難されるようになっていた。それは戦後、らいを治す強力な薬が開発され、多くの患者が「無菌」となり、かなりの人が社会復帰できるようになったからであり、それが戦後の人権思想とからみあって、先生の事業への烈しい反発となってあらわれたのであった。まさにそういう時代にさしかかったときに光田先生のあとをつぎ、愛生園の二代目園長となった高島重孝先生は、現在に至るまでどれほどの苦労と苦心をされたことであろう。察するにあまりあるところである。それはそれでまた別の物語を要するものと思う。

光田先生に対する右の批判は歴史の流れの中で出るべくして出たのであり、私たちも一生隔離された人びとの悲劇には身近かに接してきた。こういう意味で先生の事業が現在、一部の人たちから単純な美談としてうけとられていないゆえんもわかる。本書が一応できあがった段階で編集者のひとり桜井方策先生が原稿を「愛生」誌編集部の患者さんたちに目を通してもらうことにしたのも、いわば患者さんの立場からの監修を必要と感じたからであろう。編集部の方たちは二日間ぶっとおしで原稿を検討し、正確を期するため、しらべものに骨折って下さった。ありがたいことである。

しかし何と言っても歴史的人物は、その時代と社会を背景にして眺められなくてはならない。現代において光田先生の考えかたやしごとがどう見えようとも、先生の時代においてあれだけのしごとにあえて一生を賭けたことは、並外れた勇気と愛と根気の要ることであった。たとえそれが自由とのひきかえであったとしても、多くの浮浪患者が困窮のどん底から救われたことは否定すべくもない。この精神の輝きは歴史を超えて伝達されるべき日本の宝物であると信じる。その精神が労苦の多い日々のいとなみの中でどのような具体的なかたちをとってあらわれたか、それを明らかにしておくのが私たちの責任であると思う。

本書にみられる先生の姿はきわめて心のこまやかな、あたたかい、ひょうきんな人間像である。もちろん抜群の頭脳と多方面にわたる実行力、力づよい指導力がそなわっていたため、遠くからみれば巨大な偉人として近づきがたくさえみえるのだが、近づいてみれば人の子として私たちと同じように笑ったり、悩んだり、泣いたりした人であったことがわかる。ただ、そのよろこびや悩みが自分や自分の身内の枠を大きくはみ出して、社会から迫害されていた病人たちの上にたえずそそがれていたところが、ふつうの日本人の意識をはるかに超えたところであった。

患者さんたちのために、という心が単に政策的、管理的なものでなかったことも、本書で彼らの手記をみればよくうかがわれる。療養所が大きな規模に成長してからも、先生は晩年に至るまで彼らの中にはいりこみ、自ら手を下して診察し、彼らのひとりひとりの悩みを聞くために、ひまさえあれば島の中の起伏の多い土地を、不自由なあしをひきずってくまなく歩きまわっていた。

患者さんたちの隔離政策をおしすすめながら、一方では隔離される彼らの心の中を察し、忍びない気持に苦しんだことも少なくなかったことがうかがわれる。

こういう「切れば血の出るような」生きた先生の姿を再現させたい、というのが私たちの願いであった。果してどのくらいそれが実現できたであろうか。

本書の成立に最大の力をかして下さった故後藤安太郎氏のことをここにどうしても記しておかなくてはならない。編集の中心であった氏は昨年十一月になくなられ、本書の出版をみて頂けないことになってしまった。痛恨のきわみである。周知の通り、氏は苦学力行、ひとりでりっぱな企業をつくりあげたすぐれた実業家であるばかりでなく、四九年前に光田先生を通して救らい事業に関心をもち、ただちに日本キリスト教救らい協会を設立してなくなられるまで救らいに奉仕された方である。さいきん日本のらいが激減してきたので、今後は世界救らいに力を注ぐことこそ日本の使命である、と氏は晩年に強く感じるようになった。そのため、病軀をおして欧米の救らい専門家たちを訪ねて歩き、帰国後その報告をかねて使命感に燃える演説をした直後、旅の宿舎で急逝されたのであった。まさに世界救らいの悲願に殉死されたという観がある。ここにつつしんで氏の霊に深い敬意と感謝の念をささげる。

今にして思えば、後藤先生が本書編集を力づよく支えて下さったのも、ただ単に過去の偉人を礼讃するためだけでなく、光田先生を通してあらわれた日本人の精神の可能性を、未来に、世界に、生かしたいという前むきの意欲があったのであった。その証拠に日本キリスト教救らい協会の機関誌「楓の蔭」昭和三十九年九月号に次のような後藤氏のことばがある。これは光田先生が同年五月に逝去されたのにあたって書かれた追悼の文章「組織と人」にある。この中で後藤先生は「一人の人間の祈りがこんなに大きな組織的働きをやりとげた例をほかに見ることができない」とし、「私は光田先生の生涯を、もっともっと深く掘り下げて学びたいと思うが、単にこれを人々に紹介するだけでなく、その教えをうけた一人の紹介人として、今後何をなすべきかについて考えなければならぬ」と述べ、結びのところではすでに「アジア救らい」や「インド救らい」の夢を語っておられるのである。本書がもし少しでもそのような未来的な意味をも持ちうるならば、とわれわれも切に願う。

本書の内容の構成は後藤氏によるもので、最初の「救癩の父・光田健輔」はいわば総論にあたる。光田先生を幼い時から知り、その直弟子の医学者として一生をらいにささげた桜井方策先生が真情をこめて書かれたものである。簡単な伝記的骨ぐみであるが、多くの未公開資料を駆使してある。以下は各論ともいうべきもので、多くの寄稿者の思い出の記をおさめた。光田先生の一生の各時期による配列がしてあるが、重複する箇所を省略するなど、多少とも手を加えることは編集上やむをえないことであった。このことについては桜井先生が大へんな苦心をされたところである。寄稿者の方がたの執筆をあつく御礼申し上げるとともに、右の点についてご諒承を乞う。

後藤先生亡きあともその遺志をついで、相変らぬ応援をして頂いた日本キリスト教らい協会の山口政雄、山崎宗太郎の両氏に深謝する。また同協会事務局長井藤信祐氏がご多忙の中で本書のために奔走して下さったこと、ルガール社の山崎俊生氏が若いエネルギーと誠意をそそいで本書の総仕上げをし、出版にまで持って行って下さったことは思わぬよろこびである。ひどくおくれていた本書の出版も、この方がたによってやっと実現することになった。この本の成立を願いつづけてきた者のひとりとしてここに深い感謝を申しのべるしだいである。

（『救癩の父　光田健輔の思い出』ルガール社、一九七三年三月、『著作集3　こころの旅』一九八二年に所収）

老人と、人生を生きる意味

編集部の方は何とまたむつかしい題目を与えてくださったことだろう。もっとも今までに「老人と生きがい」というようなテーマを提案されたことがないわけではない。でもここ十年あまり生きがいということばがいかにも軽々しく世にはびこるようになってから、このことばにアレルギーができてしまったらしく、これに接するたびにビクッとするようになっていた。

まるでそのことを先刻ご承知かのように、編集部の方は「人生を生きる意義」と堂々たる正攻法で迫って来られた。さすが深く考えられたものと敬服した。しかしこれは老人にかぎらず人間すべてにとって大問題ではないか。おいそれと答えられる事柄ではない。

それに「老人」というものの定義がむつかしい。何歳から何歳までと区分してみたところで、六十代ですでにやっかいな成人病にかかって人手を借りなければ生活できない人もある。一方には八十代、ときには九十代でも元気に自分のことはできるし、まわりの人を助けたり、よろこばせたりすることができる人もある。

美しい老年は恩恵

かりに編集部からのお手紙にあったように「社会の役に立つ」こと、「自立」すること、「老いてなお社会から人間として認められ、人生に生きがいを感じられる」ことが人生を生きる意義であるとして、老人に焦点をあててみると、ハテとしりごみしたくなるものがそこにある。

というのは世に元気な老人ばかりいるわけではないからである。「美しい老年」のあることを認めるのにやぶさかではないけれども、それとは一見全くかけはなれた光景を医師として私はいくつもみてきた。

美しい老年を生きられる人は生まれつき体質もよく、「運」もよく、一生の間の生きかたも心の持ちかたもすぐれた人であろう。さらにガンだの心臓病だのにみまわれても、それを上手に克服できた人であろう。それはその人の業績でもあろうが、さらに恩恵というべきかと思う。そういう人は老いてもなお心と体をはたらかせ、一生の趣味や仕事をつづけ、社会に益すること目を見はるばかりのこともある。こうした例については多くの紹介と賛辞がよせられており、私がここでことさらに何かを言う必要もない。ただそういう方々に心から敬意を表し、あとから老いていく者たちに大きな励ましを与えていてくださることを感謝するにとどめたい。

だからと言って家庭に、病院に、療養所や養護ホームにねたきりで呻吟する方々のことを忘れたくない。いくつもの例が私のまぶたにはやきついている。たとえば――らいい療養所の病室（これは一般社会でいう「病院」に相当することばである）で背丈の長い、骨太《ほねぶと》の男性老人が個室でねたきりになっている。

若かりしころはさぞ堂々たる美丈夫であったろう。患者仲間の顔役として活躍していたという。ところがらいという病気は死に至る病ではないし、この人の病型は軽く、人にうつす心配もなかったので、八十代後半まで元気そのものであった。

ところが老いが進んでくると、ちょっとしたきっかけで寝込んでしまう。ある冬、流感が療養所にはやったとき、この人は肺炎になってしまって、抗生物質は効いたらしいのだが、すっかり弱りこんで起きあがれなくなってしまった。すべてを看護婦さんたちの世話にたよらなければならなくなったとき、それまで完全に自立していただけに、つらかったことだろう。でもいらいらもせず、卑屈にもならず「すみません。ありがとうございます」と素直に姿勢をきりかえたのは、みごとであった。排泄の世話まで人手を借りなければならなくなっても、この態度は変わらなかった。ある種の諦観をそこに感じて、その感激をカルテに記した若い医師がいたくらいである。

医療者を照らす灯

おじいさんのベッドの上の白壁には大きなまるい紙がはりつけてあって、中心点から放射線状に二十四時間を示す数字と線が書いてあった。各時間はさらに二十分ごとにもう少し薄く、細い線で書かれてあって、二十分経つごとに三人の若い看護婦さんがへやに入ってきて、三人がかりでおじいさんのからだの位置をずらせていた。何しろ重いからだである。そしてねまきをまくって、今までシーツにふれていた背中の部分をアルコール綿でごしごしこする。とこずれを防ぐ処置である。

こすりながら看護婦さんたちは明るい声で話しかける。

「おじいちゃん、今日は少しむし暑いわね、どう、具合は」

「うん、うん、ありがとう」

「海からいい風が吹いているわ、窓をあけておきましょうね」

「うん、うん、すみません」

「じゃ元気でね、また来るからね」

看護婦さんたちは小鳥がとんで行くようにへやから去って行く、ひとり残されたおじいさんのあたまに去来するものは何であろう。時々訪ねて行くと、ほほえみをたたえてぽつり、ぽつり、遠いふるさとの話をしてくれる。そこで彼は漁夫をして一家を支え、波と風を相手に奮闘していたという。しかし、らいになってからはこの療養所に入り、身内の者と再会したことはない。行方不明ということになっているからだ。

彼の明るさ、おだやかさ、決してぐちをこぼさず、いつも感謝の気持ちをあらわしていることに、若い同僚の医師は感激のことばをカルテに記していた。

看護婦さんたちもこの人のへやに来るのがたのしみらしかった。ともすれば暗いことの多い療養所で、この人は医療者たちを照らす灯のような存在の意味を発揮していたと思う。ところが老衰が加わるにつれて彼の意識はくもってきて、口もきけず、人の言うこともわからなくなってしまった。彼のすることといえば時々大声で唸《うな》ることだけであった。それは尿や便をもよおした時や失禁したときが多いようであったが、手不足の看護婦さんたちには声が聞こえないことがあり、そうすると唸りはさらに大きく激しくなる。この人が亡くなるまで彼も苦しみ、医療者も苦しんだことは言うまでもない。

これはほんの一例にすぎない。夜間海辺を徘徊したり、ベッドの中に狸が入っていると言ってさわいだりする例がいくつもあった。おじいさんの場合は最もらくな例の一つであったと言えるかもしれない。

果たしてこんな状況になっても人間に生きる意味があるのだろうか、という重い問いが投げかけられる。美しい老年、ということばを聞くたびに心の片隅で「でも……」という疑問符が湧きあがるのは、右のような例をあまりにも多く見てきたためにちがいない。

人間を越えるものへの委ね

このように意識が混濁した人が自分で生きがいを感じることは、まずありえないであろう。彼はもはや「あえぐ生命の一単位」にすぎなくなり、混沌《こんとん》とした意識は重くるしい苦痛の感覚でみたされているように見える。彼を人間として認め、その存在意義を肯定するには、私たち人間全体の生きる意義を考える上で大きな転換、思い切った飛躍をする必要があるのではなかろうか。

そもそも人間は社会に役立たなければ生きている意義がないのであろうか。「自立」や生きがいを感じること、他人から人間として認められること、が人間の生きる意義に絶対に欠かせない条件なのだろうか。もしそうならば、この基準からおちこぼれる人は老人に限らず、いくらもありそうだ。心身を病む人びと、持って生まれた性格や悪い環境のために生きている意味を自分も感じられず、他人も認めにくい人びとというものは少なからずあるものなのだ。それを精神科では知らされる。

しかし、どんな人間であろうとも自ら望んで生まれてきたわけではない。生まれさせられ、生かされて来たのだ。そこに人間を超えたものの配慮がはたらいていると考えられはしないだろうか。偶然とかまわりあわせとか言ってみても、それはただ視点のちがい、表現のちがいにすぎない。私たちが生まれおちたとき、たとえ順境のもとであっても自らすぐ生きがいを感じたわけではなく、まず両親が私たちの存在を喜んでくれたことであろう。そしてもし少しでもものを深く感じる両親であったならば、「この子をさずかった」ことを感謝することであろう。「さずかった」とはだれからの贈物であろうか。「子はさずかりもの」という昔からの日本の表現を大切にしたい。そこには日本人が本能的に一人の人間の誕生にひそむ神秘に対して抱いた畏れと感謝の心があらわされている。

自然科学がどんなに発達してもある特定の人間が生まれることの神秘を完全に説明しきれたわけではない。もし人間を超えたものの配剤によって私たちが生まれてきたとするならば、私たちの生の意義は何よりも人間以上の次元で認められたのではなかろうか。その意義が何であるかを一生かかって探求し、これと思われるものを実現しようと努めていくのが私たちの生きる意味の、少なくとも一部であると思う。

とは言え、人生のごく初期と最終期には、この探求と実現に必要な意識も力も与えられないことが多い。乳児の無心なほほえみが人を喜ばすことはあっても、老いの極まるとき、自他ともに苦しむ可能性のあることに目をつぶるわけにはいかない。しかし、悠久な時間の中で、人が生まれ、やがて死ぬまでの時間は一瞬にすぎないとも言える。ほんのわずかな時差で人間はみな老い、死に行く存在なのだ。意識がはっきりしているうちに、私たちを支える「人間を超えるもの」に思いをひそめ、信頼をもってすべての価値観を委ねたいものだ。

（「あけぼの」一九七八年九月、『著作集6　存在の重み』一九八一年に所収）

近藤宏一『ハーモニカの歌』序にかえて

この本は人間の可能性を示す奇跡のような物語である。その実際の姿に接することができた自分を果報者と思っている。

岡山県の瀬戸内海に長島愛生園というハンセン氏病患者の国立療養所がある。医学生時代に夏休みの十二日間をそこですごし、医療の手伝いもしたことのある私は、そこの患者さんたちがどのような心境にあるかを知りたいと願っていた。というのは、医学校卒業後、精神科医になっていたからである。幸いこの願いを当時の大阪大学神経科教授、金子仁郎先生が論文のテーマとして許可され、一九五七年から一九五八年までの一年間、のべ五十日間愛生で暮し、患者さんたちに対する面接、アンケート、諸心理テスト、統計等さまざまな調査を行なうことを患者自治会からも諒承された。

論文はできたが、そこには血が通っていない。右の調査を通じて、病気の比較的軽い人たちが「生きがいがない」という内容のことばを多く口にし、筆にしていたことが何よりも私を考えこませた。プロミンが開発されて菌陰性の人が多くなり、病勢もくいとめられるようになって来ていたが、ひとたび病名のレッテルを貼られた人たちは家族とも縁が切れている場合が多い。またプロミン出現以前にひどく病んだ人は、目・手・足その他を使えなくなっているため社会復帰もできない。医療をはじめとして衣・食・住を国家の手で保障されていても、人間は「ただ生きている」ことの空虚さに耐えられるものではない。その後、園で精神医療をやっていた私にとってもこれは大問題であった。

「先生、あおいとり楽団が練習しているところをごらんになりませんか。」ある夕べ、診療を終えて海辺を二人で歩いていたとき、当時、精神病棟の婦長であった田中孝子さんが、ふと近くの建物を指した。

のぞいてみると「月の砂漠」のメロディが朗々とひびいている。奏者たちは、みなうしろ向きだったが、田中さんが言うには、あの人たちの多くは盲人で、手の不自由な人も少なくないとのこと。コンダクターの近藤宏一さんも眼が見えないらしいが、力づよく棒をふっている。ドラムの音とあいまって全員リズムをあわせ一心不乱にハーモニカを吹き、少ないほかの楽器をならしている人もいた。それにしても楽譜はどうしているのか。

おどろきの余り、私はじっと立ちつくした。曲の合間には明るい笑い声がきこえる。これ以来、私は心の中で「あおいとり」のシンパになった。そのうち、楽団はどんどん発展し、高橋幸彦先生のやっておられる茨木病院へ慰問演奏に出かけた。慰められる人が慰める人へと変貌したのである。その後「あおいとり」は次々と遠方で演奏会を開くようになった。

こうなるまでの一歩一歩、障害を克服して行った労苦と工夫が近藤さんの手でいささかの感傷もなく語られている。貴重な本である。

（『ハーモニカの歌』私家版　一九七九年三月、『著作集3　こころの旅』一九八二年に所収）

原田禹雄『麻痺した顔―らいの検診カルテから―』序文

主として戦後になってから、らい療養所の患者さんたちの文芸や評論が次々と出版されるようになった。それにくらべてらい医の書いた本が世に出ることは少ない。医師たちはどこの園でも手不足で、忙しすぎるためであろうか。否、それだけではあるまい。らいの仕事があまりにも複雑で、知れば知るほど、簡単にきれいごとを言うだけでは済まなくなり、筆が重くなるのだろう、と考えられる。

しかし、患者さんの声だけでは、らいという問題の重さは一方的にしかわからない。らい医学に献身しておられる方から、ありのままを書いて頂きたいと長い間願ってきた。

そのうちに「愛生」誌や「楓」誌に原田禹雄先生の文章が連載されるようになった。「らい基本治療科」の医師は療養所での医療の大黒柱のような存在である。その一人である原田先生が、近畿、北陸の各県にわたって毎年検診に行かれた時の記録、沖縄のらい検診、さらには日本のらい医学史等々。その健筆を通して、先生のなかには学究、臨床医、詩人が同居しているのがうかがえた。

原田先生には曾て十年ぐらいであろうか、時どきお目にかかったことがある。瀬戸内海に浮かぶ光明園や愛生園の船の上で、あるいは京都の研究会のあとで、などなど。精悍で豪放な先生にはまたせんさいな感性が宿っているのが感ぜられた。ご自身に対して誠実さを課すと同時に、患者さんたちに対しては、真の愛なるが故のきびしさとやさしさとをあわせて臨んでおられた。いつか先生のカルテの徹底的な厳密さに驚歎したこともある。

本書は各地での検診記録が主体となっているが、それらは後につけられた付録「らいについて」という解説に血を通わせる症例研究ともなろう。統計やきまり文句では片づけられない要素がらいにはあることがひとりひとりの例についての物語でわかる。在宅患者さんたちを定期的に訪れて、自然治癒を見ればよろこび、治療を要する人には、その人と家族にとって最もいい方法を考える。時にはらいでない人に診療を求められて、ホッとしたり、それなりの苦心をしたりする。強制収容の時代の記録とはまた別のキメの細かさやユーモアや詩情があふれている。出版されれば、と願わずにはいられなかった文章である。

先生は最近邑久光明園の園長になられた。しかし、決して単なる行政官にはなってしまわれないだろう。私はこれからのお仕事にも多くを期待している。

（『麻痺した顔』ルガール社、一九七九年五月、『著作集3　こころの旅』一九八二年に所収）

Ⅲ

父（前田多門）の人間像

父親というものは、ことにその父親が「仕事の鬼」である場合には、子供にとって初めのうちは縁の遠い存在であるらしい。私共の父もまた長い間、子供たちとはめったに顔を合わすこともなく、たまに見る父は、いつも何かにとりつかれたようにビリビリしていて、近づき難い存在であったような気がする。

しかし晩年になるに従って父は私共ひとりひとりと、その個性に応じて友だちづきあいのようなものをしてくれるようになった。兄と父、弟と父の間ではそれぞれ多少ちがった父の面があらわれたことであろう。

私はといえば、まだ女学校の半ば頃、夏休みに兄弟たちと軽井沢に行っていたとき、突然なんのきっかけも用事もなく、朝日新聞社の父から私あてに親展の封書をもらったことがある。父との人間的な交りともいうべきものは、その時から始まったように思う。それは三枚ばかりの論説用原稿用紙に大きな文字で記された短い手紙であったが、これがもたらした驚きとその影響ははかり知れない。それは幼い心の混沌《カオス》に初めてひとりの人間としての目ざめをひきおこしたと言っていいであろう。その後戦災にあうまで私はこの手紙を大切に保存し、時々とり出してみては自分の生の意味のようなものをそこに確かめてみるのだった。

その頃から父は私に自分の仕事の手伝いを時々させたり、折りにふれて心を割った話をしてくれるようになった。ひかえ目な言葉の中から、父のどうにもならない悲しみのようなものに触れて、ハッとすることも少なくなかった。長女の立場というものがそうさせたのでもあろう。それにまた、私はいつまでも家にごろごろしていて、長い療養生活と父の言う「書生」生活を送らせてもらい、父母にとくべつ多くの心配と負担をかけたが、父はいつも熱い、切実な心でこれを支え、励ましてくれた。昭和三十七年一月、父が笑って「ぼくたちのランデヴ」とよび、「この計画が実現したらどんなにエキサイトするでしょう」と書いてよこしていたことがうまく行き、蒲郡で最後の二人旅をたのしむに至るまで、父と二人きりで過した日々も多い。これらを通して見た父の姿を少し描いてみよう。

父は一見円満で温厚な人物に見えたかも知れないが、ほんとうは孤独な性質で他人のなかになかなか溶けこめず、人前に出ることをいつも億劫がっていた。神経質、敏感である上、いつも自分をみつめており、その自分に対して嘘のいえない人であったから、自己の内外の矛盾にすぐ気づき、生まじめに苦しまずにはいられない性《たち》であった。非常に内気で気が弱いところがあったから、政治家にはなれなかったのであろう。

父の幼年時代については、父がときたま語ってくれたほかには、父の異母姉であった亡き伯母がよく話してくれた。父は幼い頃、知恵づきがおそく、動作ものろくて不器用であったので、周囲の者から「鈍物《どんぶつ》つぁん」と呼ばれていたそうである。商人であった祖父が、父を寺子屋のような小学校にやっただけで、あとは専ら店番をさせることにしたというのも、ひとつには右のような事情も手伝っていたのかも知れない。手や動作のぶきっちょなのは終生かわらず、スポーツや書画はすべて苦手であったし、日常の実際生活においても万事稚拙で消極的であったから、公的な生活では田辺様のような方が、私的には母のような存在がそばになかったならば、到底この世を無事にわたって来られなかったであろう。

祖父は烈しく、きびしい人であったらしい。幼い父にとってつらかったことの一つは、祖父が当時まだ珍らしかった「西洋料理」を一人前とりよせて、家族の前でひとり食べるのを眺めていることであったという。後年、父がちょっとした食道楽になったのも、この辺にその源があるのではなかろうか。

祖父は月末になると、月払いの客の家々へ父を集金に出すことにしていた。金を出ししぶる家も時々あり、父がすごすご帰って来ると、祖父の機嫌は悪かった。その代り首尾よく全部集めて帰って来ると褒美として小銭をもらい、これで飴を買うのが何よりうれしかったという。私の知る父は、金銭というものを何かひどく汚らわしいもののように感じているように見えたが、これも右のようなことが関係しているのではないかと思う。むかし集金に歩いた浅草あたりの界隈を、ひとり感慨にふけりながら逍遥するのは、晩年に至るまで父のひそかな習慣であった。

かの「鈍物つぁん」がようやく遅い芽を出しかけたとき、店の帳場にしばりつけられている自分を見いだして、どんなに情なかったことであろう。ひとりで受験を決意し、帳場の台のかげに本を立てかけてこっそり勉強したが、一中の編入試験にはみごとに失敗してしまった。あとからあとから涙があふれ出て、「金だらいに水がたまるほどだった」という。この涙とたたかい、更に強引に孤独な勉強をつづけたことが、その後の父の一生を変えた。自己との戦いと環境への抵抗。これによって一歩一歩苦しみながら自己を形成し、伸びゆく道をかちとって行くのが父の生き方であったとすれば、これはまさにその第一歩であった。

このような孤独な若者にとって、その後すぐれた師友に恵まれたことは、何という幸であったろうか。内村先生と新渡戸先生と、父はそのどちらからも深い感化を受けたが、どちらかと言えば新渡戸先生のほうに自分に最も欠けているものを見いだして、これに強く魅かれたように見える。父は自分にも他人にも厳しく、清濁あわせのむという工合には行かなかった。それを先生はあの温い慈愛、広い包容力、深い悲哀のお心で導いて下さったのだと思う。

父はヨハネ伝十四章の「わが父の家には住家《すみか》多し」という句がとくに好きであった。これに初めて接したとき、本当に救われたように感じたと語り、一生の間、しばしばこの言葉を口にしていた。それはともすれば固くるしくとらわれがちな心を、広く解放してくれるよすがとなったのであろう。晩年になるにつれて、父の心は広やかに慈愛ぶかくなって行ったようにみえる。ことに私共若い者たちの生活を理解しよう、励まそう、邪魔はすまい、という痛々しいまでに細かい心づかいと自制の心がうかがわれた。
それは一面、どんなにか淋しいことでもあったろう。とくに母亡きあと、父の生来の孤独、厭世的、観照的、諦観的といった面が深まり、関西に用のある度毎に私共の家に泊り、孫たちと角力などでたわむれたりしたあと、殆ど必ずひとりで京都にまわり、古寺を訪れるのが欠かせない慰安であったらしい。最後の入院の時に持参して行った本をみると、聖書と共に歎異抄が枕許においてあった。「自分は生まれながらの善人というものにはあまり親近感をおぼえない。悪を克服して善人になった人をこそ尊敬する」と父は時々言っていたが、この言葉は父自身の内面の歴史を物語っているともいえよう。いつか軽井沢でふと独り言のように言ったことがある。「ぼくは地位や役目の上に乗っかっていい気になっていることがどうしてもできない人間だ。惰性だけではどうしても生きていけないようにできている。だからなかなか大変だよ。」たしかに大変であったろう。しかしそこにまた、老年に至るまで絶えず学びつづけ、前進を止めなかった精神の若さの源泉があったように思うのである。

（『前田多門　その人その文』東京市政調査会、一九六三年、『著作集5　旅の手帖より』一九八一年に所収）

愛に生きた人

私は三谷先生の弟子と称する資格は全くないが、精神的には先生をほとんど唯一の、この世で出合った師と思っている。それほど先生に負うところが大きい。その影響は主として先生の書きものを通してであった。鋭い、直截な名文、それは先生の透徹した精神そのもののあらわれであったが、それよりも、それを生かすものが一切のてらいも、くさみも、よどみもない、潑剌とした真理と愛への情熱であったから、読む人の心をゆさぶらずにはおかない。真理への愛は先生をしておどろくべき博識な人たらしめ、人間への愛はすべて病めるもの、悩める者への、この上もなく寛容でこまやかな思いやりとなってあらわれ、また、あらゆる悩みや挫折を、建設的なものへと転換させようとする力強い励ましとなって人を支えた。先生が生涯病んで、孤独な生活を送っておられたこと、いかなる形式や主義にもとらわれない信仰に生きておられたことと、以上のことは、はなれがたく結びついていたのであろう。

人が若き日に、このような師とめぐり合うか合わないかによって、その一生にどれほど大きなちがいが出てくることであろう。先生は今日もその著書をもって人の心にかたりつづけておられる。それは、じっさいに接する時の先生と同じように、あくまでも静かで、あくまでも相手ひとりひとりの個性を尊重しての語りかけである。この先生のかきものを、ことに戦後の若い人たちに読んで頂きたいと、いつも念願していたところ、この度、全集が出ることになって、こんなにうれしいことはない。ひとりでも多くの人が、先生の清冽な文章に接して、その深く澄んだ泉から、いきいきと各々の生涯を生きぬいて行く力をくみとって頂きたいと願っている。

(「三谷隆正全集」内容見本、岩波書店、一九六五年、『著作集5　旅の手帖より』一九八一年に所収)

新渡戸稲造先生と女子教育

新渡戸稲造先生については石田校長先生その他の方々から、皆さんはいろいろとお話を伺っておられることと思いますが、先生は非常に大きなひろい方でございましたので、全部をお話しする時間もございませんので、そのごく一端を、殊に女性に関係しての先生のお考えを申し上げたいと思います。

私が先生の御生前を存知あげていましたのは、まだ九歳から十二歳位の子供のときでございました。もっと以前の小さい時もお目にかかっていたのでしょうけれども、はっきりおぼえておりません。私の記憶に残る先生と言うのは、もう何とも言えず、慈愛の深いおじいさまと言う感じで、私たちの家によく遊びに来て下さいまして、私たちの頬をつねるという癖をお持ちでした。それが子供への愛情のしるしであったらしいのです。それで私は、「あの方は頬をつねる人だ」という印象をまずもっておりました。先生はたった一人のお子さまをお持ちだったのですが、早いうちにお亡くしになられたので、子供好きな先生は、まあ私たちを孫ぐらいにお考え下さったのではないかと思います。

さらにさかのぼりますと、私の母はこの学校の卒業生でございまして、早くから父を失ない、気丈で貧しい祖母の手一つで地方の家に育ち、勉強する学費も乏しいときに、どういう縁かわかりませんが、この学校に引取っていただいたのでした。その頃この学校には給費生制度があったのではないかと思うのですが、そのなかの一人として、何から何までお世話になってこの学校を卒業させていただいたときいております。ですから母の使ったこの学校での教科書は、いつでも学校の印が押してある自分の私有物でない学校のもの、であったそうです。それは母にとってはありがたいことであり、同時に何か肩身の狭いような、悲しいことでもあったという述懐を時々話していましたけれども、娘心にきっとそう言う感傷もあったことかと思います。しかし母がこの学校の先生方、つまり日本人及び外人の先生方にどんなにお世話になったかということは、一生涯忘れずに感謝して話していたことでございます。母が卒業近くなりました頃に父がこれまた新渡戸先生に非常にお世話になった弟子だったものですから、先生が父に適当な配偶者を求めようとお考え下さって、母をおひきあわせて下さったのでございます。先生はこの学校と非常に関係が深かったので、母のことを当時の校長先生におたずね下さったのだと思うのです。そしてはしなくも母に白羽の矢が立って、母はお見合をさせられたという話を私たちはよく聞かされていました。そんなわけで私たちの家庭にとって先生は、おじいさまのような存在であったと思うわけでございます。

それから先生は特に花がお好きで、その花の中でも萩の花がとてもお好きだったということも、子供心に印象深く残っております。萩という花は大変つつましやかな小さな目立たない秋の草花でございますが、先生はもののあわれをとてもお感じになる方で、なにか深い悲しみのようなものを心の底に持っていらっしゃったような方でしたから、あのような花がお好きだったのではないかと思っております。

こんな風に小さい時の記憶などというものは、何ともとりとめのないつまらないようなことを覚えているものですけれど、そういうものを通しての先生の印象というものが、やはり幼ごころに非常に深くしみ込んでいるように思います。

人間というのは自分で意識しない、自覚しないいろいろな幼い頃の印象が、心に深く根づいていて、それが大人になってからの、ものの見方や考え方、はたまた行動の仕方などに知らず知らずのうちに大変強く働いているものだということを、精神医学の方面で申しますが、そういう作用を、私も先生から蒙っているのではないかと思われます。

私と先生の関係というのは以上のようなものでしかありませんので、今度の新渡戸稲造全集の十一巻の解説を書く事には大変躊躇いたしましたが、どうしても書いてほしいと言われまして、改めてその十一巻に収められている、主として女性に宛てられている文章を読ませていただき、初めて先生の女性に関する考え方及び女子教育に関する考え方の全貌に近いものを知ることができたような気がいたしました。

これは誰でもが仰言ることでしたけれど、先生は非常にフェミニストであられました。フェミニストというのは、女性を大事に思う人のこと、そして場合によっては女性の権利を主張する人のことを言います。またそういう運動はフェミニズムといわれますけれども、先生が非常なフェミニストでいらっしゃったことは、もう明らかなことでございました。先生の活動なさった時代は、ずっと昔ですから、フェミニズムを唱えるということは非常な信念と勇気がいったことに違いないと思うわけです。殊に明治、それから大正の初めにかけて、女性はあまり人間として認められていなかったようです。そういう時代に先生は断乎として、女子もまた人間であって、そういう意味では男子と同等にその人権を尊重されなければいけないと主張され、女子の教育を推進して、女子の高等教育を盛んにしなければいけないと仰言っていました。

そこで東京女子大学の初代の学長をはじめとして、津田塾大学の創設にも非常に力をつくし、普連土学園にとっても、非常に深い関係のある方でございます。

そういう風に女子教育の面で非常な先駆者であられたのみならず、日本の一般の女性たちを、低い奴隷的状態から引上げようと非常な努力をなされた方でございます。そのためには先生は、一般向きの女性雑誌にでも、頼まれれば進んで筆をとり、どんな境遇の女性にでも理解できるような文章で、女性の生きる道、もつべき心構え、人との交際の仕方など、いろいろ書かれました。また女性は、学校だけでなく、主婦となってからでも、一生勉強しつづけるべきだ、そのためには例えば読書グループを作って、一緒に本を読むのも良いだろうなどと、やさしく、かんで含めるように書かれましたので、現代でもそのまま通用するようなことが一杯ございます。ですから如何に先生は、新しい考えの持主であられたかがよくわかります。

先生は「私はいつも一般の女性に向ってものを書く時には飯たき婆さんに先ず読んでもらって、わかるかどうかたしかめた上で発表する」と書いておられますが、それ程に先生は、何とかして日本の全部の女性にわかってほしいというこころもちで、ものをお書きになったようでございます。

当時先生は、そのような一般雑誌などにものを書くのは学者らしくないなどという批判に対しても、一向にかまわれず、先生の目的は、いつに日本の社会全体を引上げたい、そのためには女性を引上げなくてはだめだという考えを持っていらしたので、当時の学者とかその他の人々にほめられるために、ものを書いていたのではなかったからだと思います。先生はそのことが自分の使命と考えていらしたのだと思います。

では一体先生はどうしてフェミニストであられたのかと言うことを私は疑問に思いました。日本の社会を、また全女性を引上げたいという使命感にあふれていらした、そういう目で先生のお書きになったものを読んでみますと、先生がフェミニストであられたのには、主として三つの原因があるように思いました。

第一先生は、御自分の性格の中に非常に女性的な面があると書いておられます。それはものに感じやすくて、うっかりするとセンチメンタルになってしまって、大変涙もろい、つまりもののあわれを非常に感じるという繊細な面があるので、自分は女性の心にすぐ共鳴し、共感してしまう。それが女性尊重の気持、或いは女性への同情、要するに女性の味方たらしめたのだと、御自分で書いていらっしゃいます。

確かに先生の中にそのような面のあった事はうなずけますが、また同時に先生には、非常な行動力と男性的な進取の気性に富んだところがおありであったことも、これまたうたがいもないことで、それは、先生の御一生のお仕事をみればよくわかることでございます。しかしその反面にいわば女性的な面のおありになったことが、先生の御性格、御人格に一層の厚み、深み、味わいを加えていたと思っています。

それから第二には、先生がお母様を非常に慕っていらっしゃったということがあります。東京女子大学の第一回生でいらっしゃる松隈さんという方が、先生の伝記をお書きになり、ごく最近出版されましたが、その中には先生の少年時代からの日記とか手紙とか、今まであまり公表されたことのないものがおさめられてありますけれども、先生とお母様の関係もそこから知ることが出来ます。それをみますと、そのお母様は大変かしこい方であったに違いないと思われます。母親らしい愛情がうかがわれるのはもちろんですが、その反面息子に、世の中に益をなす男性として成長してもらいたい、という願いが大変強かったのがわかります。そのために早くから、子供を手放して、学が成るまでは帰って来るなというようなことを手紙に書いていらっしゃるのです。

昔のことですから、そう簡単に手紙のやりとりは出来なかったのですけれども、お母様との間には文通がつづいて、幾つかの長い手紙が残っております。やっとのことで先生が卒業なさり、お母様に逢いに北海道からはるばる当時の不便な旅をしてお家に着いてみたら、お母様が亡くなってしまったばかりでした。長い長い年月の間、逢いたいと思いつづけていらしたお母様にその死に目にも会えなかったと言うこと、それが非常に先生にとって打撃であったことが伺えます。

そういうことからお母様への思慕というものが非常なものであったことが、いろいろな書き物に出て参ります。

それから第三には、これは先生の宗教的信念から、フェミニズムが出て来ているということが言えると思います。つまり神の前においては男も女も同じように、神によって創られた存在であって、そこに何ら人間としての差別がある筈はない、全く同じ人間として大切な存在意義があるものだという信念を先生は、ずい分早くからお持ちになっていられたと拝察されるわけです。

この先生の宗教的信念については後程もう少しくわしくお話しするとして、その当時の日本の社会をみますと、いわゆる青鞜社運動が盛んであった時代なわけです。あの平塚らいてうさんをはじめとして多くの人たちが、女性の人権を主張し始めた青鞜運動華やかなりし頃に、先生は丁度このような文章を書いたり、東京女子大をつくったりしていらっしゃるわけなのです。

一体ああいうフェミニズムの運動と先生とはどういう関係があるのだろうか、どういう違いがあるのだろうか、と注意して先生の書いたものなどを読んでみますと、先生は当時のそういう運動にふれていろいろ次のように書いていらっしゃいます。

明治までの女性の歴史がしいたげられたものの歴史であることは充分認める。だからあの女性の人権運動は歴史的に見れば、起こるべくして起こった運動だと思う。しかしあの人たちのやっている事を本で読んだり、また聞いたりしてみると、どうもあれはただ反抗のための運動ではなかろうか、男性が自分たち女性を今までしいたげて来たから、それに対して反抗しようという姿勢でただやたらに自分たちの自由、権利を主張しているだけではないか、それは非常にはなばなしく見えても、その本質は消極的なものではなかろうか。というようなことを書いていらっしゃるのです。

私はその消極的という言葉に強い印象をうけました。一見すれば彼女たちは積極的に行動しているようにみえますけれども、その本質は消極的だと先生は言われるのです。私はこれを非常に味わい深い言葉だと思って読んだわけなのです。

今の世の中にも権力への反抗の運動が沢山みられますけれど、この反抗というものはそれだけでは非常にみのりの少ない、内容の貧弱なものになる恐れがあると思います。もし何かに反抗し反対し、そして何か新しい運動を盛りあげようとするなら、自分たちが何を一体代りにめざしているのかということを、その青写真なり理想なりを築きあげなくてはなりませんし、また現に自分たち自身の中にそれだけの内容をそなえて世の中に提供しなければ決して積極的な運動にはなり得ないと思います。

先生はこう書いていられます。「反抗して女性の人権を主張するのはいいけれども、一体女性はそれではどれだけの内容があるものなのか、女性にはどれだけのことが出来るのか、そうしたことがまだ全く研究もされていないし、全く未知数である。だから私は今、女性がどれだけ社会的権利を与えられるべきかということについては、ある程度保留しておきたいと思う。これから女性がどの程度成長するかを見守ってそして女性に何が出来るか、どれだけのちからがあるか、それがわかった上でさらに考えたい」という風に保留していらっしゃるわけです。

これは当時の先生、あの時代の先生としては非常に賢い態度だったと思うわけです。

そうしてその後現在までの間にずい分の年月が経ちまして、女性の中からもいろいろな人があらわれてまいりました。いろんなことが出来る人が女性の中にもいるんだということが社会にも充分に示されたと思うのです。世界中を眺めてみても、ずい分優秀な女性があちこちにおられます。

もし今先生が生きておられたなら、もう少し違った言い方をなさったかも知れません。先生はかつて、大学などは男女共学にすべきかどうかについて、当分は女子だけの大学を作っておく方がいいのではないか。しかしこれはあくまでも暫定的なことである。あくまでも一時的な考えだというようなことを書いていらっしゃいます。ここに先生の非常に開かれた進歩的な態度、柔軟な態度が、受取れる気がしたわけです。そういうように先生は非常に女性に期待をかけられ、また出来るだけ女性を育てたいと思っていらしたのでしょうけれども、先生の時代の現実の女性というものを眺めてみると、先生にとってはとても残念に思えることが沢山あったように想像されます。その中でも特に女性批判として仰言ることでは、女性で一番困ることは感情に走ることであると考えていらっしゃり、もっと女性は知性をみがいて理知的な面をのばさなければいけないので、そうすることによって、はじめてその感情も正しい方向に導かれて、みのりあるものになり得るのだということ、つまりそのためには教育が必要であるとお考えになったわけです。

戦前の女子教育というものは、いわゆる良妻賢母主義ということで、女はみんな家庭に入るべきだといわれていて、教育もそのための教育をしていたようですが、先生は、そういうのを「見《み》越《こし》道徳」だと言い、大変おかしいと考えていらしたようです。ですから昔の女性は学校を卒業したらおおあわてで結婚してしまおうという気になり、そして周囲も大急ぎで結婚させようとする、ということに対して、非常にこっけいなことだと書いていらっしゃいました。まだ妻にもなっていない女生徒に対して良妻賢母になれという教育をするよりも、まず人間として立派であることを教え、そういう育て方をするべきだということを、しきりに説いていらっしゃるのです。

これは、非常に大切なことだと思います。女子だからどうだ、男子だからどうだということよりも、もっと一歩手前に人間として、いつも誠実であるべきだとか、思いやりある人たれとか、そういう非常に初歩的でしかも大切なことが沢山あるわけです。しかも学生にだけでなく一般女性に向っても絶えず人間の向上ということについて説いていらっしゃったわけでございます。ですから学校教育だけを大事になさったわけでなく、卒業してからも、またどんな境遇になっても、それぞれの立場で女性に道がある筈だということを絶えず説いておられます。

どこかへ先生が旅行なさって宿にお泊まりになっても、その宿のお手伝いさんがお給仕に出て来ますと、その人と一所懸命話し合ったり、身の上話を聞いたり、相談したり、一緒に泣いたり笑ったりしていらっしゃる。また芸者さんが出て来ると、いったいどうしてそのような職業につかなければならなかったかという話をきき出したりなさいます。そして決して、えらい、高い所に立って説教するというような形ではなく、一緒になって、相手の身になって考えてあげるというやり方を常にしつづけていらっしゃるというようなことが、全集の十一巻に書いてありますので、皆さんどうぞ読んで下さい。

では最後に先生の御人格と宗教というものについて申し上げたいと思います。

外側の先生は、沢山の社会的な事業や、教育的な仕事そして国際的な仕事をなさって、はなばなしい御一生をお過しになられたわけですけれども、内面的には非常に深いものをお持ちになっていらっしゃって、それをあまり外になまの形でお出しにはならなかったから、先生をよく知らない方には、外側の華やかな面しか見えなかったと思うのです。

けれども先生のお若い頃の育ち方や日記などを見ますと、いかに深く人生問題について悩まれたかという事がよくわかります。その悩み方は大変に深く激しいもので精神科のお医者さんは、ノイローゼというような病名をつけたくなる位に、いわゆる神経衰弱のような状態になってしまうことも何度かあったようでございます。そしてさんざんに人生の生き方を探ったあげく、結局、札幌の農学校で内村鑑三先生など七人の方々とクラーク先生のもとでキリスト教の信仰に接して、信仰をおもちになられたと思います。しかし入信後も実に誠実に煩悶していらっしゃったようです。

やはり若い時にはいろいろのことについて、とことんまで考えてみるということが、殊に大人になって大きく成長するためにも本当に必要なことだということが、これらの書かれたものをとおして考えさせられるように思います。

その後先生はアメリカに留学をなさり、キリスト教国という期待で心が一杯にふくらんでいたのが、実際にアメリカに生活してみて期待はずれだったようです。物質文明が非常に盛んでありキリスト教会があっても、日曜日は着かざって教会に行き、多分に虚栄的な社交的な会合みたいなことをやっているだけのように感じられ、これでは本当のキリスト教とは思えないといって悩んでいらしたようです。そのときたまたまクェーカーの集会に行き、何の飾りもない会堂で木のベンチに人々が質素な身なりで集まって、ただじっと沈黙して礼拝している。そして特別に牧師さんというものもなく、何か感じた人が立上って、短く話をする位で、非常に簡素である。ここにこそ本当のキリスト教の精神が生きていると感じ、先生はクェーカーに共鳴なさったわけです。

先生はその後クェーカー教徒であられたメリー夫人と結婚なさり一生涯クェーカーでいらっしゃったわけで、人間の誰の心の中にも深く深くひそんでいる内なる光、神さまに通じる光というものがあって、人間はおたがいにそれに訴え、それを発揮して行けば、人間の本当によい面が成長してくると、先生は思っていらっしゃったようでございます。

先生のお書きものの中から伺える、神秘主義的な面というのは、こうした深い内面の心のなやみを通して常に先生のこころを躍動させていたのではないでしょうか。

先生は、フランスのオルレアンの少女、ジャンヌ・ダークが大変お好きだったようです。先生のお部屋に行きますと、お机のところにジャンヌ・ダークの彫像がたくさん置いてあったのを思い出します。あのようなうら若い少女が、天の導きによって祖国のために偉大な働きをしたというところが、先生には非常な魅力であったらしいのです。

けれども先生は宗教的なことについてあまり仰言らなかったと思います。むしろそれよりも自分の生涯全体、生き方全体によって、自分の信じていらっしゃることをあらわそうとなさった方ではないかと思うのです。

宗教というものは口で伝道するのは、まあやさしい、と私は平生思っております。こういうと叱られるかも知れませんけれど、ともかく口だけでいうなら誰でも立派なことを言えます。けれども自分の全生涯をもってそれを行動にあらわすのは、むつかしいことだと思います。この行動というものも何も、はでに行動をするという意味ではありません。毎日の生き方の中で、自分の内なるものを外にあらわすということが、一番むつかしいことであり、同時に一番貴いことだと考えています。実はこう思うようになったのも、先生の感化かもしれないという気がするのです。先生は本当に、その先生の内なるものが外にあふれるという感じでした。そのあふれ方は全く、コリント人への第一の手紙十三章のあの愛の姿だと思います。先生は決して愛ということなど説いていらっしゃらないのですけれども非常に心がひろくて、どんな人でも受け入れて、そしてその人の身になって、いろいろの問題を考えて行くという、非常に慈愛の深い感じを発散しておられました。

先生が何も仰言らなくとも、先生がそこに存在するだけで、まわりにそういうもの、いきいきとしたもの、あたたかいものがあふれ出るような感じがいつもしたわけなんです。それで私の父などもいつも「先生は宗教の生き方としては最もむつかしい、本当の生き方をえらんだ方だ」ということを述懐していました。小さいときはそれがどんな意味かわかりませんでしたが、今この年齢になってみて、はじめてああやっぱり本当にそうだという感じがするわけでございます。

この機会に、皆さんもどうぞ先生のことを考えたり、読んだりして下さい。幸い全集も出ていますし伝記なども出ていますので、新渡戸先生について知る機会を沢山得られるこの時期をはずさないように、関心をお持ち下さる方が少しでもありましたら、大変うれしいことだと思います。

(「友」キリスト友会一〇五一七号、一九七〇年、『著作集6　存在の重み』一九八一年に所収)

美しい老いと死

生まれおちると間もなく大病をわずらい、それから約二十年ごとに「死に至りうる病」にかかって来た私は、今年還暦を迎えてなお生かされているのをふしぎに思う。多くの優れた知人友人が夭折しているのに、どういうわけだろう、といぶかしく感じると同時に、生きるのを助けてくれた母を初め、多くの人やものごとに感謝の念が湧く。病が癒されるたびに、その後の生命を「余生」と呼んで人に笑われたこともあるが、今はこういうことばを使ってもおかしくないだろう。

ようやく暑さが去って、澄んだ静かな秋を迎えようとするとき、いつものように「敬老の日」がめぐってくる。どうか一日だけの行事に終わることなく、多くの恵まれない老人のために、できる限りの助けがさしのべられるようにと願う。

老いも死も美しく、みごとなものでありうることを、私はいくたりかの恩師に身をもって示された。ここでは二人の方のことを述べてみよう。

ひとりは津田塾大学の二代目学長星野あい先生。一九七二年に八十八歳で亡くなられたが、晩年、おからだが不自由になられてからは、東中野のお宅で歌など作って静かにすごされていた。時どきお訪ねすると、いつもふくよかな笑みをたたえて、こちらの近況や大学のことなどをたずねて下さり、少しも過去の思い出話などなさらなかった。

「私はね、一生独身で来たので子どももいないけれど、その代わり大ぜいの卒業生がみな私の子どもで、皆さんよく訪ねて下さるので、しあわせですよ」と明るく言われたことがある。年とともに偉大なる慈母と呼ぶにふさわしい存在になって行かれたように思う。

なくなられる少し前、聖ルカ病院にお見舞いすると、先生は両鼻腔に管を挿入されて酸素吸入をしておられたが、意識ははっきりしており、いつものほほえみをたたえ、麻痺していないほうの手で私の手をにぎり「ありがとう」と言われた。私は胸が一杯になり、何を言ったらいいかと一瞬とまどったが、ふいにこんなことばが飛び出してきた。

「先生、今度また集中講義に出てきたのですけれど、講義のあとで話にくる学生さんたちは、とてもかわいいのですよ」

「そう、よくかわいがってやってちょうだいね」と先生はうれしそうに言われた。これがこの世で先生との最後の別れとなった。

もうひとりは田島道治先生。晩年に六年間宮内庁長官をつとめてから勇退され、さらに十二年間、野に在って、種々の重い任務につかれてから一九七〇年に亡くなられた。先生とのご縁といえば、私が生まれる前にさかのぼる。先生と父（前田多門）とは一高で一緒だったし、ともに新渡戸稲造先生に傾倒していたから、父にとって先生は生涯の大切な友であられたのだろう。先生は「何もかも見ぬいてしまう」鋭い頭脳の持ち主だ、と父は常に言っていた。すぐれた銀行家であられたばかりでなく、早くから孔子を深く研究しておられ、その道義感覚はとぎすまされていた。そのためか、先生は父をふくめて、わが家ぜんたいの隠然たる「目付け役」であられたように思う。それで私は長い間、先生のことを何となく「こわい人」と思っていた。

先生は名利をきらうことははなはだしく、いろいろな重要な事柄の縁の下の力もちになるほうを好まれたようだ。戦争で焼け出されてからは目白の徳川家の一隅に借りずまいをしておられた。銀行を引退され、野にあられたころであったろうか。何かのことで先生のところへ使いに行ったとき、広くがらんとした座敷に端然とすわって机にむかい、書きものをしておられた。傍には分厚い書物がうず高く積まれていたのを思い出す。その後、外国人の孔子研究書を訳して出版されたから、あるいはその時、そういう仕事をしておられたのかも知れない。敗戦で混乱をきわめている時代だったから、大木の茂る庭に面して静かに思索しておられる先生のお姿は、何か別世界のもののように思われた。

「こわい先生」がいつのころからか「やさしい先生」に変貌されたのは、どういうことだったのだろう。終戦直後の十ヵ月間、私は文部省で手伝いをさせられていたが、そのころ先生はちょいちょい私の部屋に立ちよられ、ことば少なに貴重な忠告や励ましを与えて下さった。その時はすでに「やさしい先生」だった。

やがて先生は宮内庁の仕事につかれ、麻布に新しい家を建てられた。この長官という役目の内容や意味を私は少しも知らないのだが、ともかく「かしこきあたり」に出入りされるようになっても、先生は少しも変わらず、それまでと同じように謹厳で、やさしさにみちておられた。友人の娘にすぎない私に対して、親代わりのような存在になって下さったのは、父が一九六二年に亡くなってからのことだったと思う。

もう一人の恩師、三谷隆正先生とは、思想のちがいにもかかわらず肝胆相照らす仲だった、と田島先生から伺ったことがあるが、そう言えばお二人に共通なところがいくつもあった。三谷先生は五十代に亡くなられたので、老いは経験されなかったと言えよう。

私はつとめのために、時どき関西から上京していたが、しばしば田島先生が、七十代後半の御身をもって、ひとり新幹線のプラットフォームに迎えて下さるのにはおどろいた。何度かお宅でさしむかいでごちそうになったが、奥様は黙って、ニコニコとお給仕をして下さるので、これまた恐縮で身がちぢむ思いがしたものだ。こういう時、先生はいろいろと質問された。

「論語には仁ということばがありますが、キリスト教の愛とどうちがいますか」

こういうたぐいの難問にこちらはただへどもどし、先生は何かとりちがえておられるのではないか、と時どき考えた。しかし、いつまでも若々しい探究心、そして若い者の考えをも聞こうとされる心のしなやかさに、感銘するばかりだった。宮内庁での六年間、公人としてどういう貢献をされたかは全く口にされなかったし、ジャーナリズムに乗ることもなかったから私には全くわからない。ただ与えられたむつかしい任務に全力投球しておられることだけは推察できた。

きびしく自己節制をしておられた先生も、八十代の前半にとうとう病む日々を迎えられた。最後に病院にうかがったとき、先生は酸素テントにはいっておられたが、おそばに立つと自らの手でテントを押しあげ、お顔を近づけて真剣な表情で言われた。

「私のことはね、心配しないでいいから、あのことだけは頼みますよ、いいですか」

「あのこと」とは全く公のことであった。みごとな老人というものは、死にさいしてもなお公のこと、他人のことを心にかけているものだ。苦しい呼吸の中での、あのことばの迫力に私は今なおたじたじとしている。

（読売新聞　一九七四年九月二十五日、『著作集6　存在の重み』一九八一年に所収）

IV

マルクス・アウレーリウス『自省録』解説

一　マルクス・アウレーリウスの生涯

マルクス・アウレーリウス・アントーニーヌスは西暦一二一年四月二十六日にローマで生まれた。父はアンニウス・ウェールスといい、マルクス・アウレーリウスも最初はマルクス・アンニウス・ウェールスという名前であった。ウェールス家はスペインの出であったが、百年以上前からローマに移住し、マルクス・アウレーリウスの祖父はローマ総督、執政官、元老院議員等の重職についていた。マルクスが八歳の時父が死んだので、その後はこの祖父の許に引取られたが、マルクスは父の「慎ましさと雄々しさ」を記憶して感謝している（I 2）。母も名門の出で、教養高く、敬虔な、慈悲深い婦人であった。マルクスは生まれつき病弱であったので学校に通う代りに家庭教師について勉学した。時の皇帝ハードリアーヌスは少年マルクスに非常な興味を持ち、彼の名 Verus をもじって“Verissimus”（「最も真実なる者」の意）と呼んで可愛がり、その教育にも何くれとなく尽力した。

この愛称によってもうかがわれるように、マルクス・アウレーリウスは幼少の頃からきわめて優れた資質をあらわしていた。生来誠実、真摯な彼はすでに十二歳のときに哲学者の着る粗い毛の布の衣をまとい、勉強に熱中するかたわらいわゆる「ギリシア的訓練」に服して肉体をも厳格な節制のもとに鍛え、そのおかげで病弱を克服することができた。マルクスは最初文学、音楽、歌、舞踊、絵画等を学ばせられたが、やがて哲学にもっとも心を惹かれ、これに専念するようになった。当時彼の周囲のローマ社会ではストア哲学が大いにおこなわれていた。そういう外的な影響にもよるであろうが、恐らくマルクスの内面的な傾向にもぴったりするものがあったためであろう、彼はこの学派の哲学にもっとも傾倒し、ここに一生心の支柱となるものを見出した。

マルクス・アウレーリウスの教師たちはみな当時の一流人物であった。その中にはプルータルコスの甥にあたる人で、ストア哲学者であるセクストゥスがいた。また特愛の師ユーニウス・ルスティクスはマルクスに初めてエピクテートスを教えた人で、マルクスが皇帝になってからも相談役として留まった。あらゆる師の中マルクスともっとも親密な間柄にあったのは当時博識名文をもって鳴っていた修辞学者フロントーで、この人の影響はマルクスが即位してからも三、四年間続き、その頃フロントーが没したらしい。二人の間に交わされた書簡の一部が一八一五年にはじめてミラノで発見されたが、これを見るとこの師弟の間の愛情のこまやかさがよくうかがわれるばかりでなく、マルクス・アウレーリウスの人となりや勉強法や日常生活の具体的な事柄が、断片的ながらいきいきと目に浮んできて興味ふかい。本書第一章でフロントーに言及しているところは意外にあっさりしているが、それはマルクス・アウレーリウスがやがてこの師の影響を脱し、「美辞麗句をしりぞけること」(I 7) を学び、より本質的な哲学の道へと成長して行ったためであろう。

マルクス・アウレーリウスが十七歳のとき皇帝ハードリアーヌスが没し、その遺志によりアントーニーヌス・ピウスが後継者として即位した。同じくハードリアーヌスの遺志により、マルクスとルーキウス・ウェールスの二人が、アントーニーヌスの養子として迎えられたが、アントーニーヌスはマルクス一人を将来の自分の後継者として公表し、彼にカエサルの称号を与えた。マルクス・アウレーリウスが養父をいかに敬愛し、彼に学ぶところいかに多かったかは第一章に詳細に記されている。二十六歳のときアントーニーヌスの娘ファウスティーナと結婚し、養父をたすけて国政に参与した。彼自身の言によればファウスティーナは「優しい、誠実な」妻で、多くの子供を産んだが、子供たちはおおむね病弱で、夭折した者も少くなかった。フロントーへのマルクスの手紙には父親としての愛情と絶えざる心労が如実にあらわれている。「自省録」の中でわが子にたいする執着を厳しく戒めているが、(VIII 49, IX 40, X 35 その他)、一見冷い言葉のかげには幼い子をつぎつぎに喪った父親のうずく心のあることを忘れてはならない。

アントーニーヌス・ピウスは一六一年に没した。元老院ではマルクス・アウレーリウス一人を後継者として迎えようとしたが、マルクスは先帝ハードリアーヌスの遺志を尊重して義弟のルーキウス・ウェールスを自分と平等の地位に引きあげ、二人で皇帝の位についた。そのうえ、義弟にたいする信頼と愛情のしるしに自分の長女ルーキルラを妃として与えた。ところがルーキウスは怠惰な、享楽好きな人物で、皇帝になってもその地位の責任を一向自覚する様子もなかったが、マルクスにたいしては終始尊敬と友情を示し、マルクスのほうでも彼を寛大に扱ったので、二人の間は平和にすぎて行った。

読書と瞑想に耽ることがなにより好きな内向的なマルクス・アウレーリウスにとって、皇帝としての責任を一身に負い、政務や戦争に忙殺されるのは決して有難いことではなかった。しかし義務観念の強い彼は、全努力を傾注して与えられた仕事を果し、また自分の理想とするところを現実化しようと心を砕いた。

平和を楽しむこと久しかったローマ帝国はマルクス・アウレーリウスの時代になって多事多難なところにさしかかった。即位早々北境ゲルマン人たちの擾乱、ティベリス河の氾濫、地震等の災難に相ついで襲われ、またシリアに侵入しようとしたパルティ人たちとの戦争も起った。マルクスはルーキウスを遠征軍の司令官として派遣した。ルーキウスはなにもしなかったが軍は勝利をえて一六六年に凱旋した。ところがその帰還の際、ペストの病毒を持ってきたため、疫病はライン河に至るまで蔓延し、人畜の死体が至るところに累々とよこたわる有様であった。この疫病とこれに伴う飢饉の最中にゲルマン民族の一部であるマルコマーニ人たちがほかの種族とともにイタリアの北境をおびやかしているとのしらせがきたので、マルクスはルーキウスとともに遠征してこれを斥けアルプス国境を遍歴し、道路を修繕せしめた後ローマに帰った。その帰途ルーキウスは病をえて一六九年に没し、以後マルクス・アウレーリウスは一人で国を治めた。

ゲルマン人との戦は小康をえたにすぎず、やがてさらに多数の北夷がイタリアの中へ侵入しようと企てた。長年の災害のために国庫も窮していたので、新しい軍を編成して敵に立向う必要から、マルクス・アウレーリウスは自分の財宝を競売に付し、もってこれに備えた。こうして用意ができると、マルクスはみずから軍の先頭に立ってダニューブ河畔に遠征し、森林や沼沢の多い、非衛生きわまる地帯に陣営をかまえ、長い月日を戦いの中にすごした。『自省録』の第一章はこのときの陣中手記である。一七五年ようやく敵は降服し、再び平和と秩序が訪れるかに見えたが、このときにあたってマルクスの配下の有力なる将校の一人アウィディウス・カッシウスがその任地シリアにおいて謀叛を起し、マルクスは死んだといいふらし、みずから皇帝と名乗って出た。彼は今の言葉でいえば生粋の軍国主義的愛国者で、マルクスの平和的文化的傾向を大ローマ帝国の将来のために憂えていたのである。アウィディウス・カッシウスの言葉にだまされて彼の味方につこうとした者もいたが、やがて嘘だとわかると、その部下の兵士たちが怒って彼を殺してしまったので事は大事にいたらずに済んだ。この報せを受けるとマルクスは、自分でカッシウスとよく話合って解って貰おうと思っていたのに残念だ、といったという。そして彼の遺族や支持者たちにたいしてはきわめて寛大な処置を取るように計った元老院宛の手紙が残っている。

謀叛を聞いて東部へ出かけて行ったマルクス・アウレーリウスはそのままシリアに赴いたが、

その帰途、行をともにしていた妃ファウスティーナが突然病死した。マルクスの悲しみはひとかたならず、そこに墓を立ててねんごろに弔った。その後一人旅を続け、スミュルナ・エペソスを経てアテーナイに行き、エレウシスの秘儀《ミステーリア》の伝授を受けた。もっともこれは当時の風習になったまでのことで、彼の信念とは関係のないことであったらしい。また当時アテーナイには今でいえば大学に当るような制度があり、修辞学や哲学の講座があったが、マルクスはこれに奨励金を与えたり、新たに四つの哲学の講座——プラトーン学派、アリストテレースの逍遥学派、ストア学派、およびエピクーロス学派——を創設した。

一七六年ローマに凱旋するやマルクス・アウレーリウスは亡き妻を記念する意味で貧しい女子五千人を国費で養育する施設をこしらえたり、皇室に負債ある市民たちに免債の特典を与えたりした。ようやく平和の日が訪れマルクスも好きな学問をする余暇が少しはできたかと思うと、またもや一七八年に全ゲルマン民族がこぞってパンノニアを襲ってきた。マルクスは息子コンモドゥスを伴って現場に馳せ、一七九年には大勝利をえたが、一八〇年シルミウム、また一説にはウィンドボナ（現在のウィーン）において伝染病のために没した。享年五十八歳。死の直前、意識朦朧としていたとき「戦争とはこれほど不幸なことか」とつぶやいていたという。彼はなによりの平和愛好者で、戦争は人間性の不名誉であり不幸であるとしており、よくよくの必要に迫られなければ戦わない方針であったが、一旦戦う段となれば、正当なる防衛のためにはどこまでも勇敢に戦った。不幸にして彼の在位中はほとんど絶えず戦争が続き、ために席の温まる暇もないくらいで、最期も戦塵の中に遂げなくてはならなかった。彼は在位中仁政によって万人の敬愛を一身に集めていたので、死後一世紀の間多くの家では彼を家の守護神《ラレース》の一人として祀っていたという。史家ギボンはアントーニーヌス・ピウスおよびマルクス・アウレーリウス・アントーニーヌスの治世を評して、「二人は四十二年間ローマ帝国をたゆみなき叡智と仁徳とをもって治めた。……彼らの御代こそ大民族の幸福を統治の唯一の目標とせる歴史上唯一の時期であろう(1)」といった。なかんずくマルクス・アウレーリウスの統治には彼独特の思想的背景がにじみ出ていた。正義、博愛、社会連帯感情等が彼のなすことを特徴づけていた。

ただ彼の時代にキリスト教徒の迫害が盛んにおこなわれたことがしばしば問題になるが、これはトラヤーヌスの時代に非合法結社を禁ずる法律が制定されたのをそのまま踏襲したにすぎず、マルクス・アウレーリウスが自らイニシアティヴを取って迫害をした事実はない。むしろこの法律の適用を和げることに努めた形跡がある。またマルクス・アウレーリウスには無制限の権力があったわけでないこと、ローマ帝国の広大な版図の片隅でおこなわれていたことについて一々関知するわけもなく、ましてやこれを監督することもできなかったこと、ただ帝国の安寧秩序を保つためには右の法律を支持せざるをえなかったこと等、ルナンなどのいうところは大体正鵠をえているのであろう。『自省録』の中にはキリスト教徒に言及しているとおぼしき個所がいくつかあるが(I 6, III 1, 6, VII 68, VIII 48, 51, IX 3)マルクスのキリスト教にたいする認識はきわめて皮相で、その本質についてはなんら知るところがなかったように思われる。

二　『自省録』の思想内容について

マルクス・アウレーリウスは早くからストア哲学に傾倒した。彼はこれを主としてかの奴隷エピクテートスの書きものを通して身につけたらしい。そして一度この思想を受け入れるや、終生変ることなくこれを忠実に守り通した。したがって『自省録』に現われた思想は、一言にしていえばストア哲学である。マルクス・アウレーリウスを通して現われたストア哲学とはどんなものか、ごく簡単にその概要を記して見よう。

ストア哲学は紀元前三〇〇年にゼーノーンが創始し、以来マルクスの時代までには四百年以上も伝統が続いており、マルクスはいわばその最後の代表者であるともいえるのである。この哲学はギリシアの地に発祥したが、一旦ローマ帝国に輸入されると、ローマ人の男性的実際的な気質によく合っていたと見えて、この地において大いに栄え、セネカ、エピクテートス、マルクス・アウレーリウス等を生んで、いわゆる後期ストアを形成した。後期ストアの特徴はツェラーのいうように、その思想内容が著しく宗教的色彩を帯びてきた点にある。すなわち「哲学は初期の人びとの場合のごとくなんの欠乏も感じない精神の自由な活動にあらずして、道徳的感情的渇望を満足させる方法」となってきたのである。(2)

ストア哲学は三部分に分かれている。すなわち物理学、論理学、倫理学である。論理学とは思念を統御し、客観的事物をあるがままの姿においてのみ認識することを教え、あらゆる思索に必要な道具であった。また物理学は宇宙とその中における我々の位置を理解する上に必要な事柄を教えた。というのは「自然にかなった生活」というのがストア哲学の基調であり、この自然とは宇宙を支配する理性ないし理法を指すのである。しかし物理学も論理学も倫理学にたいして従属的な位置におかれ、道徳的な生き方を導き出す基礎として必要なかぎりにおいてのみ意義を認められた。これは特にマルクス・アウレーリウスにおいて顕著であって、彼は天体現象を研究したり、三段論法を分析したりすることに時を費さなかったのを感謝している（I 17, 22）。

ストアの倫理は幾つかの信条《ドグマ》――すなわち真理と認められるもの――を基礎として打ちたてられている。この信条に従えば宇宙は一つ、すなわち神も物質も一つである。神、または元始の存在はその形成的能力をもって物質の上に働きかけ、自分自身の中からまず宇宙を創り出し、この宇宙はその後因果律に従って変化を続ける。しかしこれは火によって周期的に破壊され、その残骸の中から再び新しい宇宙が創造される。以上の考は汎神論的であり物質的であるが、しかし他方においてこの神的な力はゼウス、原因《アイティア》（形相因）、宇宙の理性、法律、真理、運命、必然、摂理、等とも呼ばれている。こうした矛盾はマルクス・アウレーリウス自身はっきり意識していなかったように見える。少くとも彼の興味はそういう純粋な形而上学的思惟にはなかった。

ストア哲学によれば、人間は肉体（肉）、霊魂（息《いき》）、および叡智（指導理性《ト・ヘーゲモニコン》）から成る。指導理性は宇宙を支配する理性の一部、すなわち神的なものの分身であって、これが人間の心の中に座を占めるダイモーンであり、人間の人間たる所以のものである。

以上のような信条《ドグマ》から我々の神、人、自己にたいする義務観念がひき出される。すなわち神々にたいする敬虔、人にたいする社会性《コイノーニア》、自己における自律自足である。

神々という言葉をマルクス・アウレーリウスは時には当時の民衆の考えるような目に見える神の意味に用い、時には宇宙を支配する理性の意味に用いた。彼は永生不死の神々の存在を確信し、その神々は人類のために配慮し、人間とともに生き、悪人さえも助けると信ずる。人間は神々に信頼し、これに従い、これに仕え、これに似たものとならなくてはならない。神々もまた宇宙の一部でその制約を受ける。したがって我々が運命に忠実であることによって神々の安寧と繁栄に貢献するのである。

すべて理性を持つ者は同胞であるから、我々人間は一人残らず宇宙国家の市民であって、互いに睦み合うべく創られており、宇宙的な仕事に協力すべくできている（II 1, 4, V 8）。たとえ我々に悪いことをする者があっても、我々はそういう人びとにたいして善意を持ち続け、そのあやまちを正してやるか、それができなければ彼らを耐え忍ばなくてはならない。

すべて生命を有するものの義務はその創られた目的を果すにある。しかるに人間は理性的に創られた。ゆえに人間はその自然《ピシス》に従って、すなわち理性に従って生きれば、自分の創られた目的を果すことが出来る。そのためには絶対に自律自由でなくてはならない。他人にたいしてしかり、また自分の肉体からくる衝動や、事物にたいする自分の誤った観念や意見にたいしてもそうであって、これに囚われてはならない。なかんずく死にたいする恐怖から解放されていなくてはいけない。

ここにおいてストア哲学は、その実践倫理に特有な思想として、我々の自由になることとならぬこととの区別を強調する。我々の自由になることとは我々の精神的機能、わけても意見をこしらえたり、判断をくだしたりする能力である。また徳および悪徳である。これに反し我々の外部にあるものは我々の力でどうにもならない。我々の肉体もその一つである。これ以外のものはすべてどうでもいいこと（ἀδιάφορα《アディアポラ》すなわち善でもなければ悪でもない無差別なこと、あるいはμέσα《メサ》、すなわち徳と悪徳の間の中間物ともいう）である。たとえば健康と疾病、富と貧、名誉と不名誉等である。したがって我々は自分の意志でどうにもならぬことはこれをつぶやかずに忍び、どうでもいいことはこれを求めもせず避けもせず、どうにでもなることすなわち我々の内心の営みのみに本拠をおいてそこに独立と自由と平安を確立すべきである（V 20, VI 32, 41, 45 その他）。

人間の幸福と精神の平安は徳からのみ来る。徳とは宇宙を支配する神的な力、すなわち「宇宙の自然」に服従し、その自然のなすことをすべて喜んで受け入れることにある。また我々の動物性に打克ち、何物にも動かされぬ「不動心《アタラクシア》」に到達することにある。「人生即主観《フボレープシス》」であるから、我々は自分の感覚や知覚からくる印象や、事物にたいする判断や意見をよく吟味せずに無差別に受け入れてはならない。まずこれを正しく定義し、分析することによってその真偽をたしかめなくてはならない。「自分はなにも損害を受けなかったと考えよ。そうすれば君は損害を受けなかったことになる」(VIII 7) とマルクス・アウレーリウスはいう。

しかし人間の力はかぎられており、その道には越え難い障碍物があらわれる。したがって賢い人間は何事を志すにあたっても、かならず「ある制約の下に」*μεθ' ὑπεξαιρέσεως* のみこれを考慮する。すなわち、そのことが到達されうるものであるかぎりにおいてこれを目的とするのであって、到達されえぬものであった場合には、さっぱりとこれを諦め、そのためになんの幻滅も苦痛も覚えず、なんの損害も蒙らない。それのみかかえってこの障碍物を利用して徳を発揮する機会となし、またほかの目的に達するための足場になしうる場合も少くないのである (IV 1, 51, VI 50, XI 37)。

死後の運命についてははっきりした信念はない。そのまま虚無に帰するにしても、他処へ移って或る生存を続けるにしても覚悟はできている、という態度であった。自殺にたいしては、人間が道徳的な存在を続けることができないような場合にかぎってこれを是認する。しかしこれについては特に慎重を要する、というのであった (X 8, その他)。

以上が『自省録』にあらわれた思想のきわめて大まかな要約である。これを通して見れば、マルクス・アウレーリウスはエピクテートスのあまりにも忠実な弟子であって、そこには思想的になんの新しい発展もない。そしてストア哲学の思想というものが現代の我々にとっていかなる魅力を持つかと考えて見ると、そこには自ら或る限度がある。その説くところの物理学も論理学ももはや我々にとってほとんど意味がない。ただその倫理のみがその厳格なる道義観をもって今日もなお崇高な美しさと権威とを保っている。しかしこれもまたある限界を持っている。この教えは不幸や誘惑にたいする抵抗力を養うにはよい。我々の義務を果させる力とはなろう。しかしこれは我々の内に新しい生命を湧き上らせる底のものではない。「われらの生活内容を豊富にし、われらの生活肯定力を充実しまたは旺盛にするものではない。(3)」そういう力の泉となるには、全人格の重心のありかを根底からくつがえし、おきかえるような契機を与えるものが必要である。それはストア哲学にはない。

しかしこのストア思想も、一度マルクスの魂に乗り移ると、なんという魅力と生命とを帯びることであろう。それは彼がこの思想を身をもって生きたからである。生かしたからである。マルクスは書斎人になりたくてたまらなかった。純粋の哲学者として生きるのを諦めるのが彼にとっていかに苦痛であり、戦いであったかは「自省録」の随所にうかがわれる(VIII 1その他)。しかし彼の場合には、彼が皇帝としてなまなましい現実との対決に火花を散らす身であったからこそその思想の力と躍動《エラン》が生まれたのかも知れない。「自省録」は決してお上品な道徳訓で固められたものではなく、時には烈しい怒《いか》りや罵《ののし》りの言葉も深い絶望や自己嫌悪の呻きもある。あくまで人間らしい心情と弱点をそなえた人間が、その感じ易さ、傷つき易さのゆえになお一層切実にたえず新たに「不動心《アタラクシア》」に救いを求めて前進して行く、その姿の赤裸々な、いきいきとした記録がこの「自省録」なのである。

この求道の記録は古来数知れぬ人びとを鞭ち、励ましてきた。その中にはシュライエルマッヘル、メーテルリンク、ルナン、テーヌのごとき人びとを数えることができる。なかんずくメーテルリンクの著書 *“La Sagesse et la Destinée”* の内容がマルクス・アウレーリウスの思想に酷似することを O. Kiefer は指摘しているが、(4) まさにその通りと思われる。

宇宙観、自然観は変ってもこの書は決して古びないであろう。なぜならば「マルクス・アウレーリウスの宗教は……絶対的宗教である。それは一つの高邁なる良心が宇宙の前に面と向って据えおかれたという簡単な事実の結果として生ずるものである。これは或る（特定の）人種や国に属するものではない。いかなる革命も進歩も発見もこれを変えることはできない(5)」からである。

三　『自省録』の構成、文体その他について

マルクス・アウレーリウスは筆を執るのが好きな人であった。彼は青年の頃師フロントーに宛てた書簡の中で、書くことは自分にとって第二の天性になってしまった、といっている。しかしその彼も皇帝という地位にあり、しかもほとんど在位の全期間にわたって席の温まる暇もないくらい従軍していたのであるから、ゆっくりまとまった著述をすることなどできようはずもなかった。したがって彼の書きものとしては、「自省録」を除いてはわずかにフロントー宛の書簡数通と、前述のアウィディウス・カッシウスの事件に関連した晩年の書簡四通およびカッシウスの遺族を寛大に扱うようにとの趣旨の演説の断片にすぎない。後者がたしかにマルクス・アウレーリ

ウスの手に成るものであるかどうかについてはいまだに議論があるが、フロントー宛の手紙は二十五歳頃のマルクスの人となりや勉強や生活を窺うのに良い資料である。

マルクス・アウレーリウスは孤独の人であった。殊に養父アントーニーヌスが逝去してからはその周囲に心を打割って話し合えるような人はいなかったのではないかと思われる。妻ファウスティーナについての忌わしい噂はともかくとして、彼女が良人の高邁な精神を理解しえなかったのは事実のようである。また義弟のルーキウス・ウェールスは凡俗な人間であったし、息子のコンモドゥスは肉体のみ発達して知力も道義心も伴わぬような野性の人であった。こうしてマルクスはその高い地位からいっても、その孤高な精神からいっても、深い孤独へ追いやられざるをえなかった。その孤独と憂愁はたとえば第九章第三節末尾のごとき魂の呻き声にまざまざとうかがわれるのである。その孤独の中で、心のおのずからなる要求から、日々静かな瞑想のひとときを持つ習慣がやしなわれたものと思われる。そのとき彼はみずから省みその日の自分の行動を点検し、ストア哲学の教える信条《ドグマ》を思い起して新たなる力をえたのであろう。こうして苦しみと悩みの多い生活からくる失意と疲労に負けぬだけの耐久力と、新たな戦いへの勇気とを見出したのであろう。彼はいう「自己の内を見よ、内にこそ善の泉がある。君が絶えず掘り下げさえすればその泉は絶えず湧き出るであろう」と（VII 59）。

『自省録』はこういう静かな瞑想のときにぽつりぽつりと記されたものと思われる。書中幾回となく「君」とあるのは自己にたいする呼びかけであって、いわば自己との対話ともいうべきものであろう。その多くはきわめて短い言葉で一日の間考えていたことを要約したものである。時には相当長い論旨が展開されているものもある。以前読んだプラトーンやエウリーピデースの言葉が心に浮んできたのを記したものもある。いずれにしてもそこには人のために書く意識が全然なかった。したがって微塵の衒いもなく、ポーズもないのである。

当時のローマの教養ある社会の風習として、マルクス・アウレーリウスはギリシア語でもラテン語でも文章を書けるような教育を受けていた。その頃ローマ人がギリシア語でものを書くのは決して珍しいことではなかった。しかし皇帝であるマルクス、ローマ人であることにつねに大きな誇りと責任を感じていたマルクスが、自分の心の日記を書くにあたってギリシア語を用いたということは、紀元第一世紀において、ギリシア文化がいかに優位を占めていたかを証明するに足る事実であろう。

マルクスは幼少の頃から修辞学の訓練を充分受けていた。しかし哲学に志すようになってからは文学的虚栄心を斥け、できるだけ飾り気なくものを書こうと努めたらしい。したがって青年の頃フロントーにあてて書いた手紙の文体から見れば『自省録』の文章はきわめて簡素で時にはぶっきら棒でさえある。自分ひとりのために書いたせいでもあろうが、ひとり呑み込みで、全然他人に理解できぬような場合もある。しかしこのごつごつした、無駄のない文章には一種の厳しい美しさがあり、力がある。そして想像力をあれほど排斥するストアの学徒でありながら、感情が白熱してくると、ところどころにすばらしい比喩がひらめいて思想を一つの結晶に凝結させるのである。たとえば賢い人は怒濤の猛けるさなかに泰然とやすらう岩頭のごとしとか（IV 49）、徳は消える瞬間まで燃えている灯であるとか（XII 15）、死は熟したオリーヴの実が感謝しつつ枝から落ちて行くようなものだ（IV 48）等、いつまでも記憶に残る名句がある。上にもいったように、『自省録』の思想内容には独創性がない。しかしその表現にはたしかにある。それは結局マルクスの魂の生地がストアの思想に与える輝きとニュアンスであり、そのニュアンスこそマルクスの魂の姿そのものなのであった。

『自省録』には構成らしい構成がない。全体が十二章に分けられているが、たしかにマルクス・アウレーリウスが分けたものかどうかわかっていない、ただ第一章と第二章の終に執筆の場所の名前が記してあるので、恐らく初めから章に分けられていたものであろうと推察するのみである。内容的に見てもわずかに第一章が序文の役目を果すのみで、あとはほとんど行きあたりばったりに記されて行った感じである。同じ主題がいくつかの断片に連続して扱われている場合もあるが、全然ばらばらの場合のほうがもっと多い。同じ引用句や同じ思想の重複しているものも少なくない。結局これらの断片を統一するものはひとえに著者の終始一貫した心がまえにあるのであろう。その心がまえとはとりもなおさず上にいう徳の灯を絶えず輝かせておこうとする意欲であり、祈りである。

執筆の時代も恐らくきわめてまちまちで第一章や第二章のようにある特定の時と所で一章全部が記された場合はむしろ少ないのではないかと考えられている。第一章はファウスティーナの死以前に書かれたもので遠征先のグラン河畔で記されたとあるから、一六六年から一七六年の間のものであろう。この章は他の章と全然性質が異っていて、全篇神と人にたいする感謝の言葉で終始している。これは前にもいったように書物全体にたいする序文のような位置を占めているが、時代順からいえば恐らく最後に書かれたもので、書かれた気持からいえば、全体にたいするしめくくりのようなものであろうといわれている。第二章はカルヌントゥムという地名が付せられているところから一七〇年から一七四年の間のものと推定される。その他の章においては年代のまちまちな断片が同居しているらしい。しかしその大部分はマルクスの壮年時代ないし晩年に記されたものと考えられている。したがって人生の重荷と孤独と悲哀のまさり行く時代の産物で、マルクスの心がしばしば死の想念に向ったのもうなずけるのである。

　この『自省録』が初めて印刷になったのは一五五八年、チューリッヒの Xylander の手による。この editio princeps は Codex Palatinus と呼ばれる写本にもとづいて作られたが、その写本はその時から失われてしまった。*τὰ εἰς ἑαυτόν* という題はこの版についていたもので、マルクス・アウレーリウス自身がつけたものかどうかはわからないけれども、以後どの版にも踏襲されるようになった。右のほかに唯一の完全な写本として知られているのは十四世紀の Codex Vaticanus で、一七七四年、パリーにおいて de Joly が出した版はこれにもとづいている。この二つの写本はたがいに独立に成立したらしく、相違点も多い。また殊に Vaticanus のほうは非常に誤謬が多く、Palatinus も省略個所や不正確な写しがあって、原典の読みを知るのに大きな困難を来している。その他の写本はみな原著からの抜粋にすぎない。

本訳においては原典の読みに問題のある個所を〔 〕の印で囲み、読者の理解を助ける意味で訳者が挿入した言葉を普通の括弧の印で囲むことにした。

（1） E. Gibbon : *The Decline and Fall of the Roman Empire*, Chap. III.

（2） E. Zeller : *Die Philosophie der Griechen*.

（3） 三谷隆正、幸福論。

（4） O. Kiefer : *Marc-Aurel Selbstbetrachtung*, Einleitung.

（5） E. Renan ; *Marc-Aurèle*.

文献

Ad se ipsum editio princeps. ed. G. Xylander 1558 Zürich. 1568 Basel.

id. ed. M. Casaubon 1643 London. 1680 Oxford.

id. ed. T. Gataker 1652 Cambridge. 1697, 1707 London. 1704 Oxford. 1729 Leipzig. 1744, 1751 Glasgow. 1729 Leipzig.

id ed. I. P. de Joly 1774 Paris.

id. ed. I. M. Schultz 1802 Schleswig. 1821, 1829, 1865, 1870, 1879 Leipzig. 1842 Paris.

id. ed. A. Coraes 1816 Paris.

id. ed. P. Dübner 1840, 1877 Paris.
id. ed. C. L. Porcher (=Capel Lofft) 1863 New York.
id. ed. H. Crossley 1882 London.
id. ed. J. Stich 1882, 1903 Leipzig.
id. ed. J. H. Leopold 1908, 1911 Oxford.
id. ed. H. Schenkl 1913 Leipzig. (Teubner).
id. ed. C. R. Haines 1916 London.
id. ed. A. R. Trannoy 1925 Paris. (Collection des Universités de France).

(『自省録』創元社、一九四九年、のちに岩波文庫、一九五六年)

ジルボーグ『医学的心理学史』訳者あとがき

「ニューヨークで素晴しい書物を発見しました」という凱歌にも似たお便りが突然在米の三浦岱栄教授から航空便で私のところに舞い込んだのは一九五四年の夏であった。ほんやくという仕事とはもう縁を切ったつもりであった私も、つい動かされずにはいられないような熱意にあふれたお便りであった。

それに私は以前文科の勉強をしていた頃から歴史には大いに興味があった。阪大へ来てからも、故堀見太郎教授が将来精神医学の歴史を書く意図を持っておられるとのお話で、その準備のために時々古いフランスの文献などしらべさせられたりしていた。三浦教授がその教授就任演説の中で、歴史的研究の必要を強調しておられるのに強い共感を覚えていたところ、またまた堀見教授の命もあって、一九五三年初めて三浦教授のお教えを受けるために慶応に伺ったのがそもそもの御縁である。

そんなわけで此度のほんやくの話も堀見教授がまっさきに強くすすめられたし、とうとうおひきうけすることになったが、いろいろ妨げがあったため、実際にとりかかったのは翌年の春であった。それから間もなく八月には堀見教授が急逝され、ついにこの訳の完成も見て頂けなかったのはまことに残念である。

原著には巻末に精神病院の歴史に関する章がジョージ・ヘンリー博士の筆で加えられていたが、あまり長くなるので省いた。著者の註は原著では脚註となっていたが、本書では各章の終りにまとめてつけておいた。なお原著者註だけでは日本人の読者に不便ではないかと思われたので、気づいた点は訳者註として別につけたが、これはまだまだ不充分かと思う。機会があればもっと詳しくしたいと考えている。固有名詞は原著では言うまでもなくすべて英語式になっていたが、本訳書では原語の名称の判明する限り原語よみになおした。また病名も、英語名よりはむしろ現在日本の精神医学界で一般に用いられているドイツ語名や場合によってはその病名が最初に提唱された際に用いられた国語に従った。そのため不統一のそしりはまぬがれないかも知れない。

この本の成立に大きな力をかして下さったのは神戸女学院大学勤務の多田澄子さんである。訳稿の清書のみならず、いろいろなしらべものや巻末の索引の作製などひきうけて下さった。その忠実かつ綿密な御助力に対してここに心から感謝をささげたい。

この本の出版については東京医科歯科大学教授島崎敏樹先生に特にお力添えを頂いたことを厚くお礼申上げる。またみすず書房の小尾俊人氏の御厚意や、小泉二郎氏のお骨折りも感謝申上げたいと思う。

（一九五八年五月二十日）

本書第四刷発行を機会に世界科学者人名辞典（World Who's Who in Science from Antiquity to *the Present, Marquis Who's Who*, Chicago, 1968）をしらべてみた。かなり多くのスペースがジルボーグにあてられており、彼が本訳出版の翌年に六八歳で逝去していることが明記されている。その経歴は波瀾に富んでいて、本書にみられる多方面の博識、人間への熱情、一種ドラマチックな現実把握などのよって来たるところを初めてうかがい知る思いがした。ここにそのあらましを記しておく。

生まれ故郷キエフの七年制高等学校を一九一一年に卒業したのち、医学校に進学したのであろう。一九一五年から翌年にかけてロシア軍軍医としてつとめている。ペテルスブルグの精神神経学研究所で学位を得ているのはその直後である。

当時のロシアの社会情勢からみて若きジルボーグに政治的熱情があったことは想像にかたくない。一九一七年、ペトログラードでロシア革命が始まったとき、初めの「二月革命」に参加し、同年に成立した革命政府の初代首相リヴォフ、次のケレンスキー各内閣のもとで労働相の秘書官をつとめている。キエフの日刊紙の編集にもあたったが、一九一八年ドイツ軍がソ連に進駐したため、一九一九年に米国へ渡ることを余儀なくされた、とある。渡米後三年間は講演、ジャーナリズム、演劇関係などで働いたが、医学にもどるため、コロンビア大学医学部にあらためて入学。卒業したのは三十六歳の時であるから、亡命後の彼には人知れぬ苦労があったことと思われる。なお彼は渡米後数年にして米国に帰化している。

卒業後の経歴もかならずしも順調とはみえない。精神病院に五年間つとめたのち、ベルリン精神分析研究所に二年留学、そのあとは米国で精神分析医として開業している。短期間ずつ米国各地の病院、大学、諸委員会に関係しているが、晩年にニューヨーク州立大学医学部の准教授《アソシエイト・プロフェッサー》になったのが最後である。しかし、所属していた学会は多岐にわたり、とりわけ精神医学、精神分析学、科学史、医学史関係のものが多い。アルゼンチンやブラジルの医学史学会にも関係していた。著書のほかにロシア語やドイツ語からの訳書が四冊あり、その二冊までが文学書である。また医学雑誌に多くの論文を寄稿したほか、演劇雑誌にも書いているという。

今回ひさしぶりで本訳書を通読し、ミスプリントや不適当な訳語をできるかぎり直した。またちかごろ古い文献の原文リプリントが現れ始めているので、ジルボーグ自身の誤訳も少し発見した。スペースの許す範囲で手を入れたが、まだまだ不充分であろう。

ジルボーグ以後、現在に至るまで多くの精神医学史があらわれて新事実や新しいみかたを提供してきた。中でもM・フーコーの『狂気の歴史』(一九六一年)は方法論からしてジルボーグをきびしく批判するものだが、ここでその問題をあげつらうのはさしひかえておく。今後書かれる精神医学史が対決すべき事柄であろう。

どのような欠点が発見されようとも、本書にはユニークな生命力ともいうべきものがあり、これまでと同様にこれからも内外で読まれつづけ、引用されつづけることを信じる。精神医療の荒廃がさけばれ、精神医学の研究が停滞しつつある今日の日本で本書の果すべき役割はとくに大きいと思う。

（一九七二年七月二十日）

（ジルボーグ『医学的心理学史』みすず書房、一九五八年、一九七二年）

シモーヌ・ヴェーユの軌跡

「この世は閉ざされた扉である。それは一つの障壁である。しかし、同時に一つの通路でもある。」

（『カイエ』（手帖）第三巻一二一ページ）

とびら

扉をあけて下さい。そうすれば果樹園が見えるでしょう。
月影のやどる冷たい水も飲めるでしょう。
長い道は異邦人を目のかたきにして燃えたち
私たちはあてどもなくさまよいつづけているのです。

花が見たくてなりません。ここではのどが渇いてならないのです。
待ちつつ、悩みつつ、扉の前にたたずむ私たち。
必要なら打ち叩いて扉を破ってしまおう。

押しに押してみても、障壁《かべ》は強すぎます。
むなしくも弱り果て、待ち、ただ眺めるばかり。
いくら眺めても、扉はゆるぎもなく閉ったまま。
みつめながら、私たちは苦悩の涙を流します。
扉はいつも見えているけれど、時の重みに打ちひしがれてしまうのです。

扉はすぐ前にあるのに、意志が何の役に立ちましょう。
希望を捨てて立去るほうがましです。
はいれる筈はないし、見ているのも疲れました……
すると扉が開き、ゆたかな沈黙をあふれ出させたのです。

沈黙はあまりにもゆたかなため、果樹園も花も現われません。
ただ虚空と光にみちた果てしない空間が
とつぜんいちめんにあらわれて心をみたし
ほこりで殆どめしいた眼を洗い浄めたのでした。

右はシモーヌ・ヴェーユが一九三八年、二十九歳の時はじめて「光」に接したときのことを歌った詩と思われるが、執筆は一九四一年から四二年までの間と推定されている。彼女が『カイエ』(手帖)に記したことばと照し合せてみると、この「扉」の意味はだいたいわかるが、それにしてもあまりにも抽象的な詩ではある。しかし、ここで歌われている苦悩と歓喜は、異常ともいえる密度と迫力をそなえた内容をもって、彼女の短い求道の一生を埋めつくしている。彼女のたどった足あとを簡単に記してみたい。

ヴェーユは一九〇九年にパリで生れた。父はユダヤ系のフランス人医師であった。兄がひとりいて、のちに有名な数学者となっている。物心ともにゆたかなこの家庭には、あたたかな雰囲気がみなぎっていた。シモーヌの両親に対する愛情とこまやかな思いやりは、彼女が三十四歳、死ぬ前にロンドンで彼らに書いた手紙に痛々しいまでにあらわれている。その時、彼女は最低の健康と生活状況にあったのだが、親に心配をかけまいとして、明るくユーモラスな調子で書き、一切を秘めてひとり死んで行ったのであった。

幼い時から病弱で、学校も欠席がちであったが、とくに彼女を一生苦しめた烈しい頭痛は十二歳の頃から現われている。「中枢神経系の中心の周囲にある痛み」と彼女はこれを呼んでいるが、この痛みはほとんど止むことがなかったらしい。

作家カミュはシモーヌ・ヴェーユの「愛への狂気」と「真理への狂気」について語ったが、このどちらの傾向もきわめて早くからはっきりとうかがえる。第一次世界大戦が始ったとき、彼女は五歳だったが、前線の兵士に慰問の手紙を書き、また慰問品を送るために自分は一切砂糖を口にしようとしなかったという。冬は貧しい子どもと同じ状態にいたいとの願いから、靴下をはかなかったとも伝えられている。知的にも早熟で、六歳の時から詩を書き始め、優秀な学業成績をおさめた。やがて哲学につよくひかれ、高等中学校では哲学者ル・センヌやアランに師事。彼女の抜群な思索能力をみとめたアランの文章が残っている。十五、六歳で古典語および哲学の大学入学資格検定試験《バカロレア》に合格。十六歳からソルボンヌ大学で学ぶ。

この頃から労働者の問題に真剣にとりくみ革命的組合主義（サンディカリスム）に参加し、労働者に無報酬で講義をしたりしている。十九歳でフランスの最高学府である高等師範学校に入学。マルクシスムに興味を持ちはじめ、『資本論』の研究に没頭するとともに多くの文章を発表し、また実際活動にも加わる。二十二歳のとき、ロマン・ロランやサルトルとともに知識人の徴兵反対声明書に署名する。

卒業後、大学教授資格試験に合格し、いくつかの女子高等中学校の哲学教授としてつとめた。しかし、どこの学校でも型やぶりの教師で、一切なりふりかまわず、ひたすら教育の理想を追った。何よりも生徒に自分のあたまでものを考えさせようとして、教科課程を無視した独特の教授法を行なったので、生徒たちからは慕われたが、教育委員会からはにらまれたという。その上、あいかわらず労働者たちとことを共にし、一緒に市長のところへ陳情に行ったり、多くの烈しい文章を公表したりしたため、教育委員会から戒告処分を受けたり、一時警察に逮捕されもした。

ヴェーユのマルクス主義研究は、ついにマルクスの思想の限界にぶつかることで終った。彼女のマルクス主義批判は『抑圧と自由』という本にまとめられているが、これが出版されたときカミュは次のようにこれを絶賛した。

「西欧においてマルクス以後、政治的、社会的思想でこれ以上透徹し、これ以上予言的なものが生み出されたことはなかった」

ヴェーユのマルクス主義批判にはいろいろな側面があるが、最も激しく衝いている点の一つは、この思想が結局人間を越えるものへの憧憬をみたすものを持たず、そのくせプロレタリアートを偶像化し、これを未来の理想社会の担い手としてあがめる一種の宗教になっている、ということであった。

この批判もまた机上の空論ではない。ヴェーユがみずから労働者になってみて、労働者であることとはどういうことか、その苦しみと不幸とをみずから味わい、たしかめてみた上のことである。わずか前後十ヵ月ではあったが、二十五歳のとき、ヴェーユは電機工場や自動車工場に女工としてやとわれて働き、何度か辞めたり再就職したりしている。病弱なため、いくたびか過労で倒れたし、生まれつき不器用であったため、毎日のノルマを果すのが大へん苦しかったらしい。この惨たんたる体験は、『工場日記』や『労働の条件』という著書のなかでくわしく記され、思索されている。この経験をとおして彼女が到達した考えは、労働とはプロレタリアートに限らず、すべての人間に課せられた根源的な不幸であり、悲惨であるという見かたであった。この不幸と悲惨の本質を明らかにするには、ただ経済学によるだけでなく、形而上学的にも考えて行かなくてはならない、という立場に次第に傾いて行った。

二十七歳の春には一時農業にも従事してみるが、スペイン戦争がおこり、ヴェーユは正義感から義勇兵として参加する。ところが彼女の不器用さがたたって、前線で負傷し、スイスへ静養に行く。その後一時教職に戻るが、烈しい頭痛のため休職する。二十九歳のとき、ある修道院で復活祭の前後十日間をすごし、極度の頭痛のうちに特殊な宗教的体験をする。初めにかかげた詩はそれを歌ったのであろうが、一九四二年五月十二日に彼女が友人ブスケにあてて書いた手紙にも、この時のことが記してある。

「これらすべて（注、工場での経験を指す）の間、神ということばすら、私のあたまのなかに全然ありませんでした。神が私の心に場所を占めるようになったのは三年半以来のことです。烈しい肉体的苦痛の瞬間に……何の準備もなく――というのは神秘家たちの文章を読んだこともありませんでしたから――人間の存在よりももっと人格的な、もっとたしかなもっと現実的な存在を感じたのです。それは眼や想像力には訴えませんが、愛する人の最もやさしいほほえみを通してあらわれる愛にも似たものです。その時以来、神とキリストの名前はますますあらがいがたく私の思いの中にはいってきました。

その時まで私の唯一の信仰はストア哲学の「運命への愛」でした。マルクス・アウレリウスが理解したのと同様のものです。私はいつもこれを忠実に実践していました」

この体験を契機としてヴェーユはすべての人間に内在する限界にめざめ、実質的にはキリスト教信仰にはいったといえそうである。しかし、ここにも多くの苦悩や懐疑が待ちうけていた。その根本的な原因はやはり彼女の二つの「狂気」にあったと思われる。「真理への狂気」は彼女に、あくまでも知的探究者としての誠実を貫くことを一つの使命感として要求した。宗教の世界に立ちむかうとき、人間の知性が多くの疑問にぶつかるのは当然であろう。それらが別の次元に属することを彼女はよく承知していた。しかし、「教会の敷居」に立ちながら、なおさいごまで「社会的現実としての教会」の外にとどまる必要を感じ、そのことで悩みながらも、ついに受洗しなかった。友人シューマンへの手紙にこの間の消息がくわしく語られている。それを読むと彼女がカトリック教会と意見を異にしたのは、一修道士に提出した彼女の「質問書」にみられる次の五点がおもであったらしいことがわかる。

一　自分はキリスト教の主要な教義、秘跡を信じてはいるが、歴史観が異る。

二　旧約聖書にあらわれたイスラエル人よりも、むしろ異教徒のほうがすぐれていると思う。

三　キリスト出現以前にも、世界の諸宗教、諸哲学を通してロゴスがあらわれたと考える。

四　イスラエル人に残虐行為をさせたのは神である、と考えるのは大きなあやまりだと思う。

五　真の神の認識は、キリスト教国よりも古代や異教国家に伝えられたものの中にみられる。

以上のうち二、三、五などの点は、シモーヌがギリシャ哲学、ことにプラトンを熱愛し、またエジプト、中国、インドなどの古代宗教を熱心に研究していたところからもうなずける。キリスト教の枠を越えて普遍的なものを求めつづけた彼女の苦闘は、カトリック教国に生まれているだけにかえって烈しかったのかも知れない。いずれにせよ、世界史的視野に立って宗教や思想を考えなくてはならない現代において、彼女の真摯な思索と問題提起は貴重なものに思われる。

「愛への狂気」もさいごまで彼女を苛みつづけた。第二次世界大戦中、ニューヨークに亡命していた彼女は、ナチスに対するフランスの抵抗運動（レジスタンス）に献身させてくれ、と友人シューマンに再三哀願の手紙をかく。

「地球にひろがっている不幸は、私にたえずつきまとい、私をうちのめします。私みずから多くの危険と苦悩にあずからない限り、これから解放されることはないでしょう。——このような性格を持っているのは不幸なことです。——しかし、これはただ性格の問題でなく、使命の問題だと思うのです」

その後ヴェーユはロンドンへ渡るが、祖国フランスの同胞の窮乏生活を思い、自分もそれを共にしたいとの考えから、暖房もとらず食事もほとんどとらなかった。フランス解放のために何か使命をさずけて欲しい、と在ロンドン自由フランス政府にたのみこみ、解放後のフランス再建のために青写真をつくれ、との命をうける。これは彼女に大きな使命感を与えたらしく、以後この仕事に熱中する。それまでたえずものを書いていたとはいえ、まとまった著書らしいものに専念できたのはこの時が生まれて初めてであったといえる。しかも彼女の最後の著作なのであるから、この『根をもつこと』一編こそ、彼女のすべての学識と経験を結晶させたものといってさしつかえないであろう。未完ではあるが、現代文明の直面する多くの問題に対して具体的・独創的な提案がいくつもみられ、ヴェーユが戦後の世界状況をすでにするどく予見していたことがわかる。

ヴェーユの考えでは、人間はだれしも自分のおかれた環境に自然なかたちで、知的に、霊的に根をおろし、その環境に参加したい欲求をもっている。「根こぎ」されてしまわないためには、たとえば労働者の労働条件は改善されなくてはならない。労働中に退屈したり疲れたりしてしまわないためには、ただ物理的・時間的条件などを考慮するだけでなく、そこで生産される物の価値や意義や目的全体について労働者に知識を与えなくてはいけない。また学生たちは教育の一環として、すすんでかなり長い期間を、労働者たちと共に働くべきである。彼らと労苦を共にすることによってインテリと労働者の間に理解と敬意が生まれ、農村や工場の人々の劣等感や人口減少を防ぐことができる。キリストも労働者であったのだから、労働というものに本来的な尊厳がある。したがって社会主義的でもなく資本主義的でもない労働者の真のありかたというものを探求すべきである。大企業は廃止されるがよい。集団悪や国家的エゴイズムも排除すべきである。

われわれが価値ある文明に到達するのを妨げている理由は主として次の四つによる。

㈠ 偉大さとは何か、についてのあやまった考え、㈡ 正義の感情の衰退、㈢ 金銭に対する偶像崇拝、㈣ 宗教的霊感の欠如

偉大さについていえば、現代人は科学技術に対して無思慮な崇拝をささげている。ギリシャ人

たちは人類の生活を転覆させるほどの科学的発見をすでに成しとげていたが、それにもかかわらず人類の福祉を考えて、あえてすべてを公表せず、ある種の発見は秘密にしておいた。現代の科学者も善と悪に対して無関心であってはいけない。何よりも必要なのは人間の魂の研究である。人間に関する科学には、超自然という概念が科学的なものとして導入されるべきである。またいうまでもなく信仰と知性の境界線は明確にしなくてはいけない。

以上は『根をもつこと』からいくつかの斬新なトピックをひろいあげたにすぎない。邦訳されているので、直接読んで考えていただきたいと思う。いかなる思想にも批判の余地はあろうが、ヴェーユの場合、彼女の考えはすべて彼女がその生涯をかけて「みずから生きた思想」である。これは動かすことのできない重みであると思う。

これを完全に書きあげないうちに病が重くなり、一九四三年八月、三十四歳の時英国ケントのサナトリウムで死亡した。死因は飢餓および肺結核であったという。生前、一冊の本も出さなかったが、多くの雑誌への寄稿文、日記、メモ、手紙、詩など、一九四九年以来フランスで続々とまとめられ、数巻の本として刊行されてきた。(2) 多くの国のことばに訳され、わが国では著作集や研究書が出て注目を惹いている。外の世界から内なる世界へと沈潜していった彼女は、いま、内側から世界の人びとに働きかけているにちがいない。

（1） Weil, S.: *Poemes*, Gallimard, 1968. その他同社発行の諸著作。

（2）　ヴェーユの主な散文は邦訳され、『シモーヌ・ヴェーユ著作集』全五巻として春秋社から発行されている。また野口啓祐訳『愛と死のパンセ』（南窓社）には、『重力と恩寵』というヴェーユの著書のすぐれた訳とともに、ヴェーユの生涯と思想についての入念な解説が記されている。

（神戸女学院新聞　一九七〇年十月、『著作集5　旅の手帖より』一九八一年に所収）

新渡戸稲造の人格形成

新渡戸稲造（一八六二―一九三三年）は近代日本の生んだ世界的スケールの偉大な人物である。しかし彼が何をなしとげた人か、ということを一口で言いあらわすことはむつかしい。北海道の開拓事業や台湾の製糖事業の基礎づくりをした功労者。一高校長、東大・京大教授、東京女子大学学長などをつとめた学者・教育者。国際連盟事務局事務次長などとして活躍した国際人。日本語、英語、ドイツ語で『全集』[1]十六巻にものぼるぼう大な著述を残した思想家。――その活動はおどろくほど多岐にわたり、彼の親友内村鑑三が終始キリスト教伝道者として生きたのとくらべると、いちじるしい対照をなしている。

新渡戸が好んで述べたことばに「Doing（行為業績）よりもBeing（人格形成）のほうが大切だ」という意味のことがあるが、この括弧内の訳語も新渡戸自身のものである（例えば全集第五巻、二二ページ）。新渡戸の外的な業績もめざましかったにちがいないが、後世への影響という点からみれば、彼がその人格によって多くの内外人を魅了し、敬服させたことの中に、最大の功績をみとめずにはいられない。彼が感化を与えた人びとは有名無名をとわず、今なお日本を動かす力の一部となっているのである。

もしも新渡戸という人格の形成こそ、彼の最大の業績であったとするならば、あのような稀有な人格がどのようにして形成されたかを、少しつっこんで精神医学的に考察してみる必要を感じる。ただ賛美するだけでは、この人格形成にひそむ苦悩と苦闘をみのがしてしまうであろう。

もっとも新渡戸が「躁うつ病」を持っていたのではないかという疑問を最初に投げかけたのは作家の石上玄一郎氏である。氏は全集の月報第二号から毎号「新渡戸稲造抄伝」を書き、その第六回に「博士の患った神経症とは、おそらく「躁うつ病」ではなかったかと想像する」と記している。

簡単にいってしまえば、たしかに新渡戸を若い頃から悩ましたものはうつ病、または大ていうつ病にみられるように、軽い躁病期を伴ううつ病であったといえそうである。しかし昨今の世界のうつ病研究の状況からいっても、この病気を単なる内因性精神病として、いわば宿命的・機械的に、ある家系の遺伝負荷をもった人間にふりかかってくる周期的な精神障害として片づけてしまうことはできない。遺伝的素質と性格の上に、多くの場合、社会的・心理的要因が加わって初めて発病に至ることが多いことが判明してきている。

メリー夫人も記しているように、新渡戸は一生の間、丹念に日記をつけた人であったが、それは一切公表されないことになっている。したがって彼の長い一生の内面生活をそのまま知ることはむつかしいが、さいきん松隈俊子氏が出された『新渡戸稲造』(2)という伝記には、新渡戸の幼少期の諸資料が多く発表されている。また新渡戸が後年発表した多くの著述には、自伝的な部分がかなりみられる。これらを資料として新渡戸の人格がどのように形成されたかを、とくに幼少期、青年期に焦点をあてて探ってみたい。

新渡戸は岩手県盛岡の出身で、先祖は代々南部藩の重臣であった。曾祖父維民はすぐれた儒者・軍学者であったが、築城の件で藩主にさからい、下北半島の川内に移され、一家は窮乏し、祖父伝は行商などして妻子を養うほどであった。しかし伝も学識あり、不屈の精神の持主で、後に一大開拓事業を志し、不毛の地であった十和田湖一帯の疎水工事に成功し、その功績は明治天皇の耳にまで達した。

精神医学的に問題になりうる人物は新渡戸稲造の父十次郎である。彼もまた学と才に富み、衆望もあり、父伝の仕事によく協力したが、その性質は奔放で、種々の奇行が伝えられている。詳細は省くとして、ともかく彼は「専断に出づるの罪」をもって藩から謹慎を命ぜられた。ところがそれにもめげず、下北半島の基部に運河をつくろうという野望を抱き、領内の生絹を安く買いあげ、フランスと交易してその財源をつくろうとした。この「奇想天外な」計画が藩の人びとに誤解され、「十次郎ついに乱心せり」ということになって、家禄を没収され、十次郎は暗い一室に閉居して悶々の日を送り、慶応三年、四十八歳で急死した。その時稲造は満四歳、上に三人の姉、二人の兄がいた。石上氏は「一説には自殺したのだとも言われる」と記しているが、新渡戸夫人メリーは英文『幼時の思い出』のあとがきに次のように記している。「彼（十次郎）の心を苦しめた病を医師たちが何と呼ぶにせよ、ともかく、それがbroken heartであったことはたしかである。」

十次郎は衆望があったとはいえ、一方では他人の思惑をかえりみない放胆な人物で、創意と自発性にみち、メリー夫人のいうrestless energyの持主であったため、たえず人を驚かすような行動をやらかしたらしい。いわゆる発揚性性格（シュナイダー）と考えられよう。

こうしてみると、新渡戸の先祖は知られている限り抜群の才能とエネルギーの所有者で、そのためにかえって時勢にあわず、困苦に陥ったことが多かった。「私はもっと苦しまなくては先祖に対して申訳ない」と夫は時どき語って私を悲しませた、と夫人は記している。

新渡戸はその円満で寛容な慈悲ぶかい人柄によって、日本および外国の多くの人びとの敬愛を一身にあつめた。しかし、このような人格は一朝一夕にして出来上がったものではない。新渡戸自身がだれよりも自己を知っていた。この自己を知ることの深さが新渡戸の人格形成にもっとも大きな意味をもっていたと思われるので、以下しばらく彼自身の自己描写を拾いあげてみる。

「僕は生来短気で、気に障ると忽ち怒気を発し易かった。どうかして之を矯正したく思い、毎夜就寝する前に……一日の結果を考査し、之を表にしていたことがある。これは僕が十七、八歳の頃のことで……」（八巻、五七ページ）

「僕は生来……根性が曲って生れた為に一人前の人間になるには普通の人よりも一層多く骨折

った。その中、最も努力したことは人の欠点を見ぬことである。僕は幼年時代より人に逢うときは、一見してその欠点を発見した。この性質があったから、大概の人をみては癪に障り……自分が自分の癪に障った。……之が矯正に気づいたのは僕が十六歳の時であった」（八巻、二六三ページ）

幼少のころ腕白で兄や友人をなぐった話も多いが、その半面気弱で「小胆」であったことも『自警』などに出てくる。対人的敏感さは時に対人恐怖症のかたちをとったらしい。「僕は十九、二十歳頃までは人の前に出ると何という理由もなく恥ずかしくて堪えられなかった」（八巻、一三九ページ）。この理由を自分では「僕は幼少の時家に在っても外に出ても、容貌の醜さを笑われたため」と説明している。後年の立派な風貌を思うとき、考えさせられるものがある。

また新渡戸には常に完全癖があった。「僕は何事をしても終了したあとで、俺は今少しよく出来る筈だがナと思わぬことはない」（七巻、六四〇ページ）。この不全感は、成熟してからは「潜伏せる余裕」について独特な宗教的なみかたの素地となったが、若いころの彼にとっては苦しみの種であったろう。

「僕も若い時この予定計画を立てて行うたことがある。正月の元旦に一ヵ年の予定を考え、日記に今年の何月何日には何をする……と記しておいたことがある」（七巻、三八五ページ）

「日記を毎日つけること、通信は何日間に必ず返事をすること、何々の書物は毎日必ず読むこと、等々幾箇条も規則をつくり、それが実行されないときには自分で自分を責めて奮発する」

また自分が感情的な性質であるという告白は枚挙にいとまのないほど多く、だれの目にも新渡戸が情にもろい人であったことは明らかであった。これは対人的敏感さともつながっていて、いかにそれを克服したかは、『幼時の思い出』にもくわしい。

（七巻、三九九ページ）

以上を要するに、きちょうめんで敏感な「執着性性格」ないし「強迫性格」にちかいものといってさしつかえなかろう。その半面、人なつこさ、やさしさ、ユーモアや機知にとんでいる、といった純粋に「循環性性格」も多分にうかがえる。体型は肥まん型とはいえないにせよ、決して細長型ではなかった。以上はうつ病者に典型的なものと考えられている。

このような素質と性格の人間が、幼少の頃から社会的にも家庭的にも多くのストレスにさらされたのであるから、やや異常に早くうつ状態の波におそわれたのも当然かも知れない。社会的にいえば新渡戸がものごころついたころには日本は明治の新時代を迎え、西洋文明の影響のもとにすべての価値体系、すべての風俗習慣が急激に変りつつあるときであった。家庭では父が稲造四歳の時に死亡し、母は六人の子をかかえ奮闘していた。末子である新渡戸はこの母を一生の間深く思慕し、母との関係が彼の性格や思想に及ぼした影響はきわめて大きいと思われる。彼は八歳の時母と別れ、東京の叔父の養子となるが、十年会わずにくらした間に母から来た手紙をたいせつに保存し、これを巻紙にこしらえて、母の命日にはひとりしずかにこれを読む習慣が一生あったという。十年ぶりで母のもとへ帰るために北海道から旅したとき、わずか三日ちがいで母の死目に会えなかった。この無念さは一生尾を引いているようにみえる。これほどの「母親っ子」にとって、しかし、母の存在が苦しみの種にもなったことも、見のがしてはならないであろう。

「人にも男まさりと呼ばれた母」について新渡戸はいう。

「母の膝下にありしとき、また去って後も、書面によって教訓を垂れる時も、母は何時も偉い人になれ、天下に名を響かすような人物になれ、祖父や父の名を汚さないような人になれ、と常に励ましてくれたのである。この教訓は如何に我輩の小さい心を励ますと共に悩ましたものであろうか。子供ながら偉い人になるには、辛いことも辛抱しなくてはならない。遊びたい時も勉強しなくてはならない。苦しい時にも我慢しなくてはならない。いやなことも忍ばなくてはならないというような心持はたしかに養われた。いかにしたなら、功名手柄を遂げ得るものであろうか。これが心を悩ます種となった」（十巻、四五三ページ）

このため、人生の目標は名をあげるにあり、と思いこんでいた時期があった、というようなことばは、あちこちに散見する。この価値観を転覆するには精神的な苦悩と革命を要したことであろう。そればかりではない。彼は幼い頃から「やさしさに飢えていた」と『思い出』に記しているが、ストイックな抑制で自然な愛情をおさえていたと思われる未亡人の母のもとにあるときから、この飢えは必ずしもみたされなかったかも知れないし、まして八歳の時に彼を養子として貰いうけた叔父太田時敏も、この母とまったく同様に「家名をあげよ」という教育方針を貫き、淋しさのため「私が熱い涙で枕をぬらしていることもちっとも知らなかった」という（『思い出』）。

その上、叔父が間もなく最初の妻を喪い、後妻が激情的で猜疑心の強い女性であったため、新渡戸と夭折したその兄とは深い心の傷を受けたことが物語られている。このような状況を考えれば新渡戸の少年時代の思い出が次のようなものであったこともうなずける。

「我輩は少年時代に心に深く淋しさを感じてその満足を得んがために、宗教に心を寄せた。十三、四歳の少年のことと て……ついに一種のメランコリーに陥った。我輩のこの経験は啻に宗教的実在に関るばかりでなく、人事に対しても稍々同じことであった。……人のすることが一より十まで虚偽ではあるまいかと見做すようになった」（十巻、三一二ページ）

「大体私の生家では……祖父は唯物論者、父は懐疑主義者、母の信仰といえば先祖の祀りだけであった。」この時、ある神官が神社での説教に招んでくれたのが「精神的沙漠におけるオアシスの感があった」という。しかし「私の魂にはしばしば何ともいわれぬ索漠たる孤独感が襲うのである。内にも外にも空虚な感じで、救いを得られそうな物なら藁をも摑みたい心境にあった。」

この十四歳の頃、東京外語学校にはいり、英語の教科書を通じてキリスト教的なものに初めて接し、次第にこれに惹かれるようになる。十六歳の時、札幌農学校にはいり、内村鑑三らとともに学び、有名なクラーク先生の感化のもとにキリスト教の信仰にはいる。十八歳の八月の日記には「父の光を見たり」という見神体験とおぼしいものが記されており、同年十一月には正式に教会にはいっている。

ところが本格的なうつ状態は、この直後あたりから烈しく、長く起ったらしい。

「かえりみれば十八、九歳の頃より十年間ばかり煩悶に煩悶を重ねて、人生を悉く否定せんばかりに陥った」（十巻、三五九ページ）

「我輩は十七、八歳の頃、非常な憂うつに陥った。これよりさき明治十年初めて札幌農学校に行った頃は満十五歳で、至って活潑な性質であった。ベースボールではピッチャーの地位まで進み、戸外のスポーツでは年々五、六の賞品を貰っていた。従って友人からはアクチーヴとい う綽名がつけられた。然るに如何なる理由であったか……とにかく無暗に読書好きとなり、一種の憂うつを感ずるようになり、それが友人の間にも知れ渡り、今回はモンク（寺坊主）という綽名を受けた位であった。何となく心の底に一種の不安を感じ、所謂ストレッスで何かを得んとする気持になった。……生来の活動的な素質が段々に薄らぎ、子供の頃には野心勃々たりしものが、今はむしろ世から退きたい心地になって、ただその日をうつうつと暮らすおそれがあった」（一巻、一八三ページ）

このうつ状態の始った時期が『人生読本』では十八、九歳、『東西相触れて』では十七、八歳となっているが、この両著とも高齢になってから書かれたもので、要するに同じ時期を指しているのであろう。また十三、四歳の時の「一種のメランコリー」のあとで「アクチーヴ」の時代があったのがわかるが、十三、四歳の時のをうつ状態の初回、「アクチーヴ」を軽躁状態、十八歳頃のを第二回のうつ状態とみるべきか、それとも、十八歳頃のを初めての発病とみるべきかは、資料不十分で断定しにくい。また、思い出話の通り、「十八、九歳の頃より約十年間ばかり」もうつ状態が連続したとは、少々信じにくい。というのはこの十年間に、種々活躍していることは、年譜によっても明らかだからである。伝記では「眼病」から神経衰弱になった、とされているが、この眼病とは三叉神経（第一枝）痛であったらしく、生涯を通じて消長をみせており、むしろ精神身体医学的なものではなかったか、と思われるふしがある。

うつ状態は十九歳の時、母の死という出来事によってさらに悪化したが、同じ年にカーライルの『サーター・リサータス』を入手して光明を得ている。周知の通り、カーライル自身が分裂病的色彩をおびたうつ状態をこの著書の中にいきいきと描き出しており、その描写に新渡戸が非常な共感と励ましを得、またカーライルが「永遠の否定」から「永遠の肯定」へ移ったことを書いているのが新渡戸に大きな力を与えたのである。新渡戸は一生を通じて何十回もカーライルを愛読し、これを講義した記録も著書となっている。こうして新渡戸のうつ状態は起伏を描きながら二十三歳頃までには、だいたい軽快しているようにみえるから、四、五年の病相といってよさそうである。三十五歳からあらわれたうつ状態もほぼ同じ長さである。

十八歳頃からのうつ状態こそ、エリック・エリクソンのいうidentity crisisと考えられよう。エリクソンの考えでは、人生の八段階のうち、十三歳から十八歳頃までの時期に人間は自己の価値観、人生観を形成し、社会における自己の立場と役割を自覚する。これがうまく行かないと精神病理現象が起りうることを、エリクソンはルーテル研究でみごとに浮きぼりにした。

「家名をあげる」ことを最高の価値として教育された新渡戸という人間の中には、敏感な感受性と、病弱な兄に対してみせたような愛情深い性質と、愛への飢えが相克していた。新しい価値基準がどうしても必要であった。それをキリスト教とカーライルが示してくれたのであろうが、その結果、彼は自己をみつめ、修養につとめることになった。「私はわれわれ（注、日本民族）が絶えず自己統制の必要をみとめたのは、われわれがあまりにも昂奮しやすく、敏感であることそのことのゆえだと信じる」と彼は名著『武士道』で述べているが、それはそのまま彼自身にあてはまると思う。こうして新渡戸はいわば修養の専門家になる。それはおどろくばかりにきちょうめんな、組織的な、綿密な努力であった。このことは彼の著書を読めばうたがいもない。

しかし彼の中には、いかなる自力も太刀《たち》うちできない感情的な不安定さが宿っていたことを、自ら身にしみて知っていたろう。それが彼を他力信仰へと追いやってやまなかったと思われる。その反面、社会人として自己の価値観に忠実に生きようとすれば、自己制御の手綱をゆるめるわけには行かない。したがって彼の内面生活は生涯を通して他力と自力の交錯するものであったと思われる。少なくともそういう印象を彼の書きものはよびおこす。

その後の病相については簡単に記すにとどめよう。一八八五年、三十四歳のとき、異常といえるほどの社会的活躍のあとで重いうつ状態があらわれ、ベルツその他の医師の診察で全快までには早くとも三年、おそければ七、八年かかると言われ、辞職し、転地療養している。その時の抑うつ、不満、いらだち、あせり等の症状はうつ病によく見られる典型的なもので、全集第七巻三一七ページ以降にありのまま記されている。この時のことを新渡戸は自ら「大病」と呼んでいるし、のちに台湾総督府技師に任ぜられたときも、条件として「自分には神経衰弱の持病があるから昼食後一時間は午睡の時間を与えてくれ」と言っている。こういう病識があり、自ら生活のしかたに注意していたためであろうか、その後のうつ状態は、比較的軽く済んでいるようである。しかし軽いものまで入れると、一生の間、六年ないし十年の間隔をおいて病相が起っているといえそうである。

新渡戸稲造の業績は、その種類の多様さ、量と質の点で並外れている。これはあるいは軽躁状態がプラスに働いたためもあるかも知れない。

しかし、外面的な業績よりもはるかに意味があったのは、彼の人格的影響力であったと思われる。あの慈愛あふれる、おおらかな人格は、おのれの弱さを知ることの深さと、これを矯正しようとする努力の大きさに比例して築き上げられたものであろう。しかもなお、どうすることもできない不安定な弱さを自覚していた。そのことへの絶望の深さに比例して、ひとすじに他力への信仰を一生貫いたのであろう。彼はよく人生の悲哀や淋しさについて語り、かつ書いた。まさに悲しみを知る人であったからこそ、他人への思いやりも深かったのであろう。

うつ病者は必ずしもすべて利他的な存在であるとは限らないことは周知のところである。しかしこうした偉大な Homo religious もありうることを精神医学はみのがしてはならないと思う。

付記　新渡戸稲造先生は私の両親の実質的仲人で、私の実家では祖父的存在であった。そのあかしででもあるかのように、手もとに先生からいただいた『武士道』の仏訳版[3]がある。扉には「前田みゑ子さんいつか之を読んで下さい。而して悪い所を監ほして下さい。昭和二、十二月、廿日　新渡戸」と記してある。

右の文章はこうした個人的なつながりを全くつきはなして、精神医学的立場から書いたものだが、幼い頃、先生に抱かれて、頰をつねられた温かい思い出は今もあざやかである。

（1）『新渡戸稲造全集』全十六巻、教文館、一九六九―一九七〇年。
（2）松隈俊子著『新渡戸稲造』みすず書房、一九六九年。
（3）Nitobé, I.: *Le Bushido, L'âme du Japon*, traduit par Jacob, M., Payot, Paris, 1927.

（「からだの科学」一九七一年一月、『著作集6　存在の重み』一九八一年に所収）

ヴァジニア・ウルフの病誌素描

この論文は一九六五年にスイスの精神医学誌コンフィニアに英文で発表したもので、著者が自ら訳した。著者はこの邦訳を収めた論文集『精神医学と人間』(一九七八)のまえがきに次のように述べている。

「原文と比べると二、三あとから加えた部分が入っていることをお許し願いたい。ウルフ氏から、これからまだ資料がたくさん出る予定であることを伺って、この予報的論文をもとに本を書くことを現在まで延ばしてきたのである。同じ理由でアメリカから出版したいという話もおさえてきた。それに躁うつ病の研究それ自体も近年ぐんと進歩しつつあるので、書きあらためるべき箇所が多い」

この邦訳を原文と比べると、「ウルフの伝記」の項がほとんど全面的に書き改められていること、その他の項に二、三の短い追加と削除がみとめられる。邦訳の「ウルフの伝記」の項は一九七〇年前後の時点で書き改めたという内容になっている。

ヴァジニア・ウルフの作家としての名声は、彼女が一九四一年に亡くなってから、多少の起伏はあったが、プルーストやジョイスと並んで、小説における新しい次元、いわゆる意識の流れ(12)を探究した開拓者として最も重きをなしている者の一人であることは今や一般にみとめられているようである。彼女の小説に対する非難は主としてA・D・ムーディ[25]が「実証哲学的攻撃」と呼んでいるものから成るらしい。つまり彼女の小説の審美主義、主観主義、あるいはsolipsism（唯我論）が槍玉にあがっているわけである。ムーディその他はこの見解に対して多少とも納得のいくように反駁した。

しかし、本論はヴァジニア・ウルフの文学的意義を再検討しようとするものではなく、精神医学的視点から彼女の人格、病、業績を研究しようとするものである。この視点からの研究は、われわれの知るかぎり、まだ一度も行なわれていないようである。

ヴァジニア・ウルフが生涯にわたって再発する精神病をわずらっていたことは、今やはっきりとみとめられている。この病気は彼女の自殺の原因となったのであるが、彼女の夫がアウラAuraと呼んだ或る神秘的な、とらえどころのないものが彼女の人格と仕事から発散していること[42]と相まって、読者に何か悲劇的な、恐ろしい、ふつうでない印象を与えるようである。ランゲ＝アイヒバウム[22]は天才についての社会学的な理論を打ち出したが、天才としてのウルフの名声を説明するのに、この理論を応用することは容易であろう。同じくクレッチマー[21]の生物学的理論をひきあいに出すこともたやすい。なぜならこれを支持する資料は充分あるからである。

天才と狂気という問題については多くの論議[27,29,37]が行なわれて来たが、われわれはここでこれについて何か一般論を打ち立てようとしているわけではない。またウルフを単に精神医学的または心理学的なカテゴリーに分類しようとしているわけでもない。というのは、ひとりひとりの人間は、とくに強い個性をそなえている場合にそうであるが、全くユニークな現象であるし、今日みとめられている精神医学的分類は、医学の進歩に伴なって将来変って行く可能性が充分あると思われるからである。従って、われわれとしてはヴァジニア・ウルフと呼ばれる現象を、なるべく先入観なしに眺め、彼女自身の内的世界や彼女のErlebnisweise（体験様式）(16)や彼女の病をふくむ全存在に感情移入し、これを理解しようとするほうが安全と思われる。このような方針によって、なぜ彼女があのように生き、かつ書いたかを少しでも理解し、また精神医学者たちに、興味ある研究症例を提供することができればと願う。従ってわれわれの目標は病跡を書くというよりはシュペリがAnthropographie(38)（人間誌）またはStrukturanalyse(39)（構造分析）と呼んだもののほうに近い。しかし、ここで与えられているスペースの関係上、詳細は述べられないので、将来行なう予定の研究の輪郭だけを記すこととする。

資　料

ウルフの小説は、処女作を除いては死後発表のものをふくめすべてホガース・プレス(43)から出版された。全作品は小説十一冊、伝記二冊、諸新聞所載の評論等八冊で、後者の中には書簡集一冊と日記からの抄録一冊がある。一九五七年にB・J・カークパトリック(18)がウルフの詳しい書誌を発表した。これにふくまれていないのは一九五八年に出版されたエッセー集一冊だけである。

『ある作家の日記』という題の日記はウルフが一九一五年から死の数日前まで記していたぼう

大な日記から彼女の夫君が抄録したものである。われわれの目的からいうと、この日記にはいくつかの難点がある。第一に、その内容は主として彼女の文学作品に関係のある事柄であって、夫君がその序文に述べているように「作品とは関係のない多くのこと」を除外している点である。第二点は彼女みずから述べているように、この日記を書いたのは主として憂うつな気分のとき、気ばらしに書いたということである。しかし以上の限界を念頭に置くかぎり、この日記は最良の資料の一つであるから、スペースの許す限りこの日記から引用したい。そのさいには、ただ年月日を括弧に入れて示すつもりである。

ウルフの夫君レナド・ウルフ氏は彼自身知名な作家かつ評論家であるが、彼が自叙伝の第三巻[42]を一九六三年に著したとき、われわれにとって大きな新事実がもたらされた。この本の大部分はヴァジニアとの結婚及び彼女の病について述べており、この本によって彼女の病気が彼らの結婚生活において大きな役割を占めたことがわかる。レナド・ウルフは客観的観察能力と共感的洞察力の持主で、これによって初めて彼の妻の病気がどんな性質のものであったかが明らかにされたと言える。[15]彼の著述が現れるまでは、ウルフの病についての論議はすべて単なる当て推量の域を脱しなかった。

ウルフ及びその身内の者の写真や彼女の筆跡のコピーは特にM・ナタンの本[31]に数多く載せられている。上述の夫君の著書にも貴重なものが追加されている。

詳しいウルフ伝がA・ピペット[33]によって書かれた。この伝記にはウルフが友人ヴィタ・サックヴィル＝ウェストに宛てて書いた手紙からの多数の引用があって、新しい資料を提供してくれる。ウルフについての思い出は知人たちによって種々な本や刊行物に書かれた。例えば「ホライゾン」誌の一九四一年五月号がそれである。彼女の父レズリー・スティヴン卿とその家族についての記録は種々な本や記事に載っている。(1,23,36) その一つが『イギリス人名辞典』である。

社会的及び文学的背景

ウルフが生きた時代は英国において後期ヴィクトリア朝から第二次世界大戦に至る社会的激変の時代であった。しかし彼女自身の生活状況はかなり保護された、特権的なものであったと言えよう。有名な思想家、評論家、編集者、登山家の娘として、彼女は「知的貴族階級(1)」に属する家庭に生まれ、一生を中産階級の上層で送った。人生及び人びとについての彼女の経験に限界があるとすれば、それはこのことによると考えられる。

その上、ウルフの背景に独特な色彩を与えたのは、彼女がいわゆるブルームズベリ・グループに属していたという事実である。このグループの青年たちはウルフの兄の友人で、ほとんどみなケンブリッジ卒の人たちだったが、のちにそれぞれ各分野で名を挙げることになる秀れた人びとであった。彼らは哲学者G・E・ムアの弟子で、この人の著『倫理学原理』の思想に従っていた。彼らの理想はギリシャの遺産に忠実であることであって、「愛と美と真理のみを、非実際的なやりかたで追い求める(25)」ことを目ざしていた。ウルフは日記の中でこのグループの影響を時とともに脱したとみずから記しているが、彼女の審美主義、批判能力及び文学と絵画に関する広い知識が、若い時このグループと交わったことによって大いに育てられたことは否定できないと思われる。

またフロイトやユングの心理学、ベルグソンの哲学、及びジョイスやプルーストの作品の影響についても多くのことが論議されてきた。これについてここで詳しく述べることはできないが、ドラットル(9)が述べているように、これらの思想や傾向が当時一般に広まっていたことはたしかである。従ってウルフがジョイスやプルーストを敬意と競争心のまざった気持で読んだこともたしかに事実としてわれわれも知っている。しかし、当然のことながら、ウルフの内なる何物かがあってこそ、これらの影響に対して受容的になり、これを吸収して自分のものとしたのである。

家庭的背景

ウルフの家系は父系も母系も曾祖父母の代までかなりはっきりしている。ここで目立つ点だけを述べよう。スティヴン家は知的に優秀な家系であったが、この中に少なくとも一例の精神病があった。ウルフの父の兄の息子、つまりウルフの従兄にあたるジェイムズ・ケネス・スティヴンは並外れて優秀な、才気あふれる青年であったが、一八八〇年代の終りのほうで「思いもつかない行動をとるようになり、荒々しい陽気さから深い絶望までの両極間をめまぐるしく往来した。あまりに奇妙な行動をとったために彼の所属していたクラブから追放され、のちに精神病院に入れられ、一八九二年にそこで死亡した。(33)」時にウルフは十歳であった。彼が書いた詩集は遺っているが、その精神病については躁病的な点しかわかっていない。ウルフも時どき躁病的になったから、両者の精神病の症状にいくぶん似たところがあったと言えそうである。

ウルフの父、レズリー・スティヴン卿の人となりは上記の資料からだけでなく、ウルフが日記、小説やエッセーで父を描写しているところからもわかる。この父の性格は過敏、易怒、頑固で、根からの内向的な人物であった。この「ごつごつした」気質にもかかわらず温かみは持っていたようで、少数の人にしかわからない人格的魅力の持主だったように見える。彼はおどろくばかりに仕事に熱中し、また登山に対して夢中であったが、アンナン(1)はこれを劣等感に対する過代償と見ている。何に対する劣等感かというと、レズリーは頑健な兄にくらべて生まれつき弱い体質で内気な性質だったのである。彼は前後二度結婚したが、どちらの妻の死後も異常に深く、長きにわたる抑うつ状態に陥ったという。

ウルフとその父の関係は複雑である。彼女は主として家庭で父によって教育されたため、彼にとって一種の愛玩物でもあった。これは彼によって支配されることをも意味した。日記に記しているところによると、彼女が作家として活動できるようになったのは父の死後初めてのことであったという。攻撃的なフェミニズム、作家は androgynous（男女両性具有の）ものだという彼女の説、そして彼女の小説に情熱的な要素がほとんど欠けていることなどは、父のきびしい教育への反応として一部は理解できるが、ここで詳述はできない。

ウルフの母ジューリアは父の二度目の妻であり、ジューリアも一度結婚したことのあるひとであった。ジューリアはフランスの貴族の子孫で、ウルフによれば彼女の母の一族はみな「きわめて軽薄で芸術を好み社交的」であったという。これは父系一族と対照的である。ジューリア・スティヴンの肖像を見ると、彼女はウルフによく似た美人であったことがわかる。しかし顔の輪郭はウルフよりもっと柔かく、丸味を帯びている。このひとは典型的にSyntonic（同調的）な性格であったようで、温かみと常識に満ちていたから、連れ子をふくめて八人の子どもたちのために居心地のよい家庭をつくることができた。ウルフが一三歳のとき母が亡くなったときの深い喪失感は彼女の生涯と作品を通してひびきわたっているし、精神病のさいに母を幻覚に見るというかたちをさえとっている。

容貌

L・ウルフによるとウルフが「自然のままに写っている写真は極めて少ない」という。そのわけは「他人から見られることに対してほとんど病的な恐怖を持っていた。ましてや写真で撮影されることを恐れていた。」(42)しかし、彼女がすらりと背が高く、いくぶん冷めたいタイプの美しさを持ったうりざね顔であったことは明らかである。額は大きく、鼻は長くすじが通っていた。大部分の写真で眼は大きく深くおちくぼんでおり、夢見心地な、もの思わしげな、悲しい表情をしている。ほほえみはめったに見られない。いくつかの写真では、長い腕と足をもてあましているような、いくぶんぎごちない恰好をして腰かけている。これは彼女の内気さのあらわれ、あるいは彼女が「私の angularities かどかどしさ」と呼んでいるものの現れと考えてみてもよい。

しかし写真で判断する場合には限界のあることを忘れてはならない。ウルフを直接に知った人びとはみな、ウルフが平生陽気で才気あふれ、笑いと機智で輝くばかりの人であったと証言している。また、彼女の顔の表情はおどろくばかりにめまぐるしく変化したという。

彼女の行動のうちとくに目立つ特徴を夫君が記している。たとえば、彼女のよそおいかたはあまりにも独特だったので、街ゆく人びとの笑いをさそい、人はみなまじまじと彼女を見つめるほどであったという。また「彼女が街中を少し足をひきずるように歩き」、「何かほかのことを考えているかのように」、「夢想にふけって歩く様子には、何か奇妙で人の心を乱すようなものがあった」とも彼は記している。[42]

彼女の筆跡はかなり不規則で少し角ばっており、速さと活力と妥協を許さない個性を感じさせる。

上記のところからみると、ウルフの体型はやせ型[20]を示しているが、この体型の人にふつう見られる要素とはまたちがったものも加わっている、と結論しないわけにいかない。

ウルフの伝記

ウルフの伝記はさいきん彼女の甥クゥエンティン・ベルによって詳しく調べられつつある。従って今まで知られていたことは大幅に修正されることになろう。ことに幼少期の彼女と彼女をとりまく家庭の状況は今までほとんど知られていないことであった。しかし、これこそ彼女の人となりを形成する上で大きな力を持ったにちがいないから、まずここに注目しなければならないが、この研究をするにはベルの本の出版を待たねばならない。ただ、彼女の幼少期が決して幸福にみちあふれたものとは言えないことだけ一言いっておこう。それは単に十三歳の時に母を喪ったことによるだけではない。恐らくウルフの性生活に一生の間或る歪みを与えたと思われる事実の一つは、幼少の頃から二十歳をすぎるまで、同じ屋根の下に住む異父兄の一人から性的ないたずらを受けつづけたこと（ベルによる）ではないかと考えられる。またウルフの父は特異な性格の持主でウルフを溺愛するとともに一家の暴君でもあった。ウルフは経済的に困ったこともなく、知的にもゆたかな環境に育ったとはいえ、過敏な感受性を持つゆえに、決してらくな幼少期を過ごしたとは言えないことが実証されている。

一八八二年一月にウルフがロンドンの高級住宅街ハイド・パーク・ゲイトに生まれたとき、父は初婚で儲けた一人の子どもを母は未亡人で前夫との間に生まれた三人の子どもを連れていたから、父母の間に新しく生まれた四人の子どもを加える大家族となった。ウルフはこの四人のうちの第三子である。

ウルフが二十二歳のとき父は亡くなり、上記四人の兄弟姉妹は、両親の家よりももっと庶民的なブルームズベリ地区に転居し、ここにウルフの兄トゥビィの友人たちが集い、有名なブルームズベリ・グループが生まれた。この集いに加わったウルフとその姉ヴァネッサが青年たちから多くの影響をうけたことは言うまでもない。

ウルフが本格的にものを書き出したのは二十三歳の時であるが、すでに九歳のころから家庭で文筆活動を行なっていたことは甥の伝記で克明に裏づけられているという。彼女は三十歳で結婚したが、それまでにもその後にもかなりの程度の同性愛的傾向がみとめられる。これは彼女の生きかたや書きものを考える上で重要な事柄の一つであろう。

ウルフの結婚の相手レナド・ウルフは、亡き兄トゥビィの友人で、ケンブリッジ大学を卒業後七年間セイロンへ英国の植民行政の役人として行き、帰省したばかりの時婚約した。ヴァジニアがすでに十三歳のとき精神病を患ったことは知らなかったが、婚約後すぐ病が現れたので、生涯にわたって妻の精神的健康の保護者となり、妻の精神を「最も熱心に」研究した。病中の症状は英語またはセイロン語の暗号で注意深くメモをとったのが遺っている。精神科医たちの忠言により二人は子どもを持つことを断念し、それぞれ書きものに精出し、またしばしば外国旅行を楽しんだ。ウルフの病相の一つのあとで、なかば作業療法のような意味で始めたのが今日まで続いている出版社ホガース・プレスである。

ウルフの文名があがるに従って二人の経済状態はよくなって行ったが、やがて第二次世界大戦ぼっ発とともに夫妻のロンドン市内にある二軒の住居は空襲で破壊され二人はロンドンの南西部ロッドメル村にあるマンクス・ハウスという別荘に疎開した。ウルフはそこで何回目かの抑うつ状態に陥り、庭先を流れるウーズ川に投身自殺をとげたのである。時に年齢五十九歳。ちなみに夫君はユダヤ人であったから、もしナチ軍が英国に上陸するならば、事前に心中しようと夫妻は計画していた。英国の戦況最悪の時である。

人となり

ウルフがけんらんたる力づよい知能を持っていたことは、とくに彼女の評論によく現れている。しかし評論においてさえ、支配的な要素は感受性の鋭さ、独創的な知覚、情緒の烈しさであって、夫君が述べているように、こうした要素ゆえに彼女のゆたかな想像力が「天がけるような」印象をひとに与えるのだと思われる。

夫君の叙述をさらに引用すると、会話しているときウルフは陽気でユーモアに満ち、その場にふさわしい受け答えをしているのだが、突如として次のようなことが起こる場合があるという。すなわち「彼女はとつぜん大地を飛び立ち、或る事件、場所または人物について何か幻想的、夢想的、あるいはほとんど抒情的な描写を行なうのが常であった」という。これを彼は「創造力と想像力の泉」とよび、「この泉が妻の心に湧き出て彼女自身および聴衆を別の世界へと連れて行った」と記している。(42)

彼女に強い攻撃性と易怒性があったことは自分自身でもみとめている。たとえば自分について「彼女はかみつく！」と記しているのがその一例である（一九二一年八月十八日）。この攻撃性が自分自身に向けられるとき、強い罪障感と自責の念が生じたが、建設的に用いられるときにはめざましい成果をあげるのが日記の随所に見られる。たとえば今自分は furiously（烈しく）、ferociously（猛烈に）、または fiercely（激しく）読み、または書いている、といかにも彼女らしく書いているところがそれである。

彼女には仕事に対する強い完全癖があって、そのため小説や書評さえも五回も六回も書き直した。フローベールを思わせるやりかたである。そのため一つの小説を完成するのに何年もかかった。夫や姉に依存的である反面、極度に独立的な精神を持っていたので、自分に敗けることも他人に敗けることも嫌ったことが日記のあちこちに見られる。以上の性格特徴はクレッチマーの「類てんかん性気質」やミンコフスカの glischroïdie（粘着性）や下田の「執着性」性格を思わせるが、同時に他の性格要素も見いだされるので、ことはそう簡単ではない。

ヴァジニア・ウルフは生まれつきの作家であった。幼時から物語を書き始め、書いている時は周囲の出来事に全く無関心であったという。作家であることは、少なくとも彼女の場合には、たえずある距離をもって自己、他人及び物事を観察していることを意味し、外界に直接かかわり合うことができないということを意味した。そのため、人間関係において多少ともアウトサイダーとなり、内気で、自意識過剰になり、少数の親しい人々を除いては、他人とくつろぐことができなかった。

アウトサイダーとしてのこの立場を彼女は日記の中で度々みとめているが、この立場は彼女の生活状況によって一層つよめられた。知的貴族階級とも言うべきものの中に生まれたこと、就学しなかったこと、かなりの晩婚、子どものないこと、そして何よりも彼女の病気。この病気については後に詳述するつもりであるが、創造者について、及び女性と天才という問題についてのボイテンディクの考え[6]に従うならば、少なくともウルフはその精神構造、生活状況及び病気によって、天才的作品を生み出すべき条件に恵まれていたと言える。

　ウルフにおいては、情緒は最も深い落胆から最高の昂揚までの範囲にわたっており、後者は恍惚にさえ至った。彼女の抑うつは絶望、孤独感、離人感、人格分裂、ニヒリズムまたは「足場の喪失」の形をとることがあった。これについては彼女の日記や手紙に多くの例がある。「……人生は……まるで深淵の上にかけられた小さな舗道の一片のようだ。下をのぞくと、くらくらと目まいがする……」(一九二〇年十月二十五日)。軽躁状態と呼びうるものも、数は少ないが日記に見あたる。それはあそび半分の気分昂揚や興奮した満足感のかたちをとることが多い。こうした気分は状況が誘因となることもあるが、何らこれという原因もなしに現れることがあった。「ついでに記すと、さいきん数日間、私はものすごくうれしい。どうしてそうなのかちっともわからないけど」(一九二六年九月五日)。神秘的な恍惚感を彼女は「山の頂きにいるような瞬間」と呼んでいるが、こうした瞬間は「発作的に」(一九三八年十一月十六日)現れ、しかも意味深いことに、絶望の瞬間のあと(一九四〇年一月二十六日)に訪れるのであった。

　彼女の日記を通して、こうした情緒が速かに交錯するのを見ていると、いつ、どの方角から吹いてくるかわからない風に応じて起伏する波にもてあそばれがちなひとりの人間を見る思いがする。このことこそウルフが人間として、また作家として直面しなければならなかった心理的基本構造であったと思われる。こうした自分の性質を自ら洞察し、この性質に対して建設的に対処しようと努力した点こそ、ひとりの人格としての、彼女の最もきわだった特徴であるとわれわれは考える。

精神病

しかし、彼女は自分の中に、最も対処困難なものを持っていた。つまり彼女の精神病である。結婚してからの三〇年間、夫妻は当時の英国における最もすぐれた精神科医や神経科医に診察してもらっている。たとえばG・サヴェッジ卿、M・グレーグ卿、T・B・ハイスロップ、H・ヘッド、M・ライト等である。レナド・ウルフによると、これらの医師はすべてウルフの病気を「神経衰弱」と診断したという。この診断は、精神医学の歴史からみて、一つのeuphemism（遠まわしな言い方）としか考えられない。医師たちが患者又は患者の近親者に向かって話すときに、こうした遠まわしな言い方はよく用いられるものである。

L・ウルフによれば[42]妻が「まちがいなく狂気のしるし」を示した主な病相が四回あったという。その症状は「烈しい情緒的動揺、多くの知的な前提が突然変ること、外界の事象を承認したり受け入れたりする事への拒絶」であった。四回のうち第一回は幼少時代としてあり、正確な年代は記されていない。第二回は一八九五年に母を喪ったあとに起った大きな病相で、この時彼女は十三歳であって、庭で鳥がギリシャ語で歌うのを聞いたと言い、のちに窓からとびおりて自殺しようとした。第三回の大きな病相は一九一三年夏から一九一五年冬までで、この間、一九一四年夏から一九一五年一月までは正常であった。病相の初めのほうでは症状は抑うつ的で、罪障感、かん黙、絶望と拒食を伴なった。この時ふたたび自殺を試みてヴェロナールを多量に服んだ。あとの病相のほうでは、何日間もつづけて、わけのわからないことをしゃべり、現実との接触をうしない、医師も看護婦も自分に対して陰謀を企てていると信じ、看護婦たちに対して暴行を行ない、幻聴をきいた。最後の第四回の病相は一九四〇年に始まり、自殺に終った。

これ以外にも多くの小病相があったことをわれわれは知っている。それらは予防措置をとることによって発病の初期でくいとめることができたものである。ウルフが心身のストレスに会うと必ず出現した「危険信号」は後頭部に感じられる特有な頭痛、不眠及び「考えが走って行く傾向」であった。こういう症状が現れたとき、すぐ暗い部屋に臥床させ、牛乳をたくさん飲ませ、食事をとらせれば、一週間か十日のうちに恢復するのが常であった、と夫君は記している。完全な病相はみな同じ経過を辿った。すなわち初めは抑うつ段階で次が躁の段階である。従ってL・ウルフはこの病を躁うつ病と呼んでいる。診断の問題はあとにまわすことにしよう。

中間期においては完全に正常だったろうか。夫君によれば、病んでいる時は常に病識を失ったが、中間期はこれをとり戻した。しかし彼の印象では「心の奥底では決して完全に正常のことはなかった」なぜならば「彼女の精神の表面に狂気の悪夢や妄想の痕跡または反響が浮かびあがってくるのが常であった」からだという。さらに彼はわれわれに警告としていう。「もちろんこれは最も敏感でこみ入った精神の極めて複雑な反応をざっと記したにすぎない。」

ウルフの作品

ウルフの作品、とくに彼女の小説は一つ一つ彼女の心の世界と彼女の経験のしかたの現れとして徹底的に研究されるべきである。それをわれわれはここで行なうことはできないが、この目的にかなう多くの批判的研究がすでに行なわれていることを指摘することはできる。(2 3 5 7 8 9 11 25 31) たとえばウルフの文体やシンタックスが分析され、彼女が好んで用いる水や波のイメージやシンボル、「見る」という動詞が多いこと、「写真の眼」的なものの書きかた、(31) 時間というものを非連続的な流れとして体験すること、注意がほとんどつねに内面的な心の状態に向けられていること、生や死、時間と永遠などという形而上的なテーマに没頭していること、人格の断片化、自己の消滅、イメージがあとからあとから積みかさなって、時には支離滅裂に至る論理の欠如等が研究されている。

精神病理学の立場からとくに興味あるのは『ダロウェイ夫人』、『波』、及び『オーランド』である。とは言っても他のすべての小説もこの点で興味がないというわけではない。ここでは『ダロウェイ夫人』の一つの重要な側面のみをとりあげることにしよう。それはウルフの病気を理解する助けになると思われるからである。この作品に登場する狂人の青年セプティマス・ウォレン・スミスはついに自殺するが、彼を描写する章の中にはおどろくほど多くの「精神分裂病的」症状があまりにも生まなましく描かれているので、これはウルフ自身の経験をそのまま書きうつしたものとしか信じられない。そしてまさに彼女の日記には次のように書かれているのである。「私はできるかぎり事実に即して書いているのに気がつく」(一九二三年十月十五日)。この事実とはウルフ自身の体験でしかありえないではないか。少なくともウルフ自身が示した症状のいくつかはセプティマス・スミスのものとして描かれているということの実証がある。自分の経験した病的意識をまざまざと思い出し、これを描くことに強い苦しみを表現しているのもふしぎではない。

ウルフの述べるところによるとセプティマスは「クラリッサの分身 (double)」であるという。しかし、クラリッサ・ダロウェイは一見幸福な社交婦人であり、セプティマスは実際に彼女に会ったことはない。いったい、セプティマスとクラリッサ・ダロウェイの関係は何であろうか。このセプティマスという人物を創り出した意味は何であったろうか。いろいろな解釈が行なわれてきた。しかし、ウルフの病について知ったわれわれとしては思う。ウルフは自分があまりにもよく知っていた事柄をセプティマスを通して示そうとしていたのだ、と。つまり、人間の精神、従って人生の下に横たわる混沌と深淵の世界を示そうとしたのである。この世界にもそれ自体の美と真実とパトス pathos があることを示していることに注意せねばならない。セプティマスの苦悩と自殺を描く章の中に烈しい苦悶が感じられるが、その中に響いているのは一種の憤懣の情である。精神科医をも含めて世間の人びとが、浅い視野しかもたず、人間の精神にひそむ深い、悲劇的な現実を見ることができないで、人生をうかうかと自己満足して過して行くことに対する憤りである。ところがウルフはこうした現実に対して苦痛をもって意識しないわけにはいかなかった。そういう代価を払って初めて彼女は創作し得たのである。

病気と人格と作品の関係

ウルフは健康なときには明らかに自分の病気について完全に自覚していた。日記の中で彼女はしばしば自分の「奇妙な、むつかしい神経系」について言及しているし、一九二六年の夏には約一週間つづいた「完全な神経衰弱のひながた」を分析さえしている。この病識を持つゆえに、いつでも精神病の発症におびやかされて生きていると意識したにちがいない。人間は自分の未来をどう見るかによって現在における生きかたが密接に影響されるものである。従ってウルフのこの意識は根ぶかい不安定感、不安の念を生み出したにちがいない。彼女が「深淵の上に張られた舗道の断片」の上に生きているように感じたことがしばしばあったのもごく当然なことでしかない。

病の発症を予防する方法の一つは、ものを書くことである、と彼女は心得ていた。書くことの精神療法的作用を実証する箇所は、じじつ、日記の中に多い。「私は自分を安定させるために書く」（一九三〇年二月十六日）「創造力がたちまち全宇宙に秩序をもたらすとは全く奇妙なことだ」（一九三四年七月二十七日）。書くよろこびを表現している箇所も数多い。（書くことは）「私の知る最大の喜悦だ」
しかし、彼女にとって書くことは両刃の剣であった。「書くことは努力だ。書くことは絶望だ……言いようもない烈しい苦しみを感じる」(一九三三年五月三十一日)。じっさい、書くことは「最大の慰めであり、苦悩」でもあったから、しばしば一つの作品の終りに精神的な崩壊をもたらした。作品が発表されると、これに対する批評が行なわれるものだが、彼女は批評に対して過敏だったので、これが彼女の「苦悶」を倍加したのである。[42]
しかし、病は彼女の創造性に対してプラスの価値を持っていた。夫君の述べるところによれば、「ヴァジニアの天才は精神的不安定と狂気として現れるものと密接に結びついていたと確信する。彼女の小説における創造的想像力、会話において「地を離れて天がける」能力と精神病の時の多弁な妄想とは彼女の精神の中の同じ場所から発生したものと思う。」さらに一九三一年二月七日のウルフの日記から引用していう。「ここには天才と狂気との確かな描写がある。両者を分かつ思考がいかにしばしば紙一重のものであるかをこれは示している。[42]」彼がここで言及しているのは日記の次の部分である。「……(『波』の)さいごの十ページをよろめきながら書いている時、あまりにも熱烈な、陶酔の瞬間を味わったので、ただ自分の声のあとを追ってよろよろしながら歩いているようだった。あるいは(狂っていた時のように)だれか話している人のあとをついているようだった。私の前を飛び行く声を思い出して、ほとんど恐ろしかった」
抑うつ状態がくると「まるで一本の指が脳の中のアイデアの流れをせきとめるかのように」書

きものに支障を来たすと自らしばしば述べながらも、自分の病の有用性をみとめている。「そしてあのふしぎな人生の中間期は――今までいくたびもあったが――ひとを肥沃にする時だ――ホガースにおける私の狂気を考えてみよ――それから沢山の短い病気――たとえば『燈台へ』を書く前の病気。今六週間床に就けば『蛾』（すなわち『波』）は傑作になるのだが」（一九二九年九月十日）。「あのいくつもの病気は私の場合――一部神秘的なものだと信じる。私の精神の中に何かが起こり、いろいろな印象を記録しつづけるのを拒む。自らを閉ざしてさなぎになってしまう。私は全く鈍感になって横たわり、しばしば鋭い身体的苦痛がこれに伴なう。――そのうちに突然何かがはじき出る……いろいろなアイデアが私の中に奔流する。しかし、しばしば自分の精神やペンを統制する間もないうちにこのことが起こるのだが」（一九三〇年二月十六日）

以上を見てくると、ウルフの病は発症の時にはマイナスの方向に働くが、恢復期においては彼女の精神に新しいエネルギーとイメージやアイデアの奔流をもたらす効果があったことがわかる。なおこの上さらにプラスの意味があったことを次に考察しよう。

考　察

診断の問題は本論において最も主要ではないが、さりとてこれを避けるわけにはいかない。父系の従兄にウルフに似た精神病があったこと、ウルフの体型及び性格特徴、病相時の諸症状等すべてを考慮に入れると、われわれは一つのジレンマに直面する。病の経過とその一般的構造はまちがいなくこれが躁うつ病であることを示す。しかしウルフの人格と病の中に精神分裂病質的及び精神分裂病的な要素があるのを見逃がすことはできない。とくに彼女の存在全体から発散するPraecoxgefühl[28,40]（分裂病くささ）は無視不可能である。とりわけ彼女が「ガラスばりの部屋」にひとり暮していると執拗に感じ、他人と真のコミュニケーションを得ることができないと感じつづけていることは見逃がせないのである。これは彼女の日記にしばしば表現されていることである。

もし事実に忠実であろうとするならば、ここには「循環的」な要素と精神分裂病的な要素の双方があることをみとめなければならない。つまりこの病は「非定型性精神病」または schizo-affective psychosis（分裂‐情動精神病）のグループに属すると考えられる。クレペリンは内因性精神病を早発性痴呆（のちに精神分裂病）と躁うつ病に二大別したが、この分類を保って行こうとするならば、ウルフの病はこの二つの極の間の移行形と考えてみることができる。これは、シュナイダー[34]、ブロイラー[4]またはパウルアイコフ[32]のみかたであろう。ガウプ[10]、ミンコフスキー[26]、ウイルシュ[41]その他はウルフの病を「混合性精神病」の一例と見るだろう。シュレーダーのいう「変質性精神病」[35,19,24]のように新しい第三のカテゴリーを作ろうとする人びとは、恐らくこれをその一例と考えるであろう。

しかし、精神分裂病的要素と「循環的」要素は必ずしも互いに排除し合うものではないとわれわれは考える。この点ウイルシュ[41]と同感である。とくにヴァジニア・ウルフのような複雑な人間においては、こう考えられるのである。「循環的」要素はおそらく心理構造の中の「生命的感情」

のレベルだけに影響を及ぼし、精神分裂病的要素のほうは人格全体に浸透するものと考えられる。（これに関連して思い合わされるのは、彼女が病んでいない時でさえも「精神の奥深いところでは決して完全に正気ではなかった」という夫君の印象である。）[30] われわれはまた村上の次の考えかたにも興味がある。すなわち、「非定型性」精神病は急性かつ可逆的な人格崩壊の現れであって、その症状は崩壊の程度と速度によって決定されるという考えである。崩壊の程度と速度が大きくない時には、症状は躁うつの段階にとどまるが、崩壊が急速で深い時には精神分裂病的または夢幻的症状が現れることになる。ウルフの病相が不全性にとどまったときは、症状は抑うつ的段階にとどまったが、このことはこの点に関連して興味ふかい事実である。

何らかの推論を試みることが許されるならばウルフの場合「循環的」要素は精神活動の活力と速度及び執筆活動に対してプラスにもマイナスにも影響を与えたと考えられる。一方、精神分裂病的要素は質的に特殊な精神的経験を与え、これが他人とは全く異なった内的世界を構築し、彼女の作品をつくりあげる素材を提供したのだと思われるのである。こう考えてみるとヤスパースの「創造性は病気にもかかわらず現れたのか、それとも病気ゆえに現れたのか」という問いに対する答は、この場合、だいたいにおいて後者に傾いているようである。[13, 14]

しかし、われわれのもっと大きな関心は、ウルフの生存様式を探究することにある。彼女の場合、内的世界と外的世界の関係は、大多数の人とくらべると逆になる傾向があったことは明白である。「私は何と自分の想像力に埋没して暮していることだろう！」と彼女は日記の中で感嘆している（一九二四年九月七日）。彼女にとっては内的世界のほうがもっと現実性をおびていたからである。「孤独と沈黙によって人の住む世界から追われるとき、真の世界の歌う歌……の感じをとらえることができたら」（一九二九年十月十一日）。こういう次第であってみれば、彼女の作品に現実性が欠けているなどと、だれが批判することができるだろうか。究極的な現実というものは、彼女が時空を超えて宇宙との合体を経験するときに彼女に体験されたのだが、これについては、ここで詳述することはできない。しかし、彼女の日記はこれを十二分に証明している。

人間の精神とは「自己の世界に直面するものであり、自己にさえ直面するものである」とカーン[17]は言ったが、もしそうならば、ヴァジニア・ウルフの精神は勇気ある精神であったと言わねばならない。なぜなら彼女は自らをあざむくことなく、孤独と苦しみの中で、自己の内的世界のもろもろのふしぎな事実を驚きの眼で直視し、できるかぎりこれらの事実を理解しようとつとめ、これらの素材に芸術作品としての表現を与えようとしたからである。彼女の心理学的構造、病気、及び生活状況を考えてみると、これだけが彼女のとりうる積極的行為であったことがわかる。また自己と自己の世界の崩壊を避けようとするならば、これのみが唯一の選択可能な道であったこともわかってくる。書きものの中で絶えず自己固有の世界を統合し、創造すること――これがひとりの人格として存在するために可能な唯一の生きかたであり、同時にこれが彼女の悲劇でもあったわけである。

要約

ヴァジニア・ウルフの人格、周期的精神病及び作品を大体において人間学的な視点から描いた。研究の素材、ウルフの生きた時代の社会的・文学的・家庭的背景を簡単に述べたのち、ウルフの体型と顔の表情、伝記、人となり、病気、業績に触れ、最後の三項目間の関係を考察した。病気は「循環性」の要素と分裂病性の要素の双方を示し、いわゆる「非定型性」精神病に属しているように考えられる。この二つの要素が彼女の作品にとってどういう役割を持ったか、ということについて推論した結果、ウルフの場合には、精神病は大体において創造性にとってプラスの意味を持ったと結論した。最後に、ひとりの人格としての統合を保つためには、ウルフの場合、彼女の生きかたが唯一の可能なものであったのではないか、との考えを述べた。

文献

（1）Annan, N.: *Leslie Stephen*, Macgibbon & Kee, London, 1951.
（2）Bennett, J.: *Virginia Woolf*, Cambridge Univ. Press, London, 1949.
（3）Blackstone, B.: *Virginia Woolf*, Longmans, Green, London, 1956.
（4）Bleuler, E.: *Dementia praecox oder Gruppe der Schizophrenien*, Deuticke, Leipzig/Wien, 1911.
（5）Brewster, D.: *Virginia Woolf*, New York Univ. Press, New York, 1962.
（6）Buytendijk, F. J. J.: *La femme, ses modes d'être de paraître, d'exister*; trad. Waelhens, A. de et Micha,

R. : 2e éd. Desclée de Brouwer, Paris, 1954.

(7) Chambers, R. L. : *The Novels of Virginia Woolf*, Oliver & Boyd, Edinburgh/London, 1947.

(8) Daiches, D. : *Virginia Woolf*, New Directions Books, Norfolk, 1942.

(9) Delattre, F. : *Le roman psychologique de Virginia Woolf*, J. Vrin, Paris, 1932.

(10) Gaupp, R. und Mauz, F. : Krankheitseinheit und Mischpsychosen. *Z. Neurol.* 101 : 1–44, 1926.

(11) Holtby, W. : *Virginia Woolf*, Wishart, London, 1932.

(12) Humphrey, R. : *Stream of Consciousness in the Modern Novel*, Univ. of California Press, 1954.

(13) Jaspers, K. : *Allgemeine Psychopathololgie* ; 6. Aufl., Springer, Berlin/Göttingen/Heidelberg, 1953.

(14) Jaspers, K. : *Strindberg und van Gogh*, R. Piper, München, 1949.

(15) 神田幸子「ヴァジニア・ウルフに関する病跡学的研究」卒業論文、社会学科、神戸女学院大学、一九六二年。

(16) Kahn, E. : Erwähnungen über Raum- und Zeiterleben. *Mschr. Neurol. Psychiat.* 122 : 1, 1951.

(17) Kahn, E. : Some thoughts on the mind ; in Scher, J. M. : *Theories of the Mind*, The Free Press of Glencoe, New York, 1962.

(18) Kirkpatrick, B. J. : *A Bibliography of Virginia Woolf*, Rupert Hart-Davis, London, 1957.

(19) Kleist, K. : Über zykloide, paranoide und epileptoide Psychosen und über die Frage der Degenerationspsychosen. Schweiz. *Arch. Neur. Psychiat.* 23 : 3–37, 1928.

(20) Kretschmer, E. : *Körperbau und Charakter* ; 20. Aufl., Springer, Berlin/Göttingen/Heidelberg, 1948.

(21) Kretschmer, E. : *Geniale Menschen*, Springer, Berlin/Göttingen/Heidelberg, 1948.

(22) Lange-Eichbaum, W. : *Genie, Irrsinn und Ruhm* ; 4. Aufl. , Ernst Reinhardt, München/Basel, 1956.

(23) Lee, S. : Leslie Stephen ; in *Dictionary of National Biography*, 2nd Suppl. ad 3 : 398–405, 1912.

(24) Leonhard, K.: Die atypischen Psychosen und Kleists Lehre von den endogenen Psychosen; in *Psychiatrie der Gegenwart*. II. Springer, Berlin/Göttingen/Heidelberg, 1960.
(25) Moody, A. D.: *Virginia Woolf*, Oliver and Boyd, Edinburgh/London, 1963.
(26) Minkowski, E.: *La schizophrénie*; nouv. éd., Desclée de Brouwer, Paris, 1953.
(27) 宮本忠雄「Pathographie 研究の諸問題」精神医学、第六六巻、一九六四。
(28) Müller-Suur, H.: Das sogenannte Präcoxgefühl. *Fortschr. Neurol. Psychiat.* 29: 145, 1961.
(29) 村上仁『芸術と狂気』みすず書房、一九五〇。
(30) 村上仁『異常心理学』改訂版、岩波書店、一九六三。
(31) Nathan, M.: *Virginia Woolf*; transl. Briffault, H., Evergreen Books, London, 1961.
(32) Pauleikhoff, B.: *Atypische Psychosen*, Karger, Bern/New York, 1957.
(33) Pipett, A.: *The Moth and the Star—A Biography of Virginia Woolf*, The Viking Press, New York, 1953.
(34) Schneider, K.: *Klinische Psychopathologie*; 4, Aufl., Thieme, Stuttgart, 1955.
(35) Schröder, P.: Degeneratives Irresein und Degenerationspsychose. *Z. Neurol.* 60: 119–126, 1920.
(36) 柴田徹士、Virginia Woolf の父 Leslie Stephen 研究集録（人文・社会科学）第七輯（大阪大学南校・北校）、一九五九年。
(37) 島崎敏樹・宮本忠雄「天才と狂気」性格心理学講座、四巻、金子書房、一九六一。
(38) Spoerri, Th.: Über Anthropographie. *Mschr. Psychiat. Neurol.* 124: 384–405, 1952.
(39) Spoerri, Th.: *Georg Trakl*, Francke, Bern, 1954.
(40) Spoerri, Th.: Schizophreniediagnose und《Präcoxgefühl》. *Conf. psychiat.* 6: 55–63, 1963.

(41) Wyrsch, J.: *Die Person des Schizophrenien*, Paul Haupt, Bern, 1949.

(42) Woolf, L.: *Beginning Again*, Harcourt, Brace & World, New York, 1963.

(43) Woolf, Virginia: Works published by The Hogarth Press, London, in chronological order: *The Voyage Out*, 1915. —*Night and Day*, 1919. —*Kew Gardens*, 1919. —*Monday or Tuesday*, 1921. —*Jacob's Room*, 1922. —*The Common Reader: First Series*, 1925. —*Mrs. Dalloway*, 1925. —*To the Lighthouse*, 1927.—*Orlando*, 1928. —*A Room of One's Own*, 1929. —*The Waves*, 1931. —*Letter to a Young Poet*, 1932. —*The Common Reader*: Second Series, 1932. —*Flush*, 1933. —*The Years*, 1937. —*Three Guineas*, 1938. —Roger Fry: *A Biography*, 1940. —*Between the Acts*, 1941. —*The Death of the Moth*, 1942. —*The Moment and other Essays*, 1947. —*The Captain's Deathbed and other Essays*, 1950. —*A Writer's Diary*, 1953. —*Virginia Woolf and Lytton Strachey. Letters*, 1956. —*Granite and Rainbow*, 1958.

(『精神医学と人間』ルガール社、一九七八年九月、『著作集4　ヴァジニア・ウルフ研究』一九八一年に所収)

V

加賀乙彦『フランドルの冬』書評

「この世は巨大な牢獄で、わたくしたちすべては無期徒刑囚……なのに、その不安の本態を自覚する人はごくわずかです」

この小説の終りのほうで、主人公とみられる精神科医ドロマールのいうことばである。この世界の退屈と無意味さからの脱出、というと、現代のわたくしたちにとって、すでにかなりなじみ深い実存哲学的なひびきが感じとられる。

事実、この小説全体をつらぬく基本的な主題はこの脱出の問題と思われるが、長年死刑囚の精神状況探究に打ちこんだ精神科医である著者の筆にかかると、右のことばは決して単なる抽象的思考ではなくなってくる。北フランスの荒涼たる自然、そこに一般社会から隔絶されて立つ精神病院内部の人物や情況。そうしたものの、めんみつにかきこまれた描写と構成を通して、この主題はどっしりした現実感をもって読者にせまってくる。長篇小説の持つ威力をあらためて感じさせる作品である。

脱出の方法は患者たちの狂気の姿及び数人の特異な人物の生きかたによって、きわめて具体的に描き出されている。それは作中の多くの普通人たちとあざやかな対照をなす。この世を憎悪し、その必然的結果として自殺する医師クルトン。フランスに異邦人として滞在したのち、「なにもかもきちんと計算されていて、国全体が牢獄みたいに出来あがっている」フランスから帰国することによって一応の脱出をこころみる日本人医師コバヤシ。異国における孤独な伝道に生きるドラボルド神父。科学の領域で「この世でない別世界」をつくりあげようとする精神医学者ドロマール。

この人物たちの示す姿は決して類型的でなく、矛盾や屈折にみちていて、それだけよけい人間らしく生きている。唯一の例外は神父で、この人の描写は稀薄に感じられた。著者にとってかなり無縁な、したがって重要性の少ないありかたなのかも知れない。

それにしてもコバヤシは日本へ帰ってから、どういうふうになって行くのか知りたいものだ。これは素人じみた、幼稚な好奇心にちがいない。しかし、いつも思うのだが、外国に異邦人として滞在するときは、そこで何を体験しようとも、一応すべてをカッコに入れておけるが、自国にあって、自己の責任において生きるとき、脱出の問題ははるかに切実で困難なものになってくる。外国では根なし草でいることがゆるされるのに、自国では、自己の意志なくして種をまかれ、根をはやし、生い立ってしまった土壌で生きて行かねばならないからであろう。

フランスの精神病院と精神科医、フランスの精神医学とその歴史などを、その地で学び、働いた精神科医の手によって、内部から照らし出してもらえたのは、わたくしたち精神科医にとって、とくにありがたいことであった。ただ文献を読んだり、行きずりにフランスの精神病院を見学するくらいでは、到底わかりえないことである。一国の学問というものが、決してただ孤立した専門的な知的作業だけでできあがるものでなく、その国全体の社会と文化のありかたを基盤として築きあげられるものであることを、この書物は強い説得力をもって示している。

著者が全力投球している、と感じられる書物にめぐりあえるのは、そうざらにない幸運である。ここにみられるのはまさに「初心の迫力」だと思う。著者がこれを保ちつづけ、普遍的意味と同時に現代的意味を持つ、このようなすぐれた作品を今後も発表されるように祈る。

精神科医とは、自分をまったく鈍感にしてしまわないかぎり、人間存在の根底によこたわる深淵のようなものに、たえず直面していなければならない因果な職業である。人間の能力を越えた面、人間には資格のない側面を持った職業である。そのためか、本気で仕事にとりくめばとりくむほど、この仕事からも時々脱出したくなるものだ。その脱出を文学に向かってするには、蓄積された多くの観察と体験のゆえに、この職業は非常に恵まれているといえる。文学畑への精神科医の進出は昨今とくにめざましいが、それは起こるべくして起こっている現象なのだと思う。

（筑摩書房）

（「展望」一九六七年十二月号、『著作集3　こころの旅』一九八二年に所収）

ミシェル・フーコー　中村雄二郎訳『知の考古学』書評

「あなたは何者か、と私にたずねないでくれ。また同一人でありつづけよ、と私に要求しないでくれ」

フーコーの最新作『知の考古学』の序文はこうしたことばで結んである。これに強く好奇心をそそられ、やっと入手できた原著を読み終えたころ、ちょうど中村訳が出た。この秋フーコーが来日し、恐らく多くの人がさまざまの刺激や疑問に心をひっかきまわされているであろうこの時期に、フーコーの決定版ともいうべきこの本の訳が出たことは、じつにタイミングがいい。

本書の中でも、個人的な会話の中でも、フーコーはたびたび自分は構造主義者ではないと述べているが、どのような意味でそうではないのか。これを正確に知るにはこの本を読むほかはない。また彼の思考が辿ったすじ道を知りたければ、本書の中で彼が自分の今までの仕事──『狂気の歴史』や『臨床医学の誕生』や『ことばともの』──にあちこちで言及し、自己批判しているのが参考になる。自らを訂正し、あいまいだったところを明確にして行くのは、彼の成長のしるしとみるべきであろう。

ところで、右よりももっと早い時期の仕事、たとえばビンスワンガーの『夢と実存』への序文とか『精神疾患と心理学』の第一版である『精神疾患と人格』についてはこの本で一言もふれていない。この秋、七年ぶりでフーコーと会ったとき、これら初期の仕事とその後の仕事との間に大きなちがいがみられるのはどうしたことか、と単刀直入にきいてみた。すると彼はあわてたように手をふって「ああ、あれはみな若気の至りですよ」と答えたのが印象に残っている。要するに彼ほんらいの仕事は『狂気の歴史』(一九六一年)あたりから始まったということなのだろう。『精神疾患……』も一九六六年の再版には題を変え、内容の後半をすっかり新しくしたほか、前半にもあちこちに訂正を加えている。

さて『知の考古学』の中で、フーコーは初めて自分の「考古学」的研究方法を綿密に構築している。それに用いられている諸概念はまったく独創的なもので、これを創出するのはどんなに困難であったか、想像に余りある。しかし、こうした一連の特殊な概念づくりが決して単なることばの遊びではないことはいうまでもない。それは新しいもののみかたであり、既成概念をつきくずし、つきやぶるものである。

今までフーコーが研究の対象としてきたものはみな思想史――こう言ってしまうとフーコーから叱られるのだが、ことを簡単にするためにちょっと許してもらう――だったが、これからは性の倫理とか絵画とか政治などに関する知(サヴォアール)にまで手を出すかも知れない、という将来計画まで本書に述べているから、彼はまだまだこれからもいろいろな方面にゆさぶりをかけてくるにちがいない。

この精緻な書物の内容をここで紹介することはむりだが、さいわい中村氏は大へんな努力をかたむけて、くわしい訳注、解説（「フーコー論の試み」）、主要用語解説、索引などをつけて貴重な手引きを提供しておられるから、これをたよりに読んで行けば、おそらく原著だけ読むよりも、さらによくフーコーの考えかたを知ることができよう。

この間、フーコーは「私は哲学者ではない」とか、「私に思想なんかありませんよ」とか言っていたが、これは単なる謙遜ではないと思う。彼はあくまでも自らを研究者、探究者と考えているにちがいない。とはいえ彼の本や話から彼の世界観、人間観、歴史観がにじみ出てくるのは、これまた当然であろう。それを『知の考古学』ほどはっきりさせてくれたものはないような気がする。

歴史の非連続性、諸科学領域の切りぬきかたのあいまいさ、主体や自我の否定ないし限局、死と生との同一視など――。こうした考えかたが浮かびあがってくるのだが、それは西欧思想が一つの危機をかなり前から迎えているという彼のことばと無縁ではなかろう。本書の終りのほうに、今や人間学的思考や、あらゆる人間主義的《ユマニスト》イデオロギーや、とくに主体というものの地位が問題になっている、と述べている。

こうした考えは西欧の人びとには破天荒にきこえるかも知れないが、インドの仏教思想に多少ともなじんでいる日本人は大しておどろかないのではなかろうか。たとえばナーガールジュナの哲学などが連想されるであろう。フーコーは一九七二年頃もっとゆっくり来日するかも知れないとか。そんな時にでも、もし東洋思想と彼との出会いが実現すれば、そこから世界的に意味ある実りが期待されるのではないか、とひそかに夢想している。

（河出書房新社）

（「日本読書新聞」一九七〇年十二月七日、『著作集3　こころの旅』一九八二年に所収）

ミシェル・フーコー　田村俶訳『狂気の歴史』書評

本書はM・フーコーの初期の代表作と見なされる大著の完訳である。一九六一年に初版がプロン社から出て、初めからよく売れ、諸方面に物議をかもした。六三年に評者もパリで偶然本書に出合い、目をさまされる思いがした。そのときこれも偶然にフーコーその人に会い、本書と著者双方から驚きと刺激を受け、一日も早くこの本が邦訳されるのを願ってきた。いまそれが実現し、しかも七二年にガリマール社から出た増補版からの訳であるのをよろこぶ。旧版を要約したものからの英訳が英米に出まわっていたが、それよりはるかに望ましいと思うからである。

訳者は仏文畑の方ときくが、精神医学用語の訳も適切で、訳文に多少わかりにくいところがあるとしても、それは著者自身の文章の難解さによるもので、むしろよくこれだけこなされた、と訳者に敬意を表する。

フーコーが構造主義者のひとりとされていることについては今さら説明するまでもない。しかし、ただそういうレッテルを貼られることをフーコー自身、近年わずらわしく思っているのではないかと思われるふしがある。少なくともレッテルだけでは片づけられない重々しいものが本書にはある。

フーコーはレヴィ＝ストロースが未開民族を研究した方法と似たものを狂気観の歴史研究に用いた。すでに言われてきたように、「狂気と野蛮」には共通点がある。つまり、正常人や文明人にとって、あるいは少なくとも自らを正常人、文明人と考えている者にとって、狂気も野蛮も共に不可解であり、不条理であり、したがって軽蔑すべきものに見える。そのため、西洋文明が原始文明に対して不寛容で破壊的であったように、正常人は狂人に対して拒否的であった。

ヨーロッパの中世、ルネサンス社会は狂気に対して寛容であったが、古典時代、つまり十七世紀中葉から十八世紀末にかけて狂人は一斉に隔離収容されるようになった、とフーコーはみる。なぜ、どういうふうにそうなったかを調べているところに本書の副題「古典時代における」の由来がある。十八世紀末から十九世紀初めにかけて英仏で狂人の「解放」が行われたが、フーコーの考えでは、これはむしろ医学的、道徳的監視の網を狂人たちのまわりにはりめぐらしたにすぎず、現代の狂人は社会からのこの疎外の産物にすぎないという。これはかなり多くの精神科医から一種の挑戦としてうけとめられ、議論百出、たとえばフランスのポステルらはフーコーの綿密な資料も、ピネルの著書からの引用のしかたに問題がある、と指摘している。しかし、これもフーコーの主張全体から見ると、さして大きな問題とは思われない。しょせん精神科医と哲学者とでは、立場も視点もちがうところがあるのは当然である。

要するに、フーコーは精神医学史そのものを書こうとしたわけではない。もちろん精神医学史家にとって貴重な資料が多く提供されてはいるが、フーコーのねらいは、ある時代、ある社会が「共時的《サンクロニック》」に狂人をどう見、どう扱ったかを「発掘」するところにあり、その事実をみればその時代、その社会の性質がわかると主張するのである。フーコーの考えでは――そして現代かなりの数の精神科医もそう考えているのだが――狂気は人間性に内包されているものである。そこに本書が一般人にとっても大きな意味をもつ理由がある。

旧版しか読んでいなかった者にとっては新版の増補の部分がとくに興味深かった。新版への序文には一種のにがにがしさが感じられる。考えてみれば旧版いらい流れた約十年の歳月の間に、英米その他で「反精神医学」の動きが起こってきて、本書はそれに強力な依拠を与えるものとして、たとえばレイン、クーパー、サスなどから引用されてきた。七〇年にフーコーが来日し、各地で「狂気と社会」の講演をしたとき、「このごろは毎年ニューヨーク州立大学へ講義をしに行っている」と語っていた。こうした社会との対話の中で、彼のかきものの模造品も少なからず生まれた。ある原典に対して行われる「注解」のしかたは無限に「増殖」しうるものである。それはフーコーが他著で言っている通りである。そこに多少とも歪曲が生まれうる。その事実を著者はにがにがしく思っているのだろう。歪曲の原因は彼のいう狂気なる概念があいまいだったことにもあると思うのだが、新版の二つの増補文の一つによって、これがより明らかにされている。それは決して医学的な概念ではなく、明らかに社会的、歴史的、哲学的なものなのだが、病人、その家族及び社会の間にあって日々なやみ、ゆれ動く精神科医たちはここを注意深く読む必要がある。

また、すべて人間科学に関係のある人びとにとっても本書全体は見のがせないものだろう。フーコーの主張をうのみにする必要はないが、自分の頭で考えてみるために、それは大きな刺激となるにちがいない。

（新潮社）

（「朝日ジャーナル」一九七五年五月九日、『著作集3　こころの旅』一九八二年に所収）

ミシェル・フーコー　田村俶訳『監獄の誕生―監視と処罰―』書評

M・フーコーとの縁からであろうか、このたび『監獄の誕生』という彼の最近著を読むことになってしまった。まずこの標題に恐れをなし、ぶしつけにもいきなり小木貞孝教授にお電話し、「このごろの日本の犯罪学はどうなっているのでしょうか」と雲をつかむような質問をした。教授がかつて精神医学者として死刑囚の研究をされたことだけは知っていたからである。すると日本の犯罪学は主としてドイツから入ってきた犯罪生物学であること。その考えかたは（聞きまちがいでなければ）応報刑から教育刑へと変ってきていること。などをご親切に教えて頂いた。

やがて到着した原著を手にしてみると、本書は必ずしも想像したような犯罪学の本とは言えないのではないかと思った。むしろ全体としては「処刑学」の歴史であり、「人間諸科学」に対してフーコーがかねてから疑義をとなえてやまない、その鋭いほこ先を終局的には現代の「監獄」に対しても向けている書であると思われた。

第一、原著の題からして「監視すること、罰すること」と大きく刷られていて、『監獄の誕生』はその下に小さな文字で記されているにすぎない。内容をみても「監獄」にあてられているページは全体の三分の一にも満たない。

それでは何が書いてあるかというと、要するに中世紀以来、ヨーロッパで、やがてアメリカで、法に違反する人びとを監視し、罰するために、どんな方法がとられてきたかを多くの具体例を「発掘」しつつ、つぶさに調べあげているのである。その手法は『臨床医学の誕生』や『狂気の歴史』などにみられたのと全く同じフーコー流の「考古学的」方法である。しかも発掘されたあまたの事実の底流にある考えかたを、つきさすような鋭い眼であばき出す。

ここがフーコーを読んでいつも圧倒されるところである。すなわち、彼はかくも多くの事実を明るみに出しておきながら決して「詳細の混沌」に埋没することなく、諸事実を統合し、これらを通じて流れる考えかたそのものの本質に迫るおそるべき抽象能力の持主なのである。

これまでのフーコーのどの著書でもそうであったように、本書も一般に受け入れられている考えや制度に対して、ショッキングな批判的見解をあちこちでほのめかしている。すなわち十六世紀から十八世紀にかけて、病院や軍隊や学校などで大ぜいの人間集団を監視し、罰する方法がおどろくばかりきめこまかく編み出され、規律を保つ方法が確立してきたことが詳しく記述されている。この中で特に精彩を放っているのがパノプティズム(「一望監視方式」)の章(原著一九七―二三〇ページ、訳書一九八―二二八ページ)である。筆者はかつて日本のある少年鑑別所を見学、調査しに行ったときにみた光景をまざまざと思い出した。つくりこそ多少ちがえ、原理的には同じものがあそこに生きていたではないか。恐らくこの方式は現代もなお世界のあちこちで、いろいろな形で活用されているのであろう。

小木教授の言われた通り、十九世紀以降は犯罪者を罰するのではなく、彼らの社会復帰をはかるように教育するという目的で多くの監獄が建てられた。しかし、フーコーの見るところでは、かつては犯罪者のからだをいじめること――つまり身体刑によって彼らを罰したのに代り、今度は彼らの心をいじめることになったのだという。その証拠には、犯罪学者や心理学者や精神医学者の努力にもかかわらず、結局最近二世紀の監獄の成果といえば、累《るい》犯者をふやしたにすぎないではないか、とフーコーは糾弾し、欧米各地の監獄での実状や多くの犯人による暴動の例をあげる。

十八世紀に自由という概念が生まれ、現代社会はそれに従ってつくられた。しかしこの自由なる概念は深く堅固な地下牢の上に建てられていることを忘れてはならない。その地下牢とは監獄を初めとするもろもろの監禁的社会であって、いわばその犠牲の上に現代の自由社会は初めて成立しているのである。結局こうした規律的社会を必要としているのは一つの政治的技術ともいえる。そうである以上、どうして犯罪学を他の「人間諸科学」と同列のものとさえ考えることができようか。どうして現代の司法的正義を正当化するものと考えることができようか。

以上、フーコーはいつものように、われわれの思考をゆさぶっておいて、「それではどうしたらいいか」という答は示さない。しかし、人間社会の根本的な面についてゆさぶりをかけられるのは、みのりの多い思考上の経験である。

終りに訳者に対して敬意を表したい。フーコーの文章はあまりに回転が早く、何を言おうとし

ているのかさえつかみにくいのに、訳文はこまやかなニュアンスまで伝えている。（新潮社）

（「波」一九七七年九月号、『著作集3　こころの旅』一九八二年に所収）

なだいなだ『わが輩は犬のごときものである』書評

できあいの考えや感じかたに或る距離をおき、すべて自分のあたまで考え直し解釈し直してみること――これこそ人間に与えられた最高のたのしみの一つであろう。本書はそのいい例証である。軽妙でユーモアにみちた筆に載せられて「犬のごときもの」、すなわち他の動物とは大してちがわない人間というものについて多彩な話題がくりひろげられている。

順序不同に印象に残ったものを拾いあげてみれば、たとえば人間はどこまで動物であるかということがいろいろな角度から掘り下げられており、結局人間独特の性質の一つは意地であると主張されている。意志をいうなら、他の動物にもそう呼びうるものが認められるが、意地とは本能に抵抗する抑制力であって、これは人間にしかみられないという。これは人間の大脳皮質のずばぬけた発達によるものであろうが、きわめて重要な指摘である。さらに人間が直立歩行するようになって得たプラスのものは多いにせよ、同時にそこから大きなマイナスも生じたことに気づいている人はあまりない。著者はこのマイナスを「道具を使用しない動物にそなわっている攻撃性の歯どめがぼくたちから失われたこと」であると考える。核兵器製造競争がはびこっている今日、その根はここにあったのかと思って今さらハッとさせられる。

その他微笑と攻撃性の関係。空車に乗り込んできた人たちがどのように席をとるかを観察した結果、到達した「空間と密度の認識」にかかわる人間性。知能と知恵の差、におい談義。「あてずっぽう、あそび論」など、みな新鮮な発想で読者も思わず引きずり込まれ、読むがわにたびたび疑問符や感嘆符や笑いが湧きあがって来て、著者と共に「あたまの体操」をさせられる仕組になっている。著者は精神科医だが、精神医学の枠を大きくはみ出しているところがかえって魅力である。

一見あそび半分に書き流している風でありながら時どき読者をギョッとさせるのもこの著者のお家芸である。たとえば次の一節――「ぼくたちが、あそびの世界にとどまろうとのぞむのは、社会を崩壊させまいとする努力だ、というぼくの結論だけは、決してかろがろしく受けとらないで欲しい。あそびの世界は、約束ごとの形の抑制力で「ほんと」の世界から、切離されている。もし、ぼくらが、あそびの世界から一歩踏み出そうとし、ほんきで行動し、ほんとの姿をむきだしにしたら、ぼくらの社会は、まるで煙のように地上から消え去る」

こうした発言からもうかがえるように、軽く読みやすい筆致の下には現代の文明と人間とをきびしくみつめる醒めた眼があり、人類の行方に対する「ほんき」な憂慮の念が横たわっている。

その憂慮は何よりもまず人間の持つ攻撃性・残忍性の処理の仕方に焦点があてられているのではなかろうか。

著者はもちろん現代の世界のありかたに満足しているわけではない。人類の平和存続のために何らかの変革が必要であることを認めている。しかしこの変革について彼は「革命という手段よりはユーモアをとる。革命の持つ不可避な非人間性よりも、ユーモアの人間性をとりたいからだ。ぼくらの攻撃性がはぐらかされて笑いとなった時、権力者の攻撃性もはぐらかされる。そして笑い声の大きさに警告を感じた権力者が後退する。そのような無血の進歩を、ぼくは期待する」という。

こうしてみてくると、著者のユーモアは人間へのやさしさをたたえた憂慮から生じてきたものであることがわかる。「まじめ人間」がカンカンになって説教や主張をするよりも、心にしみこむ説得力が大きいのではないか。

「どうせなるようにしかならないさ」と早くからすべてを投げ出して、なるべく面白おかしく生きようとする人たち。何らかの信条に熱中して馬車馬のように走り出す人たち。なまぬるい中間層を除けば、以上の二つの極に青年は分かれやすい。しかし、この両極の人たちには共通点がある。それは自分で考えることを学者やカリスマ的人間に任せてしまっていることであろう。

ところが学者や識者と言われる人にもずいぶん頼りない者があることを、本書は随所でほのめかしている。未来を担う青年にこそ、一度すべてを「括弧に入れて」自分なりに読み、考えてみてもらいたいものだ。それはつきることのないあそびであるとともに、社会変革に邁進しようとするタイプの青年にとっては、行動に出る前にぜひともとことんまで探究してもらいたいことだ。まず少し遠のいたところから人間性と社会の構造をじっくり眺めて見ることの必要は、一九六八年、フランスの五月の「革命近似運動」や日本の学生運動その後十年の現状が示してくれる。「無血の進歩」がありうるものかどうか、この著者とともによくよく考えてみたいものだ。

（平凡社）

（東京大学新聞　一九七八年六月二十六日、『著作集3　こころの旅』一九八二年に所収）

読書日録

×月×日

目下ある題目についての専門的研究書を書くために、大部分の時間と体力をその準備の読書に使っている。しかし、こればかりやっていると視野がせまくなるし、息もつまってくる。息ぬきのために、また自分の無知を少しでも矯正するために、専門外のものを毎日少しずつ読むことにしている。ここではそういう種類の本について記すことにしよう。

一、ジャンケレヴィッチ著、仲沢紀雄訳『死』みすず書房、一九七八年。

この大部の本は密度も高く、題目が題目だけに、決して「息ぬきのために」など読める本ではない。だから毎日少しずつ読み進めている最中なのだが、できるものなら自分が死ぬまでに読了したいと願わずにはいられない。しかし、自分でも考え考えしながらゆっくり読まなくては意味がないから、そこは欲ばらずに、少しでも読みつづけていることをよろこびとする。死をあらゆる側面から考察している本なので、到底その内容を紹介することはできないが、すべて死すべき運命にある人間としては、こういう本が出た以上読んでおくのが当然という気がしている。

とは言っても、この本が森有正氏の晩年の愛読書の一つであったと知ることがなければ、わざわざ買い求めることはなかったかも知れない。森氏は兄の友人として学生時代から実家にしばしば見えたし、その後も日本で、あるいはパスカルがひきこもっていたポール・ロワイヤルで、あるいはパリで、お目にかかってきた。森氏の著書さえまともに読んだこともないくせに、知人としての氏から発散する思索的ふんい気のようなものを、いつも肌で感じとってきたような気がする。それを兄・前田陽一から時折聞かされる情報でおぎなってきただけのことだ。今や亡き森氏がこの本への手引きをして下さったとは、思えばふしぎなことである。

一、大塚久雄『社会科学における人間』岩波書店（新書11）、一九七七年。精神医学を専門とする者にとって社会科学の知識がきわめて重要なことを知りながら、ついぞまともに勉強したことがないのが私の劣等感の一つである。人を待つ間とか、ちょっとした時間にこの新書はするすると大変わかりやすくおもしろく読め、長い間気になっていたマックス・ヴェーバーその人の書きものに取り組んでみたい気まで起こさせられた。しかしこれこそ少々欲ばりかも知れない。

×月×日

いつかミッシェル・フーコー氏から贈られた本を一日中読んですごしてしまった。スウェーデンの植物学者であり医師でもあったトゥーベリ（ツンベルグ）の『十八世紀における日本』という本で、原語からの仏訳である。邦訳があるのかどうか、それさえ知らない。それにしても一九六六年にフランスで出たこの訳本をフーコーはなぜわざわざ送ってくれたのだろう。この疑問につられて読んだのだが、ともかくじつに面白い過去の日本への旅をさせてもらった。

トゥーベリは師リンネのすすめでオランダ東インド会社に入り、一七七二年から三年間喜望峰に滞在し、ついで日本行の船の医師として七五年（安永四年）長崎に到着。翌年には江戸参府にも参加している。京都と江戸の「二人の天皇」の解釈が興味ふかい。十六ヵ月間の日本滞在中植物採集につとめたばかりでなく、日本の国情や日本人を「博物学的」につぶさに観察し、また日本の医学の発展に貢献した。彼の見たアフリカは未完成そのもので全く理性が支配していないところであったが、日本は理性の配下にあるという点で「別のヨーロッパ」のように見えたという。ただその理性のはたらきかたが異なっているので、ヨーロッパ人が侵入したら混乱をもたらすだけだろう、とトゥーベリは結論している。フーコーは来日のさい、この「混乱」を目のあたりに見たので、それでこの本を送ってくれたのだろうか。

×月×日

中村元選集第十六巻『インドとギリシャとの思想交流』春秋社、一九六八年。若いころキリスト教だけで育てられた、というとちょっと大げさだがともかく長い間キリスト教育を受けたのだが、不遜にもこれを包含するもっと広い視野はないものか、と二〇代初めの結核療養の年月の間、ひとりで考えた。その結果古代ギリシャからマルクス・アウレリウスに至るまでのギリシャ思想に浸り切って、大いに広やかな世界を楽しんだ。

ところが医者になってから、日本の庶民の多い療養所につとめることになって、日本の風土にしみ込んでいる仏教思想の根づよさにおどろき、人間同士として患者さんたちと話をするにはどうしても仏教を学ばなければ、ということになってしまった。こうして四〇代になってから仏教の独学を始めたのだが、同じ著者の『ミリンダの問い』を読んで以来、これをさらに広い地理的・時間的コンテキストにおいて読んでみたいと考えて本書をかじっている。

×月×日

森嶋通夫『イギリスと日本――その教育と経済』岩波新書29、一九七七年。書評をみたわけでもなく、広告も気づかず、ただ本屋でヒョイとみかけ、「人待ち用」にハンドバッグに入れておく本の一つとして買った本が、こんなにおもしろく、ためになるとは思わなかった。おもしろいのは内容によることはもちろん、表現のしかたに何とも言えないユーモアがあるので、ひきずりこまれるのであろう。「ためになる」と言っても何も修身のような意味でなく、英国と日本を教育と経済の両面において対比して、英国に対する多くの誤解と無知をただし、世界の中での日本のありかたをあらためて認識させ、これからの日本の教育について決して実行不可能ではない、独創的な指針を示しているという点で、少しでも日本の前途を考える者にとって有益である、という意味あいである。きわめて実際的であると同時にきわめて理想主義的である著者の考えかたは今の日本で珍重すべきであろう。

「いまの程度の食事をとり、いまの程度の洋服を着て、もう少し立派な家に住み、経済以外のことをもっと考え、大学院大学の卒業生の多くは教師になり、高校出身の社長や大臣が出てくるような国になってほしいものです」という結びのことばの含蓄は、本書全体を読まなければ夢ばなしのようにきこえるかも知れない。しかし、著者は現在ロンドン大学教授であっても、日本で生れ育ち、第二次大戦では海軍の予備学生として動員され、さらに日本の国立大学の教授でもあった人であるから、日本のことは熟知している。その上での話だから読者への説得力がつよいのだろう。

×月×日

原田憲雄・原田禹雄編『志樹逸馬詩集』、方向社、一九六〇年。一日中精神医学関係の書きものに追われて本を読む暇が全くなかった。貧弱なあたまがぐるぐるまわりつづけて、夜ねつけそうもない。こういう時は――こうでない時もしばしばそうするのだが――詩集を読むことにしている。「息ぬき」というよりは「心をやすめ、やすらぎを得るため」の本というのをいつも用意しておくが、その中で詩は大きな比重を占める。今夜は昔らい療養所で知り合った詩人、故志樹逸馬の詩をえらぶ。一九五九年、四十二歳で逝いたこの人は亡くなる前の年に歌っている。「死の花びらが散るとき／おのずとうちによみがえるもの……／この一瞬をいとしもう。」

（「週刊読書人」一九七八年十月十一日、『著作集3　こころの旅』一九八二年に所収）

読書と思索　―書簡より―

浦口真左　宛

一九六五年四月七日　長島愛生園の官舎にて

けさ家を出るとき、あなたのお手紙がついたので、そのまま持って出て、電車の中でよみました。結婚式を欠席して――私の始終やる事です！――たった一人の時間を大事に大事に感じて夢中で論文をまとめて居られるあなたのご様子が手にとるようにわかって、共感とはこういうことかしらんと思うように心の中で、あなたと一緒にその精神状態を味わいました。

夢中になって時間も何もかもわからなくなるのは、私も時々そうなります。この間論文（スイスに送るヴァジニア・ウルフについての論文）まとめに熱中している時、私のへやに主人や子供たちがちょくちょく入って来ても、「えっ？」と言ってふりむくだけで、さて何を言ったらいいのやら、まったくべつの国の人に出会ったような工合に戸まどって、何一つ言葉も出て来ない有様、ほんとうに家族には気の毒でした。[*]（＊（極秘）ちょっと他人に言えないことですが……ふしぎな事に主人はそういう私を「神々しい」（!?）と言い、子供たちも論文がうまく捗っているか大へん心配してくれます。これはじつに勿体ない有難いことで、せめて私が正気になって現実の世界に戻っているときだけでも、皆に恩返しや罪ほろぼしをしたいという気持で私を一杯にします。それで勇んで買物かご二つぶらさげて遠くの市場へ買出しに出かけるというわけ。)

いつも今までお休み（春、夏）が私の自分の仕事のかき入れどきでしたが、それは同時に子供たちの休暇にもあたるので、平生より家の中がごたごたして昼食など、自分一人なら全然食べずに仕事をつづける時間が沢山とられてしまうので、何とも言えない重い抵抗にさからって仕事をしている感じでした。でも「過飽和溶液の中から結晶が……」という形容はまさにぴったり、平生時間がなく、連続的に仕事ができなくても、何かが育っているのでしょうね、無意識の中に。だから、べつに自分の意志の力で形成しているのではなく、何かの必然性で何かが出来て行く感じですね。（今度からは家にいるときは講義の準備に追われるということがないから休暇――これはもうありませんが――中でなくても平生ひるまのしずかな時間に仕事ができるでしょう。）

さて、あなたはもう学校の方のお仕事にかからなくてはならないのでしょう。うまく論文があるところまでこぎつけられましたか。私もどうやら論文を発送して、ここに今夕やって来ました。八年前に住んでいた官舎に近い丘の上の一軒をあたえられ、とどけておいたふとん包をあけ、お掃除をし、今床に入ってねそべってこれをかいています。まだ暖房も、机もないので。

たった一人になれる時の与えられる事はとても有難い事です。島はとてもしずかで、東京とは大ちがい。仕事の内容は明朝園長さん、医務部長さん等とよく相談してきめますが、ここにいる時間の半分位、精神科をして、あとは内科やレプラの診療を学んだり、学界雑誌の英文の世話をしたりする事になると思います。今まであまり長い間臨床をはなれていたので、私は全然役に立たないので当分は勉強だと思っています。それがとてもたのしみです。そして患者さんとここの自然の中で、ゆっくりものを考える時をとても貴重に思います。書くためにも。

いつまでここに来られるか自分の健康はもちろん、主人や子供やお手伝いさんや、家中の条件が揃わなくてはつづけられないのですけれど、許されている時間を大切に大切にしようと思います。何しろここへ来ると何かが私の中で生きかえることはたしかですから。家庭という温室の中で、平穏無事*に生きているだけだったら、見うしなわれそうな、孤独な苛烈なものがここにはあります。自分にも患者にも何のごまかしもなく対決しなくてはならないのでずいぶんきたえられます。だからここへ来るのは決して奉仕などという甘いものでなく、修行というようなきびしい意味があるのでしょう。（*そして私の生家とちがって主人のおかげで、私共の家庭は平穏すぎるくらいなのです。これは一同にとっていい面とわるい面があるでしょう。）

今主人は学会で東京にいます。子供達はもう大きくなって（十八歳と十五歳）両親の留守も大して苦にならないようです。来年の米国での国際女医学会にも私に行けと言います。「何でもできるうちにしておくほうがいいよ」と、まるで大人みたいな事を律は言いました。

それではこの位でやめましょう。この次のお便りの時にはもう少しここの仕事のお話ができるでしょう。どうぞ新しい学年のお仕事が無理でないように。

四月七日　夜九時　美恵子

八日朝七時半。けさこれをよみかえして、あちこちに註を入れたらこんなに汚くなりました。うぐいすが朝五時半頃から鳴いています。いつもなら満開に近い桜がまだつぼみですが、間もなく患者さんの楽しみにしている桜まつりとなるでしょう。

一九六五年十月五日

すっかり秋らしくなり、すきとおるような大気の中に金木犀の香りがただようようになりました。その後どんな風にお過しでしたか。夏のあとお疲れをいやす暇もなく、校務にお忙しい日々のことと想像しています。どうかお体にお障りのないように。どうか、あなたのまとめる仕事が進められるように。

けさはいつになく早く眼をさまして、ひとり山の方からひびくとんびの声に耳を澄ましていました。ひんやりした朝のしずけさの中で、あなたにおしゃべりがしたくなって筆をとりました。

じつはこの六日、つまり明日上京するのですけれど、たった二泊で帰宅せねばなりません。中一日おいて、また四国へ一週間の集中講義のために、出かけなくてはなりませんので、六日は用が多くて時が足りないため、午後のジェット機で上京し、来年の学会の打合せで島崎先生にお会いしたあと（……）七日、八日の昼間は各六時間宛津田で講義、八日はそのあと目白へよって帰宅、というわけで今度はお目にかかる暇が、どうにもなさそうです。とてもお話がしたいのだけれど。目白の母は癌の再発が確認されました。まだ苦痛はなく、本人には秘密にしてあるのですけれど。

十二月一日に、東京女子大での講演に来てくれとたのまれたので、その時は少しゆっくり上京し、お目にかかりたいと思っています。母の為にもこれからはなるべく上京しようと思っています。

この夏の暑さには大分まいりました。その中で島へ行き、馴れぬ当直をして心身つかれた事、台風23号に島で会い、24号には家で会い、双方とも少々労するところがあったこと、などのためでしょう。老眼がすすみ、坐骨神経痛がおこり始め、この頃は大分体に注意するようになりました。それが当然なのでしょうね。この年〔五十一歳〕では。でも体をだましだまし異常心理学講座の原稿（四百字詰約一七〇枚）は一週間ほど前に最終的に発送し、「生きがい」もかきあげました。後者は終りの方をまだ何度もかき直しては居りますけれど、大部分は清書にまわしています。全体を五、六回かきなおしたでしょうか。大体けずることばかり考えたので多分全部で五〇〇枚位になったのではないかと思います。あなたが最後に「モット」とかいて下さった事に添えるかどうか、それから東西の旅の間ずっと、その「終えかた」について考えて来ようと思っています。

十一月中にはこの原稿も最後的に発送してしまうでしょう。そうしたら来年の学会発表のための仕事が待っていますけれど、ちょっと間がありますから、私たちの「ペンドル・ヒル物語」に手をつけたいものと思っています。

島での仕事は専ら当直を半人前でもやれるようになるために努力して来ました。ずいぶん勉強になりましたし、いろいろ新しい経験もしますけれども、藪医であるため何かとんでもない失敗をしないかという心配を始終しています。でも看護婦さんたちとも、患者さんたちとも、当直をする事によって、ずっと身近かになれることが、何よりうれしいことです。体力的にいつまで深夜の勤務がつづけられるか、少々あやぶんではいますが。夜一人遠くへ往診に行くときなど、まっくらの中で星を仰ぎ、海の音をきき乍ら道を急いでいるとふしぎなよろこびが湧きあがって来ます。たった一年でも二年でも、こういうことの許される時期があったというだけで、感謝して死ねるような気がします。留守をたのむ家のオバサンも、もう六十八歳なので、そういう意味でもいつまで今のような生活がつづけられるかわかりません。島へ行けなくなったらものをかいてくらそうと思っています。

さあ、子供たちをおこす時間がきました。これでおしゃべりはやめましょう。律と徹の二人とも幸い元気で、あまりひねくれもせずに青年期をのりこえているようです。いろいろな本を買って来るので、私もよませてもらって、新しいことを学びます。

いろいろ話がたまってしまっているのですけれど、時間切れになりました。東京で、できたら電話でお話したいと思います。
お大切にね。
十月五日　朝　　　美恵子
真左様

一九六六年五月二十二日

みごとな切手[*]をはったお手紙と、先日の大きな一連の絵葉書のおたよりと皆うれしく頂きました。（＊古切手、盲人（愛生の）たちがあつめてイギリスへ送り、ネパールの子供のBCG購入費にみついでいるので。これも盲人たちに渡しましょう。）

浅間行が無事すんでよろしうございましたね。あなたのおひざも無事で。さぞさぞ山はよかったでしょう。収穫も大きかったでしょう。この夏の太平洋学術会議ではお目にかかれるでしょうか。私は単なる園長さんの通訳にすぎませんが、印刷でペーパーは出すので一応登録しています。

ひさしぶりの級担任できっととてもお気づかれのことと思いますのに、私の本『生きがいについて』のことあんなによろこんで書いて下さってありがとうございます。

ヴァジニア・ウルフの別刷とあの本とが同時に来てしまって、双方の発送にこの一週間を費した観があります。前者はずいぶんたくさんの外国（中には東独やチェコなども）から注文が来ていたので――。

本の売行はまだ全然わかりませんが、一人吹田市在住の未知の人――五十九歳で永年住友銀行につとめ、今は産業カウンセラーのようなことをしている男の人から、発売日（十五日）後三日目の十八日に分厚い感想の手紙をもらいました。「この一冊の書物は自分一人のためにかかれたように感じる」という感謝のことばでした。たった一人の人にでも何かの参考になったのなら、この出版も無意味ではないと思って、この意味を疑っていた私は励まされました。売行はただ本やが損しない程度にとねがう丈ですが、それよりも内容がどううけとられるかが気がかりです。その説明をすると長くなるのでやめておきますが――。

あなたのあの夢、おもしろいですね。ともかくあの夢のおことばにだけはこたえられたわけでほっとしました。

スイスからV・W〔ヴァジニア・ウルフ〕の本（単行本）を書いてよこせと言って来ているのですが、いい本をかくためにはどうしてもまだ資料が不足なので、ひとりでそんな事を言っていましたら主人がこの秋でも私ひとりでちょっと（一ヵ月か二ヵ月位）イギリスへ行って来ないかと言いだしました。あまり大げさな話なのでまだ思案中です。宣郎さんは来年六月？　九月か、さらい年六月？　九月かに、又一年間客員教授として渡米しますので、どうせその行きかかえりに私も同行することになっているのですが――。子供たちもしきりにすすめます。「今のうちに何でもやることをやっておかないと年取っちゃうよ」なんて二人で言います。お手伝いのオバサンももう七十歳なのでいつまでもあてにできるかわかりませんが、この秋一ヵ月位なら大丈夫としきりに言います。まる一ヵ月でも家と雑用をはなれて仕事にとりくめたらどんなにいいかとは思いますけれど、まだ決心はつきません。

ウルフのことは、芸術創造と精神病との関係という問題で私及び多くの精神科医（及び少数の文学研究者）に非常に興味がある事柄ですが、折角イギリスへ行くのなら何かレプラの方のためにもする事がないか、今度園できいてくるつもりです。らい学はイギリスが一ばん発達させた国の一つなので。

もう一つ今のうちにしておこうと思う仕事は愛生への行きかえりや滞在中に作った詩をちゃんとあつめておこうということです。何だかこの数年間にずいぶんかきためてあるらしいので。あの本（『生きがいについて』）の反響がこれからあらわれると思うと少々こわいようなわずらわしいような感じですが、私としてはもう済ましてしまったことなので、これからの仕事のことにすっかり心がうばわれているわけです。こんどの「みすず」という雑誌には、私の愛している著者の一人で、オランダの学者であるボイテンディックという人の『出会いの現象学』という本の私の抄訳が二回にわたって連載されます。島での仕事は、当直が大体月一回ですみそうになったので、大分やりよくなりました。いろいろおもしろい人物、事件に出会います。いつかお話しましょう。

ともかく生かされている時間を忠実に生きたいものです。ちょっと今日は御礼まで

美恵子

真左様

一九六六年十月三日

オイゲン・カーン 宛

御親切なお手紙とアイザック・レイに関する御高著を誠に有難うございました。御高著はぜひ勉強させていただきたく存じます。それはきっと精神病学の歴史に関する私の乏しい知識の中の重要な空隙を埋めてくれるでしょう。先生がエディ夫人について御講演になったとき、私もその場にいられたらよかったのにと残念でございます。

内村〔祐之〕博士は最近「精神医学」という日本の雑誌に「わが歩みし精神医学の道」と題する回想録の連載を始められました。「精神医学」七月号に出た第一報で、著者はクレペリンについての印象を述べ、先生〔カーン博士〕が内村博士に書かれたお手紙の中からクレペリンに触れた個所を引用しています。八月号ではブムケとホッヘが取り扱われています。これは皆それぞれ興味深く、先生のために全部翻訳してさし上げられたらなどと思ってしまいます。部分的にでも翻訳をお望みでしょうか。

レナード・ウルフ氏が手紙をくれました。それによると彼は十一月三日にルーイス駅まで迎えに来てくれて、それからヴァジニアが病気で長い年月を過ごしたあのロッドメルの思い出の家で彼と昼食を共にすることになるそうです。私はビザをとる手続を急いでいますが、国家公務員という私の身分のために沢山の面倒な事務手続が必要で、果して期日までにロンドンに着けるかどうかまだ確かでありません。

本当のところを申しますと、私にはスペリ教授に面会を申し込む勇気がありませんでした。しかしお手紙を拝見後、思い切って昨日同教授に手紙を書きました。スペリ教授にとっては御迷惑なことでしょうが、もし会っていただければ私としては全く光栄でありうれしいことでございます。

来週はいつものように津田塾大学で集中講義のため東京にいます。こんどのヨーロッパ旅行についてはすべてあとから御報告するつもりでおります。

心からの好意と感謝を以て。

神谷美恵子・医博

近藤いね子 宛

一九六七年五月二日

お手紙ありがとうございました。連休で少しはゆっくりなさっていらっしゃいますかしら。本日同窓会総会の御しらせが着き、早くも私の名と演題（あゝいう風にすぐ印刷されるなら、もう少し考えればよかったと思いましたが、内容には変りないつもり）が載っているのでおどろきました。（……）

本のリストをと仰有って頂いて一寸当惑致しました。はて何を？　と思いまして――。計画性がなくて行きあたりばったりによみました。私の方からは「ソクラテスの弁明」などの古典――これはもちろん邦訳――から英語の読書力を養うための英米文学のいろいろな「おもしろい本」などをすすめました。又受験に日本史をとっていたので刊行中であった中央公論社の「日本の歴史」を求め、次々に二人でよみました。源氏物語等日本の古典も私としては初めて主なものを完全に初めから終まですよみました。これも律の勉強という機縁がなかったら断片的にしかよまなかったと思います。けれども、私からすすめるものより律からすすめられて私が読んだものが多かったのではないかという気も致します。何しろ私は一方的に片よった読書しかこの頃していなかったので、今の若い人たちの惹かれるものや、若い人たちの精神状況にうとくなっていたようです。その点大いに反省させられ、子供たちのおもしろがっているものを大分よませてもらいました。漱石等のほか、やはり現代の新刊に敏感らしく、北杜夫や遠藤周作その他のものなど、ほとんどみなよまされました。またS・Fのおもしろさを知ったのも最近ですから、私はずいぶん「古い」のでしょう。主人のお弟子さんたちの中にも「宇宙人」と私たちが呼んでいる人が、いろいろおもしろい本を持って来てよませて下さいますので、この頃私共も少し「宇宙時代」がかって来た、などと笑って居ります。

以上ご参考にもならないで申訳ございません。(……)

レナード・ウルフ氏は今冬流感→肺炎→抗生物質の副作用等で四十年以来初めての長患いをなさった由、今月初めお手紙がまいりました。ロドメルでのたったお一人のご生活を思って心が痛みました。でも今は全快なさっている由。

では夏にお目にかかりますのを楽しみにして居ります。お序の折柏谷先生、藤田先生にも何卒よろしく申上げて下さいませ。皆様御身大切に

五月二日

神谷美恵子

近藤いね子 先生

一九七六年三月二十四日

モートン・ブラウン 宛

あなたの整然とした〝完全な〟お手紙には後じさりしてしまいます。私の方は勇気を出して手書きにすることに決めました。と申しますのは近頃タイプが大変苦手になりましたので。

あなたと御家族がお元気なことを伺って何よりと存じます。私もBonnie〔モートン夫人〕とお嬢様にお会いしたい気持です。Bonnieはきっと“bonne”な〔いい〕方でしょうね。お嬢様も大変チャーミングな才能豊かな方とお見受けします。

私の昔の記憶は大変不正確ですが、宣郎は私が一九六三年夏にペンドル・ヒルに行ったと申します。ペンドル・ヒルのあの学舎に迎えられ、食堂で食事をしたことをおぼえています。

お書き下さったあなたのいろいろの御経験はみな興味津々たるものですが、あなたの〝キリスト教は〔世界に〕どのような差異〔変化〕をもたらしたか〟という御質問はとてつもない大問題のように見えます。私はそれについて幾晩か考えました。そして宣郎と議論しました。宣郎はもともと仏教的な環境に育った人ですが、キリスト教にいいところが沢山あると思っています。彼はいかにも科学者らしく〝歴史に対照実験がないのにどうしてそんなことがわかるかな？〟と申します。そう言えばこういうことは一条件下でたった一度だけ起るすべての歴史上の出来事に対して言えることですね。

大まかに言えば、人類の歴史におけるキリスト教の出現はプラスとマイナスの両面をもっているように思われます。プラス面＝現世をよりよくするための活発な関心、より高揚された人道主義と博愛主義、慈善（charitas）のより明確な概念。マイナス面＝固陋な独善、地球上でその目的を遂行するための攻撃性と排他性、人間中心主義。人間中心主義は、私共の宇宙的ならびに微生物学的視野が拡大されるにつれてますます受け入れ難いものになってくるようです。

こんなことを私が言うのは、私がいつも科学だけでなく、ギリシャ哲学や種々の宗教に興味をもっているからです。私はいまいろいろの仏教の経典を勉強しているところです。

あなたはシモーヌ・ヴェイユを知っていますか。私は彼女の書いたものを大抵読みました。そして彼女について少しばかり書きもしました。彼女は求道者の悲劇を象徴しています。私もつねに求道者ですが、私の場合は私の神と共に道を求めます。私は求道者がすべて悲劇的でなければならないとは思いません。しかしシモーヌの求道の幅の広さ、彼女の生き方の強さと誠実さを讃美せずにはいられません。もちろん私共はそれぞれ自分自身の生活法（modus vivandi）をもっています。私は彼女を、そしてまた他の誰をも、真似ようとは思いません。

エヴァンにあなたの住所を知らせたことをお許し下さい。彼自身私に二年ほど前〝だしぬけに〟手紙をくれました。私は彼の手紙に返事を書くのにあなたと同じように当惑しました。文通を絶たなかったのは私自身の中にある弱さの印しと思いますが、いずれにせよ文通はその後先細りになっています。三十六年前の私共のペンドル・ヒル時代を除いて、私共は今彼と共通のものを何ももっていないようです。

日本のクエーカー達は大変小さなあまり活発でないグループを作っていますが、その中には傑出した人々がかなり含まれております。寺崎氏御一家のことは聞いたことがあります。私の母はクエーカーでした。彼女の死後父もクエーカーになりました。真左は今月まで、普連土学園で教えていました。私は〝シンパ〟としてこの学校や〔フレンドの〕特別な会合で何回か講演をしたことがあります。しかし私はクエーカーの一員になろうとは思っていません。ここのクエーカーリズムは福音主義的なもので、ブリントン流のものでないことが私に抵抗を感じさせるのかもしれません。私という人間のつくりには神秘家の要素が存在するようで、それが私にいろいろな種類の宗教に興味を持たせます。（そしてここには実に沢山の宗教があるのです！）医者、とくに精神科医は、あらゆる種類の人々と思想に心を開いていなければなりません。私は人々から学びたいのです。

私の著書はどれも翻訳されておりません。しかし下手な英語で書かれた私の論文のいくつかはスイスで発行されている国際精神病学雑誌に発表されています。それはもう十年も前のことで、今となっては改訂すべきですが、当時の私の考えと経験を示すためにそのうちの一つの抜刷を別便でお送りします。

あなたの〔著書の〕アウトラインが見られたら、私はきっと興味をもつことでしょう。

御想像のように、私はまずまずの健康状態で、読み、書き、散歩し、少しばかりの家事をするという静かな生活を楽しんでいます。はげしい働きを続けたこれまでの年月の後で、まだもっと考えることができるのは有難いことです。宣郎は今年の夏の末にアメリカ（ボストンと思いますが）とヨーロッパへ行きますが、私は健康が許しませんので彼には同行しないでしょう。

再会を楽しみに、そしてあなた方三人のすべてに御幸福を祈りつつ。

美恵子

西丸四方 宛

一九七九年六月十日（はがき）

クレペリンをご恵贈下さいますそうで（という言い方はあいまいですが、今宝塚に一週間滞在して帰ったばかりですべてがコントンとしているため）厚く御礼申しあげます。先生のご活やくぶりに目を見はるばかり。ここへ来たときあまりにも辺ぴなので、昔愛用していた自転車に乗ってみたらみごとひっくりかえってしまいました。このごろの自転車はブレーキがものすごくよく効くのをわきまえなかったためです。先生もご用心願います。朝日のご本は何というのでしょう。「精神医学ア ラ フランセーズ」なんていう題をつける出版社はどこかしら、と思っています。これで私も小さな出版社（昔の教え子♀二人でやっているところ）の持ち出しコモンだもので、出版ということに興味があります。ただし今はまずみすずへの約束を果たさねばなりませんが、岩波とか白水社とか etc. 入りみだれて、私のところへ来る人や手紙は出版社がいちばん多くなってしまいました。すべて大きなものはことわり、小さなものばかりかいていますけれど。お墓をつくって大活やくというのは愉快でございますね。あいにく私は「神谷の墓」という多摩のえらくコッたのに入らなければならず、私がおそうしきも何も一切不要、というと主人の親族がショックをうけるらしく、何教なのか決めろ、と迫られます。おそうしきは出来合のが遺族にとって一ばんらくなのだともさとされています。まあ私も今の生命はおまけ、という感じで何やら毎日書いておりますま。又他人の書きものを世に出す手伝いをしております。必ずしもPsy.〔心理学・精神医学〕とは限らず。御礼まで。

（『著作集10　日記・書簡集』一九八二年に所収）

神谷美恵子の本棚

本をめぐることば

人生のさまざまな場面で、神谷美恵子を支えてきた本という存在。日記や書簡などから、本をめぐることばを集めました。

エーヴ・キュリー
『キュリー夫人伝』

『キュリー夫人伝』をもう一度よみはじめた。そして、自分のなまぬるい勉強の仕方を省みて、ざんきの念に耐えない。勉強と献身と。これは、両立し得るのだ。要は魂の問題なのだ。だから、機会と環境に恵まれている時に、全力をつくさなかったら、勉強は永久にできないではないか。

私もマリー・キュリーの何分の一でもいいから勉強しよう！　やせて卒倒する位までやろう！　この際、装飾的なことは何につかず、一切やめること。

自分の悲しい浅薄な性質も、何とかしてためること。自分が夢中でやらなかったら、人の役に立つ事も絶対に出来ないのだという事を銘記せよ！

（一九四二年五月二十日　二十八歳）

吉村冬彦（寺田寅彦）
『橡の実』

ゆうべから興奮して、けさは五時に起きて勉強。但しまだノートの復習がたまっているのでそれを済ましてからでないと何もはじめられない。学校では前原さんが『橡の実』（吉村冬彦）を貸してくれたので時間の合間によむ。こうした枯れた、淡々とした、しかも滋味と鋭い観察のある文が書ける様にいつなるだろう。一生なれないのだろうけれど。私は私なりに、生涯の終りに、ものを達観し得る様になりたいものだ。

（一九四二年五月二十一日　二十八歳）

ウィリアム・ジェームズ
『信ずる意思』他

W. James : The Will to Believe（『信ずる意思』）を読み終え Reflex Action and Theism（『反射動作と有神論』）を読んでいる。面白くて息もつけない。生理を知った心理学者、哲学者であってこそ耳を傾けることができる。

（一九四二年五月二十七日　二十八歳）

相変わらずジェームズに読みふけっている。今頃人間観、人生観のねり直しをやっている人間も随分晩成なものだ。しかし十年も前に、兄上に「信仰も人間性に根ざしたものでなくてはならない」「真のヒューマニズムが必要だ」と、よく訳もわからずに熱を吹いていたその思想の芽が、今頃になって自分の裡にのびて葉を出しつつあるのを発見して感慨無量だ。ジェームズの言葉の中に自分を見出すのだ。これから当分の間ジェームズ、ベルグソン、ポアンカレ、デカルト等をよく読んで――今になってやっと哲学をよく読めるようになった――徹底的に考えて、人生、科学についての自分の考えをまとめたい。

Reflex Action and Theism の中には科学の「美しさ」を要求する人間性がよく描かれている。

（一九四二年五月二十八日　二十八歳）

夜、寝る前にジェームズの『プラグマチズム』を読みふける。彼の明快な哲学的センスに胸がすっとする。メトーデとしては彼の考え方は便利である。そしてラショナリストに向っての不満の言葉には大いに共鳴するところあり。より大なる世界の消息のあり得ることを素直に認めて置くところに彼の健全と謙虚さがある。

気質が哲学の全体の傾向をつくるということは私も近頃頻りに気付いていたところだ。そして気質というものは体質と切っても切れないところがある。

（一九四三年三月六日　二十九歳）

キャサリン・マンスフィールド
『ガーデン・パーティー』『日記』

今朝暗い中に眼がさめて、その途端マンスフィールドの『ガーデン・パーティ』が読みたくなった。早速下へ降りて、本を書斎からとって、寝床へ帰って薄暗い中を眼をこらして『マ・パーカー』を読んだ。

ちょうどこんな形式のものを当分書けばいいのだ！　と私は大発見をしたように心で叫んだ。医学の余暇で長いものを書くのは容易なことではない。小さく、感情と思想の「凝った」結晶のようなものが一番いいのではないか。

（一九四二年十一月二十一日　二十八歳）

マンスフィールドの日記を読んでいると、書くものの苦悩と至福が胸に迫る。同時に自分の裡なる「書く人間」の強い強い牽引を感じて苦しくなる。

（一九四四年八月八日　三十歳）

床に寝そべってマンスフィールドの日記を読み続ける。二九六頁に

「そういう教養のある心は真に私を惹きつけない……結局、冒険は終了している。もはや剪り込み、枝を払い、押えつけること以外にすることがない。……否、私の愛する心はまだ荒地が残っていなければならない。……誰もまだ深さを測ったことのない池があり蛇の一匹や二匹出て来そうで……」

何という気のあった人であろう。まったくそうだ！　と膝頭を打って同感する他ない。人も、芸術も、マンスフィールドほど私の心に近く迫るものはない。ただ私は生活に於ても作品に於てもあの人ほど純潔に、正直になり切れないだけだ。

（一九四四年八月九日　三十歳）

惜しみつつ読んでいたが今朝読了、こんなに好きな人間は少ない。あの人と逢って話して見たかった。

（一九四四年八月十一日　三十歳）

本日マンスフィールドの日記を読み直して、彼女の生き生きした純粋な魂に触れ、自分もつねにかくありたいと願い、死んでも固まった学者などになるまいと心に誓う。

（一九四五年一月三十一日　三十一歳）

芥川龍之介
短篇

ゆうべも例の通り『枕草子』と芥川氏を読んで寝たが、芥川氏の短篇には、マンスフィールドのから受けるのと同じようなビリビリした刺激を受ける。あの人のものは濃縮されていて無駄がなく、到るところに神経が行き渡っている。あの感覚の

鋭さと頭脳の鋭さには、ただ圧倒される。これを読んで寝ると、朝めざめた途端、きまって、何か夜通し書いていたような昂奮を感ずる。そして「ああどうしたらいいのか」というような切ない、せっぱ詰まった仕事への衝動を感ずる。

（一九四三年五月十一日　二十九歳）

フレデリック・アミエル
『アミエルの日記』

きょう『アミエルの日記』がふとなつかしくなって繰っていたら、人間は何でも自分に欠けているものを強調する傾向があると書いてあった。観念的な人間は具体的なことの重要性を説くものだ、とあった。何だか自分のことを言われているような気がした。不得意なことを強いてやろうとしたり自分の教養にあいている孔を何もかもうめようとしてあまりあくせくするのはもう止めようと思った。書くことも、自分の本領を、自分らしいことを書こうと思った。

（一九四三年五月二十七日　二十九歳）

アミエル Amiel のようにただ独りごとを言うだけで一生を終えてはならない。（アミエルはそれでよかったかも知れないが、私の場合はそれは許されないという意味）

（一九四五年三月二十二日　三十一歳）

アンナ・マグダレーナ・バッハ
『セバスティアン・バッハ回想記』（『バッハの思い出』）

バッハの奥さんの書いたバッハの思い出を読了。バッハにとって宗教は「潜在せるもの」であったというのが何よりうれしかった。また彼の「不易性」の一面には恐ろしく烈しい一面のあったこと、彼の眼が絶えず内に向っていたこと等、興味深し。天才必ずしも奇矯ならずとの証拠として尊く思う。十分のうのうしたから、そろそろ学校の勉強を始めよう。そうしてバッハを聴きながらものを考えて書きたい。

私もまた宗教の潜在せる文学を書けぬものか!!つねにつねにバッハの音楽にインスパイアされた

ものを書けぬものか!! 文壇的に何の縁もない、直接自分の魂をそそぎ出したものだけ書きたい! それにはもっともっと裸に、正直にならねばならぬ。

(一九四三年六月二十四日 二十九歳)

島崎藤村

『藤村詩集』他

藤村の詩に酔っている。この言葉の流れの美しさはどうだ。そしてかくも自由に情緒を歌い出でられたら! 長い長い間かかって、やっとさまざまの拘束から逃れ出た自分も、今こそ、堰を切ったように歌うことを許されぬものか。まことと美以外、何ものも眼中に置かずに。

(一九四三年九月二十三日 二十九歳)

きょうは午前中に『家』を読了。二階のとし子の部屋で暖かい陽を浴びながら、この主人公の艱難多く悩み多き生活の跡を辿って傷ましい思いに襲われた。その思いはやがて自分にも、人生一般にも及んで行った。(……)

藤村の己が天職に対する真剣な、命がけな献身に何よりも打たれる。しかもあのような生活の苦しみの中に飽くまでも静かに粘り強く書き続け、創り続けたことに打たれる。この「静けさ」、底知れぬ沼の水のごとき静けさが、この作家のいちばん大きな魅力かも知れない。それは、烈しく矛盾し合う力を深いところで必死に持ちこたえているところから来る静けさだ。

(一九四五年二月十七日 二十九歳)

アンリ・ベルグソン

『物質と記憶』

ベルグソンの思想は一見、身体とか現在とかいうものの非重要性を提唱するように見えて実はそうではなく、却って現在の厳粛さを覚えさせる。また行動というものの重要なる意味を明らかにしている。何故ならば彼によれば、かの純粋なる認識の世界が現実の世界に接触して形をとり得る唯一の接触点は現在であり、我々の身体であるからだ。

表現こそ異なれ、思想の推移の筋道こそ異なれ、プラトンの思想や聖書の中の思想に極めて近いものをここにも見る。断片的な、一面的な「現実」よりも遥かに大きく、深く、広く、高い、かの純粋な世界の消息を知れる人々が、それぞれ違った角度から同じことを言おうとしているに過ぎないのだ。まぎれもなきこれらの声！　古今東西、さまざまな人々の口からこれを聞き得る幸よ、驚異よ。

一般の習慣から絶えず脱して考えることの難しさはベルグソンも言っている。

（一九四三年十一月九日　二十九歳）

宮沢賢治
『詩篇』他

『宮沢賢治』（佐藤隆房著）を読了。深く感銘する。

ミンナニデクノボウトヨバレ
ホメラレモセズ
クニモサレズ
ソウイウモノニ
ワタシハ
ナリタイ

という言葉で終る詩が彼の全人格全生涯をよく現わしている。彼の結婚観、仕事観にも打たれた。

（一九四三年十二月二十六日　二十九歳）

Y子さんから借りて宮沢賢治の童話『銀河鉄道の夜』を読んでいる。光の水を浴びている感じ。

（一九四四年六月十日　三十歳）

今日は午後五時の退庁船でかえるのに間にあわす為大急ぎで一日臨床。炎天下の往診は目がくらむばかり。いつも園内をこうして歩いている時宮沢賢治の「オロオロ歩き」という詩の一節が浮かぶ。

（一九六六年八月十二日　五十二歳）

ハンス・カロッサ
『指導と忍従』『成年の秘密』

久しぶりで目のさめるような陽。やっと風邪が治った。その陽を浴びつつカロッサ『指導と忍従』を読み終え、その後味の持っていきどころに困ってバッハを弾く。あの世界からの呼びかけのように感ずる。

医者を業としながら、この世界に呼吸していたカロッサという人の存在が慕わしい。シュヴァイツァにないやわらかさと陰影と、詩と渋味がある。

（一九四四年四月二十九日　三十歳）

この夏の内職により家計に少しばかり余裕が出来たので初めて自分の衣類や書物を求めた。カーディガン、字引、あみものの本――そうして今日は永年のあこがれカロッサ『成年の秘密』を大枚二百三十円で入手して来た。アテネから帰った夜、コーヒー二杯で疲れを消した上、あみものをしながら読む。こうしたluxury〔ぜいたく〕は何ヵ月ぶりであろう。私の心は久しぶりで俗世のわずらわしさから解き放たれ、夢幻の世界、詩の世界に遊び、歓喜の声をあげた。と同時に、眠っていた使命感、書かなくてはならぬ、という衝動がもくもくと起き上って来る。しかしそのためにはどれほどの真実さが必要な事だろう。いささかの真似事もない、正真正銘の自己を掘り出し、伐り出すことの難しさ、恐ろしさ。

（一九五〇年九月十八日　三十六歳）

カール・ヤスパース『世界観の心理学』他

ヤスパースとかシュプランガーとか、こういう人間にこれほど強く魅入られてしまう自分は一体どうしたものだろう。それはこの人たちが自分の姿を見事に描き出し理解させてくれるからなのだ。所謂Psychologismus〔心理主義〕に陥らずに、しかも飽くまでpsychologisch〔心理学的〕に人間を自己を理解せんとするこの熱情には私の全身がビリビリと共鳴する。私もこういう行き方の著述をしたい。この人たちのごとく大胆に自己の主観性に徹したい。私の今までのあらゆる勉強も要するに自己探求へのあがきだったのではないか。

（一九四五年一月四日　三十歳）

私はゆうべヤスパースの本を十六年ぶりでよんで感慨にたえず二時まで起きており、けさも六時に目をさましてしまった。人間というものを少しでもよくわからせてくれる本というものほど有難い貴いものはないように私には思われる。たとえば聖書というものがどんなに貴い真理をあかすものであるにせよ、それはやはり精神の一形態を示すだけではないか。そこにはやはり自己陶酔があるのではないか。もちろん陶酔は生きて行く上に不可欠な要素だけれど、自分の属する形態以外の形態をも理解し、多くの形態の中の一つでしかない自分の位置をも客観的に認識することこそほんとうの智慧ではないだろうか。精神医学はそれを可能にする筈だ。（一九六〇年五月十日　四十六歳）

トーマス・マン
『トニオ・クレーゲル』他

知っている人でこの災難〔空襲〕にあった人は多い。家もその中に番がめぐって来ることだろう。このさ中で私はこの頃、芸術（文学）方面か学問か、の問題に悩みつづけている。トマス・マンの『トニオ・クレーゲル』『ヴェニスに死す』『ブッデンブローク』等が一字一字心に苦しいほどこたえて来る。二兎を追うことは許されないのではなかろうか。そうして私にとって最上の欲求であり喜悦であるのは「形式による表現」であることは年とともに明らかになって来た。

（一九四五年四月十六日　三十一歳）

『ハイネ詩集』

この詩〔ハイネ「君は花のごとく」（片山敏彦訳）〕が好きでたまらない。このholdという言葉の美しさはどうだ。そしてここにあらわされている気持に襲われて、そのまま立ちすくんでしまうことがどんなに多いことだろう。あるいは自然の美しさに、あるいは人の心の美しさに打たれて。今夜は病歴ひとつ書き、十二時頃室に入りドイツの詩に浸った。Lyrikなしで私は生きて行けない。日本語を流れるように使って、この気持をあらわせたら。（一九四五年五月十日　三十一歳）

マンテガッツァ
『楽しみの生理学』

Mantegazza : Physiologie du plaisir〔『楽しみの生理学』〕という本をきょう古本屋で買った。そうしてそれを歩き歩き読み始め、池の端の岩の上に坐して読み続け、私もこの人のように、ひろい人間学、“Anthropologie”の学徒でありたいと思った。(……)

ああ、つくろう、書こう！　ゆうべはマンテガッツァがまだ二十三歳くらいの時に書いたというこの名著を読みながら心が燃えた。いたずらに精力を散らさないで、いくつかのはっきりした題目を決めて全心全力を其処へ凝らそう！

(一九四五年五月十九日　三十一歳)

ジョン・ミルトン
『失楽園』他

ああ結局、私はvictim of my talents〔才能の犠牲者〕なのだろうか。しかし、苦しみと犠牲なしに何時worth-whileな〔やりがいのある〕こと、人に役に立つことができたためしがある。(……)

ミルトンを思え。もし真に「自己」と創造力とを持っているなら、どんな機械的な服役のどんな長い期間を通してもそれ等は死なない筈だ。否、却って生き生きと育って何時か——あるいは病気や失明や失意によって！——、芽を出す機を見出すのだ。そうでない位のものなら死んでしまう方がいいのだろう。

(一九四五年十一月十六日　三十一歳)

お使いに行くたびごとに晩秋の山の色のゆたかさが胸にせまる。人生の晩秋もああいうものでありうるわけだ。晩年のミルトンのように、泥にまみれたそれまでの人生でえたものをすでにおとろえた体と失明の眼であのように壮麗な作品を歌いあげることもできるのだ。

(一九五九年十二月五日　四十五歳)

ロマン・ロラン
『魅せられたる魂』

N〔神谷宣郎〕が買ってくれた二等の切符で軽井沢へ。汽車の中から澄ちゃんに拝借のロマン・ロラン『魅せられたる魂』を読み始む、この女主人公の性格はふしぎに私に似ている。

(一九四六年五月二十四日　三十二歳)

Nの存在はこの孤独の明け暮れにも一時なりと

私を離れない。そして書かねばならぬ原稿があるのに、今迄の大部分の時間を七月ここへ二人で新婚旅行に来る時の準備に費して過してしまった。（……）しかしNの流儀で言えば自分もこんなに普通であってよかった、と言うべきなのだろう。これでは家庭に入ったら文化的な仕事は何も産み出さなくなってしまうのではなかろうか、とおそろしくなる。ロマン・ロランのアンネットの話もこのおそれを強くする。しかしこれは要するに私のAnlage〔素質〕とVitalität〔活力〕の問題である。結婚して何も仕事をしなくなるようならもともとそれだけのものしか持っていなかったのだ、と言う事になる。Nはロジェとはちがうのだから私はアンネットよりはるかに条件がよい訳だ。

（一九四六年五月二十七日　三十二歳）

カール・ヒルティ
『幸福論』

　この頃昔愛読したヒルティの書物をとり出して少しずつ読んでいますが（目下はGlück〔幸福論〕の第一巻）昔わからなかったあの人のよさがわかるような気がします、つまりふつうの人生の労苦をつぶさに知っている人が発見し到達した真理という意味で今の私にはあの人の言う一言一句が大変重味を持つのでしょう。何しろ私はほんとにお嬢さんでしたから、たとえば「お金」というようなものの持つ意味一つでも全くよくはわかっていなかったような気がします。今頃になってその持ち得る意味も、またそれがほんとうには何等価値をも持っていないものであるという意味も、もう一度学び直しているようです。

（一九五二年十月六日　浦口真左宛書簡　三十八歳）

オルダス・ハックスレー
『天才と女神』

　朝女学院のかえり買物の為梅田へまわる。脳談話会をサボって帰宅。子供たちの相手、家計簿整理。Aldous Huxley : The Genius and the Goddes〔『天才と女神』〕を読んだ。ハックスレイの文と思想の力にひきずられてとうとうよみ終るまで他の事が何も出来なかった。文学とはこういう力にみちたものだ。庭の金もくせいの匂いにむせる。

（一九五七年九月二十日　四十三歳）

アン・モロー・リンドバーグ
『海からの贈り物』

H婦長を駅まで見送り、大トシ〔書店〕で本をひやかしている中に Ann Morrow Lindbergh の Gift from the Sea〔『海からの贈り物』〕という本をみつけて求めた。この書評はずっと前にどこかで読み、かねてより読みたいと思っていたものだ。（……）

さて Ann Lindbergh の本をTの枕もとで編物しながら読んだが、実にいい本だった。こんな本を一冊書ければ、妻として母として苦しみつつ生きぬいた甲斐があると思った。

具体的な感想は又いつか書きたいと思うが、ともかくこの本を読んだおかげで、私の「書くこと」への方向は、はっきりきまったような気がする。

私にはもはや精神医学者として大成するには時間が全く不足する。四五歳という年齢、それにまだ幼い子供たち、ゆたかでない家計、こうした条件はすべて、このことのムリなことを明らかに示している。

あと一五年ほど残されている活動期間に、もし何ほどかでも自分独特のものを残そうとするならば「書くこと」のほかにない。「書くこと」の中にこそ、いままで経て来たあらゆる方面のことを integrate〔統合〕することができるのではないか。

書くことには勇気とそして根気がいる。今こそそれを Summon up しよう〔奮いたたせよう〕、女学院に週に一度教えるにとどめ、何とか家をやりくりしつつ一生けんめい書こう。（1.30a. m）

（一九五九年三月七日　四十五歳）

清水幾太郎
『社会心理学』

Rは戸田君の家へ行き、御一家と共に西宮の「えびすさん」へ行った由。Tは例により一日の大半を文ちゃんと共に自転車乗り。Nと私は勉強。清水幾太郎『社会心理学』読了。頗る面白かった。

しかし社会主義革命により「個人と集団が一つのものになり」人間の中のもやもやした願望や欲求まで満たされてしまうという推測はあまりにも単純すぎないか。むしろ社会問題が解決したそのあとでこそ、もっとも純粋に人間の精神自体に内蔵される問題が出て来るのではないか。

（一九六〇年一月三日　四十五歳）

セーレン・キェルケゴール『不安の概念』

夏からよみかけのキェルケゴールの『不安の概念』をよむ。よみ終えるのが惜しく、ちびちびと考え考えよむ。ところどころ感たんの声をあげつつ。ずい分沢山の事を考えたおかげで、講義の準備はなかなか捗らない。

（一九六〇年九月十日　四十六歳）

ヴェルハーレンの詩

雪ふり、めずらしく白景色となる。午前午後教え、合間は学生たちの卒論の相談でうめられ、息つくひまなし。

F321のクラスではお別れにヴェルハーレンのLa Joie（「喜び」）をよむ。しかし、だれにこれがほんとにわかるだろうか。裸一貫になった人間でなければこの全存在をゆさぶるよろこびはわからないのではないか。

（一九六一年一月二十五日　四十七歳）

マリーナ・セレーニ『われらが生涯の日々』

昨夜マリーナ・セレーニ I giorni della nostra vita（『われらが生涯の日々』）を読了。実にそう明な、女らしい女性だ。しかも最初から夫の逮捕という事態を予期しつつの結婚生活。そして共産主義運動という大きな目的にささげられた生活、というその背景が、この二人にとくべつな切迫感と尊厳とを与えている。夫の理想を初めは理解しうるだけの知識すらもっていなかった女性がその愛ゆえにこれほどその理想と同一化し、その理想のための犠牲をよろこんで甘受し、一生をささげた、ということはおどろくべきことではないか。さいごはガンだ。あのガンで死んで行く夫とともに過した最後の数年の記ろくとともに唯物論者たちのもつすみ切った精神性を考えさせられる。

（一九六一年二月二十五日　四十七歳）

E・H・フロム
『自由からの逃走』他

フロムの『自由からの逃走』とパッペンハイムの『近代人の疎外』とを非常な興味をもって読んだ。疎外ということの持つ社会学的、歴史的側面がやっと少しわかったような気がする。しかし問題はそれだけではない。私の問題とするところはまさに、これらの著書の論じ終ったところからはじまるのだ。フロムの本で「悲劇的」なものとしてほんの一パラグラフですましてあったこと、あれが私の問題なのだ。

（一九六一年三月二十五日　四十七歳）

エルンスト・カッシラー
『人間』

けさカッシラー読了。人間存在の全般――神話、宗教、言語、芸術、歴史、科学――に対する展望、雄大なヴィスタ〔見通し〕をえて大きな昂揚にみたされた。まる一週間、はなれていた「生甲斐」にまた新しい力と姿勢で向かって行けそうだ。私はもっと広い立場で書かねばならぬ。とくにカッシラーの「シンボル的宇宙」ということばに深く感銘した。

（一九六一年八月二十七日　四十七歳）

柳宗悦
『南無阿弥陀仏と一遍上人』

柳宗悦の『南無阿弥陀仏と一遍上人』を授業の合間によみ、感銘あふる。日本に生れてよかった、とはじめて心の底から思った。今までわからなかったことだ。新しい世界がひらけた。ことに「美」の世界についてのくだり。

（一九六一年九月二十日　四十七歳）

モンテーニュ
『エセー』

モンテーニュのいうように、人は物事に身を貸すだけで、与えてはならないのだ。あくまでも自分は自分の使命の為にとっておき、ささげなくてはならないのだ。平安とよろこびが長い暗中模索の後に今ぞ潮のごとく湧きでてくる。

（一九六四年六月二日　五十歳）

クロード・レヴィ＝ストロース
『野生の思考』

レヴィ＝ストロースの『パンセ・ソーヴァージュ』（『野生の思考』）をよみ、バッハを弾き、考えにふける。昔、私を泥沼から救ったあの閃めきのことばは「自他を切って切って切りまくるのだ」ということではなかったか。これはとりもなおさず、認識に余生をかける、ということだったのだ。私の実践のむなしさ、当惑、その数々のあやまち、を今にして理解する。そして、運命がもしかして、あの道を開いてくれるならば、私の踏むべき道はやはり認識にあった、ということが証明されるわけだ。

（一九六八年十月三十日　五十四歳）

シモーヌ・ヴェーユ
『愛と死のパンセ』（『重力と恩寵』）

自己嫌悪に悩まされる。私という人間の悪さは、まさに死ななきゃ治らない。死よ、とく来よ、と言いたくなる。周囲の者にとって、私はどんなに重荷であろうか。書評のためヴェーユをよんで一日すぎた。純粋と短命とは結びついているのではないか。そしてヴェーユの死は、やはり一種の自殺としか思えない。（一九六九年六月二十三日　五十四歳）

サン＝テグジュペリ
『城砦』

サン＝テグジュペリは遺稿となった大作『城砦』の中で、「交換」exchange という思想をしばしば述べている。人間は何かのしごとに打ち込んで、自分のすべてをそれに献げることによって、自分の生命をそれと交換するのだという。そのしごとが大工の作業であろうと、刺しゅうであろうと、何でもいい。ともかく我を忘れて努力をつみかさねるうちに、そこにその人間よりも永続的な価値のあるものが生まれ、その人間はやがて年老いて死ぬが、死ぬとき、「その両手は星で一杯なのだ」という詩的なことばがしるされている。

私はこの思想が大好きで、何度もこの部厚い本を読みかえしてみる。しかしいくらこの美しさに魅せられても、自分自身でこの思想を生きるだけの力がないので、これはただいつも理想の一つとしてあたまの上に輝きつづけているだけである。

（「ひととしごと」一九七一年一月　五十七歳）

親鸞
『歎異抄』

歎異抄は私も愛読してきました。聖書の教えと同じものがありますね。私はいろいろな宗教に共通なところを発見するのがたのしみです。人の心の求めるものはいつでも、どこでもそうちがわないと思います。いろいろな宗教や宗派から私に原稿や講演の依頼（みなことわってますけれど）がくるのは、私がそういうあいまいさを持っているからなのでしょう。でも小さな心でも、できるだけ広く、いろいろな人の考えかたを知りたい、というのが私の願いなのです。

（一九七五年三月十日　森岡律子宛書簡　六十一歳）

道元
『正法眼蔵』

昨日の疲れでほとんど一日中ボーッとしていた。腰痛、足のしびれ、むかつき、――過労の時は例のごとし。Rはおひるを食べて名古屋へ。何で生きのびたいと願うか。べつに願っているとは思わない。ただNのことを思えば、せめて家のことだけでもできる形で生きていたい、さもなくば早く召したまえ、と勝手な願いが湧いてくるのをどうしようもない。よるの教養特集で正法眼蔵のことをきいて読みたいと思った。私には源氏よりこれのほうが興味がある――少しはわかりそうな気がした。

トオルに頼んで買ってきてもらった正法眼蔵をよみはじめた。ともかく名文！

（一九七六年一月二十六日　六十二歳）

入院のときにはいつも持ってくるギリシャ語の新訳聖書と、ほかにたくさんの本を持ちこんで読んでます。とくにフランス語でMontaigneのEssais,日本語で道元の正法眼蔵——これは入院でもしなければなかなかじっくり読めないものです。

（一九七六年四月十九日　浦口真左宛書簡　六十二歳）

『余計者娘』（作者不詳）

子どものお話の中にも結構悲しいことやつらいことが出てきます。ハイジがふるさとへ帰りたくてどんなに悲しい思いをしたか。それはスイスで育った私の幼い心に深くやきついた「悲しみ」のイメージです。

もう一つ、名もなき作者が書いた『余計者娘』という少女小説。原作は“Mademoiselle de trop”という題でした。どういう物語であったか、それも定かではないのですが、ある少女が孤児になってどこかよその家へもらわれて行った。そこの家にも子どもたちがいたのですが、どういうわけか、その少女は右の題名どおりのアダ名をつけられ、ことごとに「いなくてもいい存在」つまり、邪魔者として扱われる、というお話です。

そのころたくさんのスイスの少女小説を読んでいたのに、なぜかこの「疎外者」のイメージがいちばん私の心に深く刻みこまれたのです。（……）日本へ帰ってからもしばらくはあまり日本語ができなかったので、母にたのんでこの〔少女小説の〕シリーズをスイスからとりよせて購読していたおぼえがあります。その本の大きさ、表紙の色などみな思い出せるのに、内容といったら、この「余計者」の悲しみばかり、というのはどういうことでしょう。でもそれは私ののちのちの人生に何か関係がありそうにも思えるのです。それは生きていくうちに「余計者」とされる者はその物語の少女ばかりではない、というイメージの拡大化、抽象化が行われたためでしょう。

（「想像力について」一九七九年四月　六十五歳）

ヴァージニア・ウルフの棚から

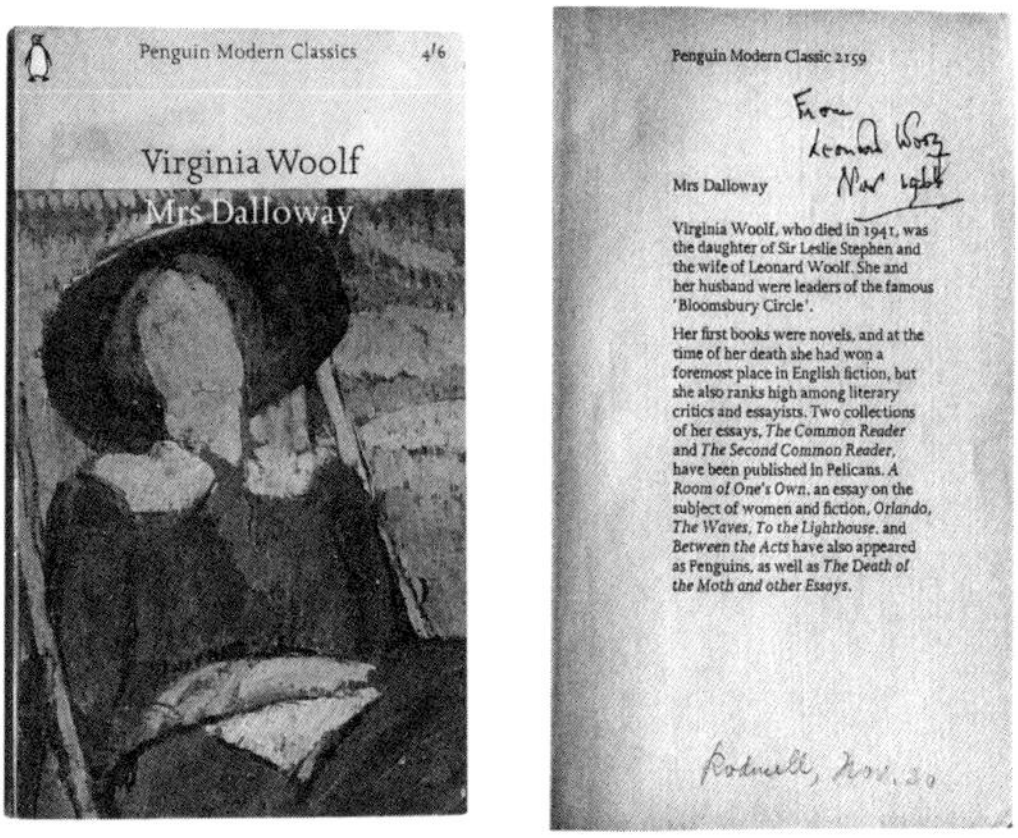

レナード・ウルフが美恵子に贈ったペンギン版『ダロウェイ夫人』とレナードの署名。

死の直前まで、美恵子の心を離れることのなかった、ヴァージニア・ウルフ。

美恵子が長年にわたって収集した、ウルフ関係の蔵書およそ百冊は、没後、津田塾大学図書館に寄贈され、たくさんの書き込みや付箋もそのままに保管されている。

美恵子がウルフの病跡研究に本格的に取り組みはじめたのは一九六〇年頃のこと。一九六五年、精神医学者オイゲン・カーン博士のすすめで、コンフィニア誌に「ヴァージニア・ウルフの病誌素描」を発表。各国から大きな反響をえる。翌一九六六年にはウルフの夫レナードとの面会、資料収集のために渡英した。

私を何となくあたふたさせているのは二日前に、ヴァジニア・ウルフのご主人、レナード・ウルフ氏から私の手紙への返事が来て、十月十三日に私に会ってくれると言って来たことです。とてもその日に間に合うようにヴィザなどとれないので、面会を十一月前半に変更してもらうようにたのみ、(……)彼はたしか八十四歳位なので、会えると

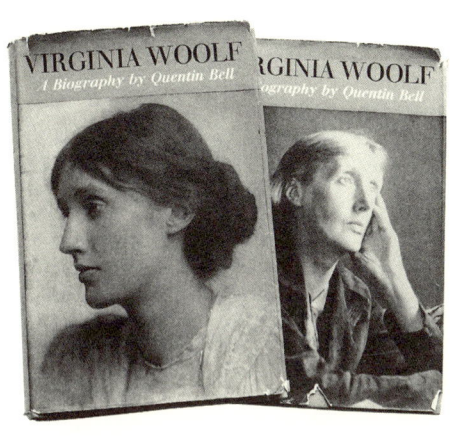

1972年に刊行されたベルのウルフ伝（1、2巻）。
第2巻には「日本の神谷夫人がウルフの病跡誌を準備中」との脚注もある。

いうのは本当にふしぎなありがたい事です。そしてV・Wの病誌をかき上げてスイスのカーガー社から百ページ位のモノグラフィにして出すつもりです（うまくかければ）。L・Wへは私の英文ペーパー二つ（最近のもの、一つはV・Wについての）を送りましたが very great interest をもってよんだ、と書いてよこしました。

（一九六六年九月十五日　浦口真左宛書簡）

レナードの勧めで、ヴァージニアの甥、クウェンティン・ベルとの文通がはじまった。当時、ベルはヴァージニアの伝記を執筆中であり、そのなかで数々の新事実が明らかにされると聞いた美恵子は、ベルに「お会いするまで私が病跡を出版するのは見合わせた方がいいと思います。……あなたからの新資料に従って原稿を書き直しましょう」と書き送った。

「研究ノート　ウルフの病誌」

ヴァジニア・ウルフの病誌をつつき始めてからそろそろ二十年にもなろうとしているのに、六年前、つまり彼女の死後三十一年ごろから未公開資料が続々と現れ始めて弱っている。

全日記五巻を読まなければ彼女の作品を公正に評価できないとQ・ベルは言う。ところがまだ一巻しか出ていない。その他未知の作品、書簡などあとをたたないのである。ウルフの病気についての見当は大してまちがっていなかったと思うが、人格形成の細部は想像の及ぶところではなかった。彼女のおい、Q・ベルのウルフ伝二巻（一九七二）もこれに深くメスを入れているとは思えない。

ウルフの成長過程を今のところ最もよくあらわしているのは書簡集であろう。六巻予定のうち三巻まで出している。まず圧倒されるのは手紙の量である。フローベールと同様に発語期がおくれ、万事不器用であった幼少期に、ふつうの人以上の知覚とイメージがたくわえられ、言葉として噴出したのではなかろうか。

書簡第一巻は三十歳で結婚するまでの分だが、多くの部分に年長の何人かの女性に対するべたべたした甘えことばが氾濫（はんらん）しているのにおどろかされる。この「甘え欲求」は十三歳で母がなくなるよりはるか前にさかのぼるようだ。「躁うつ病者には本能にも近い依存症がある」という北大名誉教授諏訪望氏のことばが思いあわされる。さてこの一面を持つ人と病と創造性の関係如何を再考しなければならない。

（朝日新聞　一九七八年六月十五日）

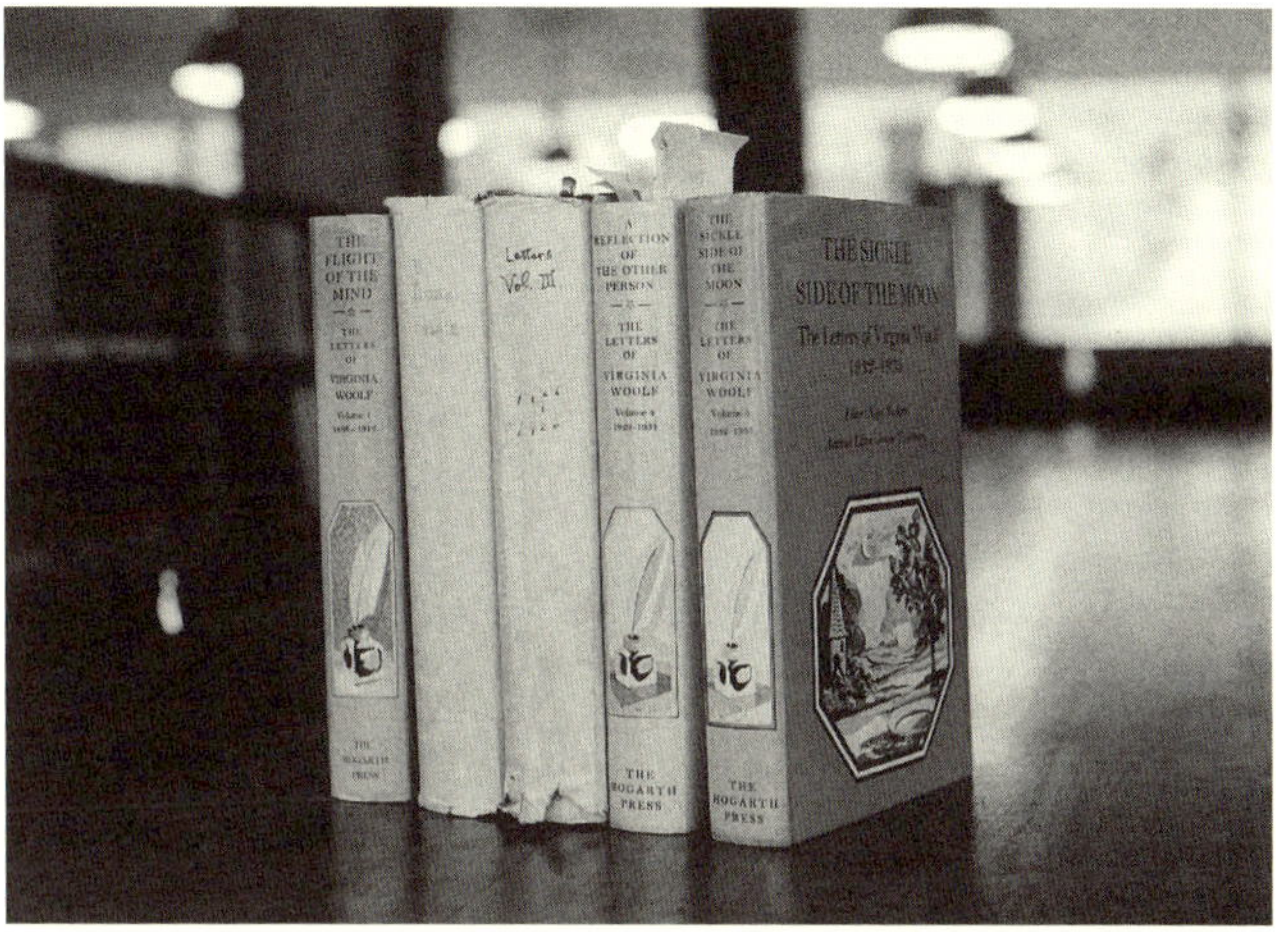

ウルフの書簡集。美恵子が生前手にすることができたのは4巻までだった。

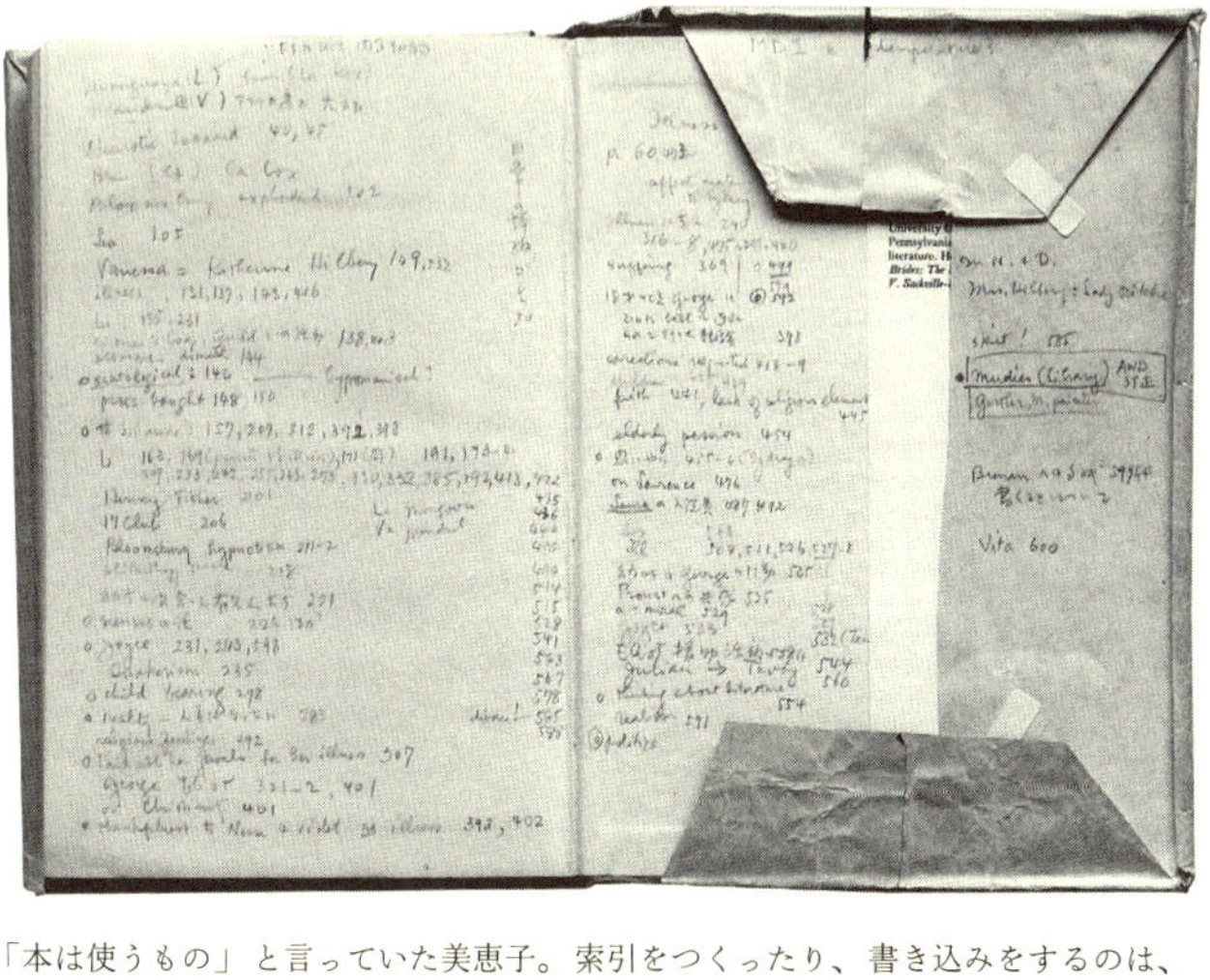

「本は使うもの」と言っていた美恵子。索引をつくったり、書き込みをするのは、少女のころからの癖だった。（写真は書簡第3巻のもの）

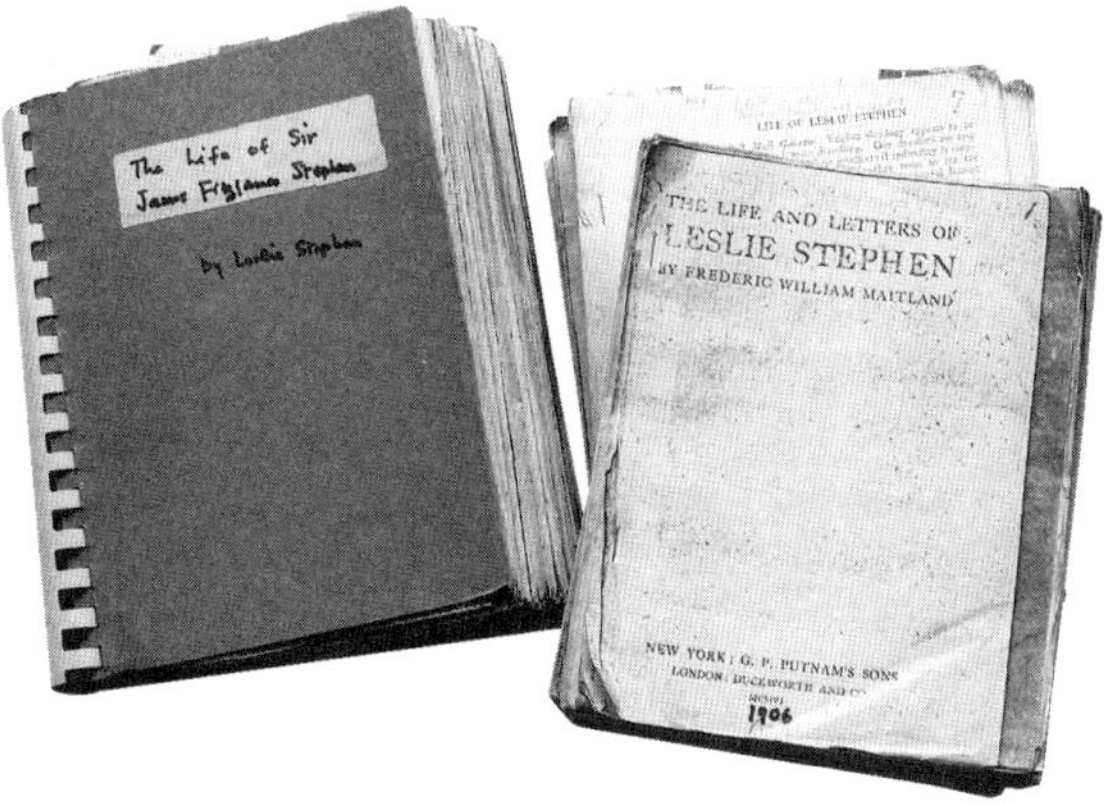

ウルフの父親、レズリー・スティヴンの伝記（1906年）など。渡英中の教え子久保紘章氏にたのんで、大英博物館蔵書をコピーしてもらった。「ここ二日間、コピーの頁を折ったり、切りそろえたりしながら、ちびちびと拾いよみし、たいへんうれしい思いをしております」

（1975年7月25日、久保宛書簡）

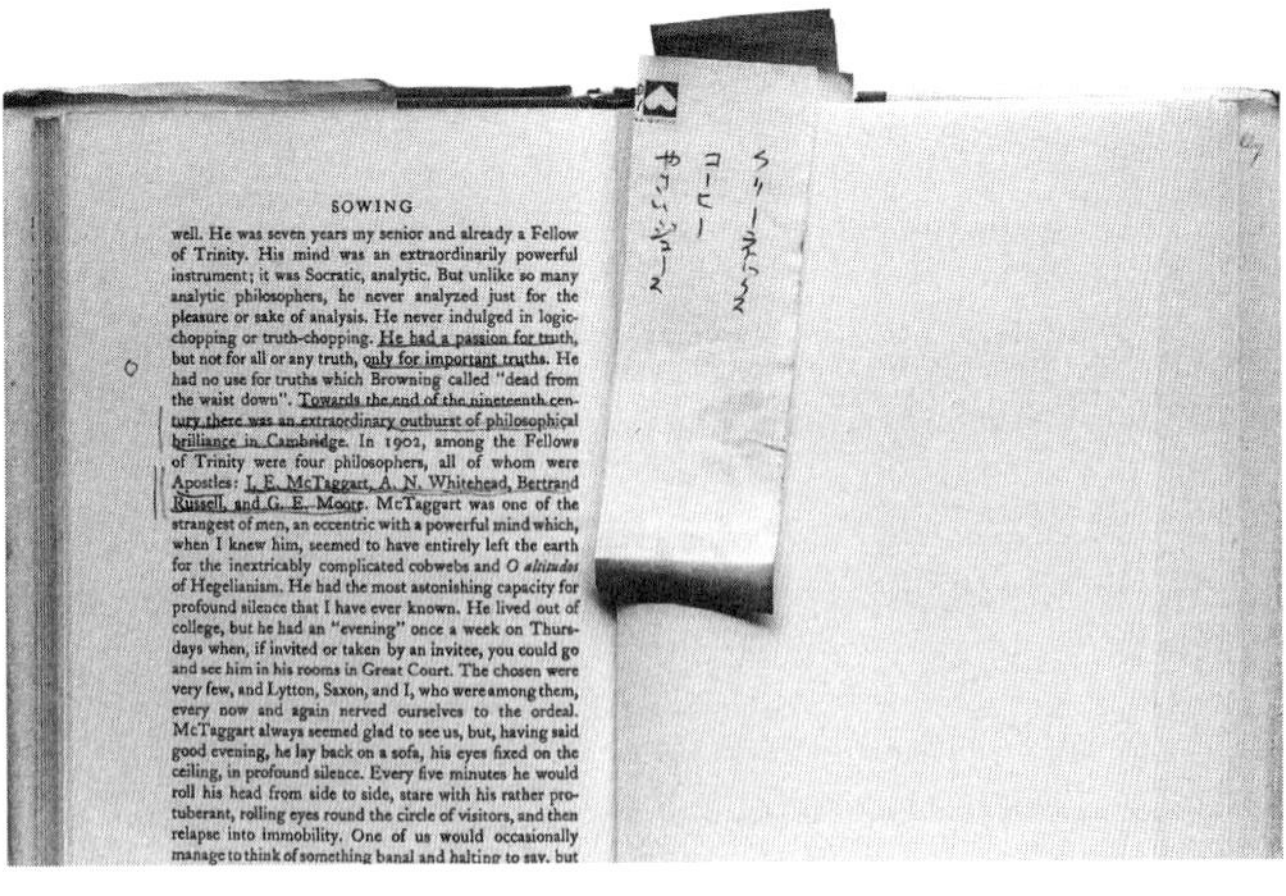

レナードの自伝Sowingには、手近にあった買物メモを挟んだとおぼしき付箋が。

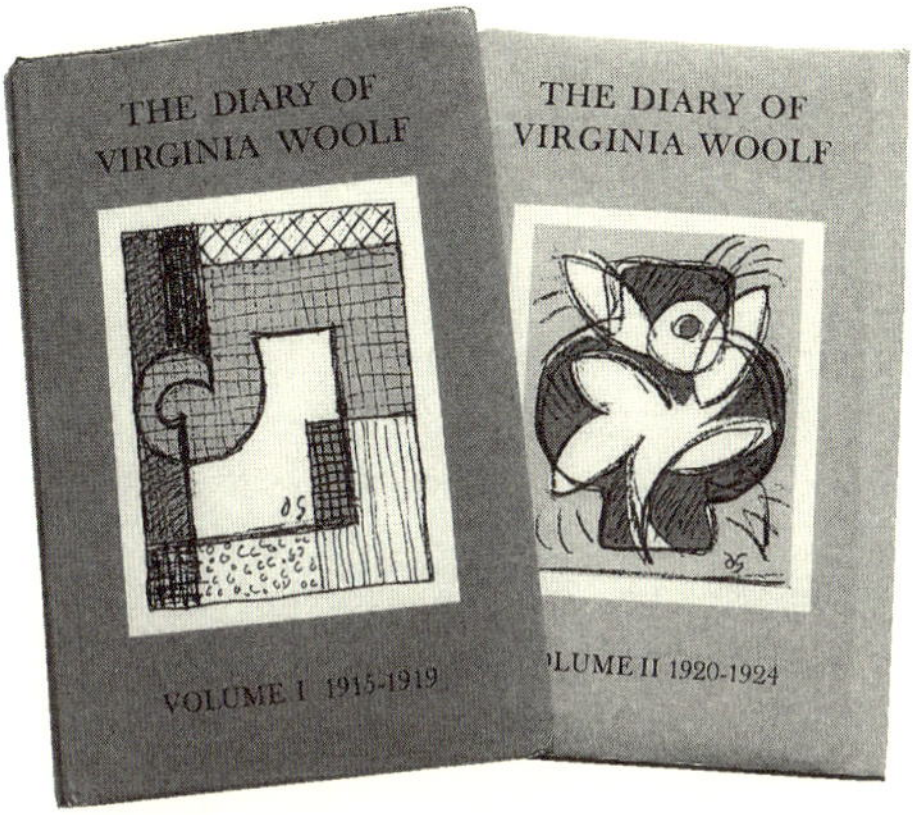

美恵子の生前に刊行されたウルフの日記。第1巻（1977年）を読み、「拙訳『ある作家の日記』の解説を訂正する必要のある箇所を発見し、今後出る筈の4巻を見ればますますその種の発見をするだろうと空恐ろしくなった」（「みすず」1978年1月号）と書いている。

美恵子が資料として最も重視していたウルフの日記。自身が翻訳した『ある作家の日記』（一九七六年）は、ぼう大な原日記の二十分の一に過ぎない。ベル夫人が編纂をすすめていた原日記（全五巻）の完結を心待ちにしていたが、願いは叶わなかった。

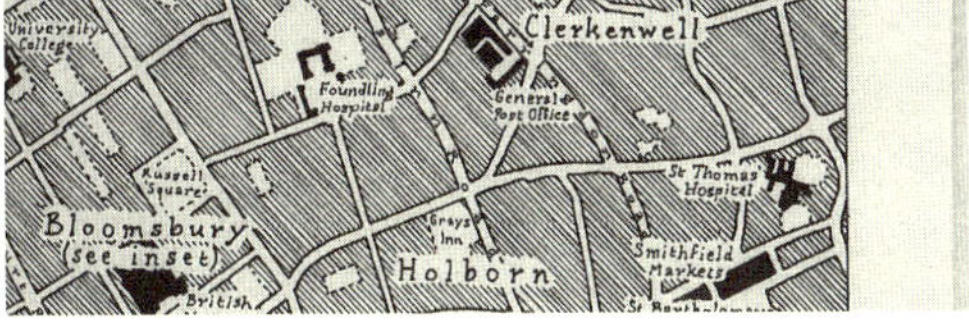

「日記」第3巻の見返しに夫宣郎が記したメモ
「1980　3月　Mの死後航空便にて着」

神谷美恵子さんの「人と読書」をめぐって

中井　久夫

1

この神谷美恵子コレクションも最後の巻となった。そのことを惜しみつつ、本を手にされた方も少なくないだろう。本巻は、彼女の人と本との出会いにかんするものである。神谷美恵子没後二五年、彼女と彼女をめぐる伝説を問いなおし、新しく位置づける時期であろうかと思う。この巻を読むと、力作もさることながら、彼女には短編に佳品が多いのに改めて気づく。

この巻では、まず五部に分かち、その中ではほぼ時系列を追って神谷さんのある面を時とともに追うようになっている。ものごとの発展はしばしば螺旋的である。この構成が螺旋階段を登り降りするようにして神谷美恵子の世界に新しい展望を与えればよいが、と思う。

神谷さんの文章についての観察から始める。彼女は自らフランス語で考えるのがいちばん楽だというが、それは彼女の文章のどこに表れているのだろうか。それは何よりもまず、軽やかに、時にはアンダンテ、時にはアレグロ、あるいはレントとさまざまに疾走する文章に現れていると私は思う。基本的に「話す言葉」であるのが西洋語の特徴である。ふつうは漢字で書くところをしばしばひらがなで書くのも、彼女の疾走の一つの表れであろうか。

「疾走」という言葉がまず頭に浮かんだように、彼女のセンテンスはとどこおりがなく、日本語では難しいセンテンスからセンテンスへの渡りもリレー競技のように見事である。ためしに、「「存在」の重み」の最初の二ページを読まれるとよい。

もう一つは、パラグラフ（節）の分かち方がしっかりしていることである。西欧の伝統に立てば文章を構成する単位はパラグラフである。おそらく思考の単位だろう。日本語には欠けている訓練であり、これが日本文にしばしば不透明で見通しが利かない印象を与えていると私は思う。彼女のパラグラフィック・シンキング（パラグラフ単位の思考）が、しばしば軽やかに疾走するかにみえる彼女の文章に骨格を与え、全体として平明で透明な印象を与える。

最後に、この印象は、彼女の文章に啓蒙の濁った臭いがないためでもある。これは品格ゆえでもあるが、彼女の思考の基礎に一つの「覚悟」があってのことと私は思う。それは「私の考えを述べる」ということである。彼女は海外思想を故国にもたらす文化の連絡将校としての「国際人」ではない。問われたら「私のひとりごと」と彼女は答えるだろう。

本巻の構成はこうなっている。

第一部は、彼女の人生全体にかかわり、その人生の重大な転換点に書かれた作品を集める。彼女の体験に沿う形で、マルクス・アウレリウス、カール・ヒルティ、プラトン、ミシェル・フーコー、ヴァジニア・ウルフの夫君レナード・ウルフが顔を出す。

第二部は、主にハンセン氏病療養所とそこで出会った患者や医療者のことである。精神障害を病んだ人との交わりも登場する。

第三部は、実父の前田多門をはじめとして、父親的な存在として彼女に立ち現れた人々のことである。本巻では三谷隆正、新渡戸稲造、星野あい（津田塾二代目学長）、田島道治（銀行家、宮内庁長官）が選んである。

第四部は、彼女が傾倒した人についての考察であるが、どちらかといえば客観的たろうとした筆づかいのものである。ここではマルクス・アウレリウス、グレゴリー・ジルボーグ（『医学的心理学史』について）、シモーヌ・ヴェーユ、新渡戸稲造、ヴァジニア・ウルフを集める。

第五部は、書評と書簡を集める。書評は依頼されるものとして偶然にも左右されるが、心躍りのしないものには書評を書かなかったであろう彼女である。ここでは加賀乙彦の『フランドルの冬』となだいなだ『わが輩は犬ごときものである』、ミシェル・フーコーが登場する。後は読書日録と書簡を収める。彼女は大読書家（精読家 liseur）である。その日記をかいまみて驚くのは、まず戦争のただなかである一九四三年にも時局に迎合した本が一冊もないことである。次に、一見の乱読でありながら、その本には今日も生命を保ち、この出版の困難な時代にも入手できるものが多い。彼女の著作がこのコレクションのように新たなよそおいをとって今日も読まれているのはもちろんであるが、彼女の訳書も数版、十数版を重ねてすべて今日入手できるのである。そして、彼女の文章は全然古びていない。半世紀以上前に訳されたマルクス・アウレリウスの『自省録』が昨日のように新鮮である。

2

冒頭に置かれた「「存在」の重み」は人格形成期に重点を置いた自伝である。人格形成期（formative years）にほとんどすべての芽があるという観点から、それを中心とした「「存在」の重み」は本巻全体の中で特別の位置を占める。一九七一年一二月一三日から一七日まで朝日新聞に連載された。彼女は五七歳。朝日新聞社大阪本社の依頼で「主婦の生きがい」について調査した結果から、人間の一生を精神医学・生物学・社会学・哲学的な視野から考察した著作『人間をみつめて』の刊行と同時である。

この刊行は彼女にとっても日本にとっても大きな転換点になされた。彼女に最初の狭心症発作が起こったのは、まさにこの年のこの月である。この年は七〇年安保の翌年でもある。日本社会の急速な解熱が起こり、左翼学生運動は急速に衰退する。同時に七〇年代はジニ指数〇・二と日本の所得格差がもっとも少なかった一〇年である（二〇〇五年現在は〇・五に近づいている。〇が完全平等で一・〇が国民総所得が一人に集中すると仮定した理論値）。さらに七〇年代前半は犯罪率、特に殺人率が劇的な低下を起こし、六〇年代以前の数分の一になった。そして彼女は一九七九年に急性心不全で世を去る。

ここで自ら語る人生の出発点の暗さには説明が必要だろう。二代前は決して上流ではなく、父母は明治国家が教育制度をとおして作りだした指導階層である。特にこの一家は外国人と相渉ることができる「外国人に恥ずかしくない」少数の家族であった。そのような家族は、大家族を養いつつ転勤を重ね、経済的にも決して楽ではなく、時間的余裕はもっとなかった。乳児の美恵子さんが七、八時間の授乳放置を経験したゆえんである。一家はキリスト教倫理に拠って立つところが大きいが、倫理的家庭には倫理的な軋轢があるだろう。

彼女の幼年時代が「暗い印象」であったのは、意外ではないと私は思う。子どもの常として些細な争いを重大にとる可能性があるにせよ、「平和の中に身を置くことができる日があろうとは思えなかった」と感じた幼年時代であったと彼女は書く。彼女の対人アンテナは幼くして発達していたであろう。

最近の心理学は「他者にも自分に似た心がある」という「心の理論」を発達上重視するが、幼い彼女の「心の理論」は「ある」に尽きず、「人の心はわからないものだ」に進む。一般に、子どもは感情的に事態を受け止めるだけでなく、「論理的拘束」といわれるぐらい、事態を論理的に考えている（ドノヴァン、マッキンタイア）。ただ経験が少なくて評価の重みづけと論理がもっぱら類推や外挿に偏るために、多くは「あどけない理屈」として微笑を誘うだけだが、本人は真剣である。そして、日常茶飯の夫婦喧嘩を父母の離別の危機として健気に「よい子をする」子どもがいかに多いか。しかし、「人の心はわからない」から「自分の心もわからない」に進むのは、単なる論理的帰結ではなく、自分の対人反応が相手によって自ずと違ってくるという実体験に発すると私は思う。この聡明な結論は、そこから「私は他と代替できない唯一無二の「私」である」という「発達上の唯我論的気づき」に至ったはずである。彼女にはそれが早い時期に起こったにちがいない。

もっぱら大人を相手にする独りっ子に比べて、きょうだいの多さは一つの救いだが、何よりも一家のスイス行きが彼女には大きな救いであった。父親自身が国際公務員となって成長したことも付け加えるべきかもしれない。このことがなければ、父親は内務官僚にとどまり、彼女は日本のエリート校で「規則にがんじがらめ」となって、その生涯は全く別物になっていたにちがいない。スイスの学校「ジャン＝ジャック・ルソー教育研究所付属小学校」の校長先生は何と二〇世紀を代表する発達心理学者ジャン・ピアジェ（一八九六―一九八〇）の若き日だった。彼がこの研究所に赴任するのは二五歳、一九二一年である。一九二三年には初めて『児童の言語と思考』を世に問い、美恵子さんが入学した一九二五年には『児童の判断と推論』を刊行している。この学校が全児童二五名の超小規模校（寺子屋）であって、しかもあらゆる階層と知能の子どもを集めているのは、晩年もジュネーヴの町角にしゃがんで子どもたちの遊びをじっとみていたというピアジェにふさわしい。美恵子さんはちょうど九歳から十一歳。ピアジェのいう「具体物操作段階」である。二年後、ピアジェのいう「最終的平衡段階」の始まりである十一歳に各国代表の子弟が集まるジュネーヴ国際学校中学部に入学する。年齢と発達段階の対応は絶妙である。

この時期には知情意が急速に伸びつつバランスを求めてゆく。体験の一つ一つが宝石の輝きと鮮烈さを帯びてもふしぎではなく、事実、この時期の意味深い挿話が彼女の著作のあちこちにちりばめられている。ここで彼女は第二の誕生を遂げる。二言語世界で生きる体験、概念の相対性を肌で知る体験、背伸びする大日本帝国の虚飾と偽善とを見てしまう体験、各地からの子どもたちとの遊びをとおして世界の多様性と出会う体験がある。そこから「いちいち日本と外国とを比較して考えていてたまるか、私は私だ」という覚悟が生じる。そして、自然の中での言葉を超えた平和体験が奥行きを与えてすべてを統合する。これは、後の何度かのひそかな神秘体験につながるだろう。

お天気でさえあればほとんど毎日、夕方になると自転車に乗ってひとり山道を降りて行く。坂の途中に曲りかどがあって、そこまで行くと急に広いレマン湖が眼下にひらける。そのかどで自転車を止め、じっと夕日に光る水面をながめるのだ。ちょうどそのころ、うしろの山の峯々から牛たちが首の鈴をふりふり、村へ降りてくるのが聞える。……

空がだんだん紫がかり、次第に濃紫、濃紺、灰色と変って行くまで、身じろぎもせずに立ちつくしていた。あれはどういうことだったのだろう。……おそらく幼いころからあこがれてやまなかった平和と、その平和を生み出す美とをそこで体験したのではないかと思う。

……人間の世界には見出だしえない調和と美と平和とがこの大自然にはあるのだ、ということをたしかめ、それで安心して帰路につくのであったらしい。

一見何でもないようなその体験はその後つねに意識の周辺にあってひそかな光を放ち、どんなに暗いところを通った時にも、悲しみと絶望の中に沈没してしまうことをふせいでくれたように思う。

その地がスイスであるのも意味深い。その自然、その土くさい人々、直接の住民参加を基礎とする民主主義連邦であること、そして永世中立国。さらに、リルケの詩がうたうように「万国旗を平等にもみくちゃにする」国境を超えた風が吹くジュネーヴである。

帰国後、重要な人格形成期に日本にいなかった欠落を彼女は自覚して、一時期、日本語とその文学に熱中し、少女小説を書こうとする。大きな体験の連続の後に訪れる一見平凡な時期である。しかし、「普通の少女」期の後に「私には思想がない」という苦痛が生まれる。この苦痛は男女を問わず知的青年の一部に訪れるけれども、この苦悩の解決の具体的な道の大方は当時の女性には閉ざされていたはずである。十数年後の須賀敦子も同じ地点に立って親友の「しいべ」と「生きるってただごとではないのよねぇ」と嘆いている。美恵子さんにはすぐれた兄君がいた。後にパスカル研究者として知られる前田陽一氏である。子どもとして別れたきょうだいが若き成人として出会うのは幸運な場合である。

ふたりは肩を並べて猛烈に勉強を競う。一般にきょうだいの仲は競争と依存との両面を持つ。彼女からすれば兄君に負うところが大であったにちがいないが、読書と議論とを以て容赦なく迫る妹は兄君には驚異でも脅威でもあっただろう。兄君は何度も「きみはアンドロジナス（をとこをんな）だ」と彼女に語っている。

兄妹の仲は思春期にあって、親しみを同性から異性に移す橋渡しの役割もする。美恵子さんは兄君と自分の将来の姿として一時期パスカルとその妹との関係を夢想している。兄君のほうも妹の男性性を強調するが、そこには妹の女性としての魅力を封印する無意識の意図もあるかもしれない。兄君は早く結婚し、やがてフランスに留学する。そして彼女には「思春期における最大の恩人かつ指導者」という遠景となる。五年後に、彼女は義理の姉の出産を手伝いに戦雲濃いフランスに赴くだろう。ひとつの大団円である。

この後、人格形成期以後の叙述がにわかに素描的になるのは「あちこちに書きすぎた」からかもしれないが、それまでの体験の比重の大きさを物語っているだろう。その後のことには書かれなかったものもあって、それはそれで書かないのが自然であると私は思う。

3

「生きがいの基礎」――この小品は『生きがいについて』の執筆と刊行から振り返って、二一歳から二三歳（一九三五年から三七年）の結核療養体験に戻り、結局、マルクス・アウレリウスとの出会いについて語る。

『生きがいについて』は一九六〇年（四六歳）という年から書きはじめられ、六六年（五二歳）にみすず書房から刊行された。一九六〇年は、大阪大学から医学博士の学位を授与され、神戸女学院大学教授となった年である。当時の女性の長年の努力が社会的に認められるのは実に遅い。「いのちを縮める思い」をしたほどに精魂込めたこの書にも出版の確実な当てがなく、刊行の瀬戸際まで彼女は一喜一憂する。

『生きがいについて』が書きはじめられたのは「六〇年安保」の年である。『宮澤喜一回顧録』（二〇〇五年）は六〇年安保が戦後の二つの大きな節目の一つだという（もう一つは一九八五年の「プラザ合意」で、その結果の急速な円高がバブルとそれ以後を必然とした）。宮澤によれば、もっとも重要なのは、大本営陸軍部と旧満州国経営者との軍国日本再建の希望が決定的に挫折したことである。軽武装・経済重視の所得倍増路線が始まる。『生きがいについて』は、この時代の中に迎え入れられ、受け入れられた。

『生きがいについて』は世に迎えられて講演や執筆が殺到したが、彼女自身には「少し違うのではないか」の思いがあったにちがいない。「生きがい屋のようになってしまった」自分を嘆いている。「決して一般社会に対して何か教えをたれようとしたわけではない。いわばひとりごとのようなものである」と書く彼女は、「啓蒙家」からもっとも遠く、最後まで感受し、考え、学び、問う人でありつづけた。

彼女の方法はいつも「傾倒と再吟味」であるように思う。「熱中する人」としての彼女は日記などにしばしば登場するが、傾倒は、結果的にだが一つの方法である。カール・ヤスパースは、若書きの『精神病理学総論』が彼女を一時期熱中させるのだが、精神医学者から哲学者になった人で、晩年、読書について語り、第一回は全部が真理であるとして読み、二回目には批判的に読むことを勧めている。美恵子さんの読書の方法はこれに近いと私は感じる。しかし、いくつかの例外がある。マルクス・アウレリウス（一二一—一八〇）はその第一である。

「生きがいのある人は生きがいなどということについては考えない。何らかの〝生きがい喪失〟にある人こそ、生きがいについて考えるものらしい」と彼女はいう。『生きがいについて』はハンセン氏病患者の〝生きがい喪失〟と七、八年間直面した結果であることをぜひ理解してもらいたいと彼女は願う。しかし、その根源を探ると、その前の結核療養体験があって、その時のマルクス・アウレリウス体験がある。そのことを改めて語るのがこの一文の核心である。

「君に残された時は短い。山奥にいるように生きよ。至るところで宇宙都市の一員のごとく生きるならば、ここにいようとかしこにいようと何のちがいもないのだ」(マルクス・アウレリウス、本巻二四ページ)。

二一歳から二三歳の「花の年齢」を彼女は独り軽井沢の山小屋で夏も冬も日課を守り、読書をして過ごす。当時の結核は死病であり、差別される病いであった。それはすでに親しい人を奪っていた。

当時の結核治療法はただ三つ、「大気、安静、栄養」であった。彼女は修道院生活に近いものを自らに課する。それを支えたのは読書であり、なかんづく聖書と共にマルクス・アウレリウスの『自省録』であった。彼女がこれをギリシャ語で読むのも自己規律の一部であったろう。ストイシズムはさしあたり現状に向かいあう方法であり、彼女にとってそれ以上のものであった。

ストイシズムを敢えてもっとも短く要約すれば、世界の基本的条件を所与として受容しつつ、遁世ではなく、理性による自己規律にもとづいて人間としての義務を果たすことによって、逆説的に世界を支配することができるということであろうか。これは言説よりもまず実践倫理である。それが奴隷エピクテトスと皇帝マルクス・アウレリウスの名によって代表されるのも偶然ではなかろう。

T・S・エリオットがセネカについて論じた一文において、ストイシズムは、ローマ帝国支配のようにそれを動かすことが不可能である場合の哲学であるといっている(「セネカ――エリザベス朝時代の翻訳による」)。動かしがたい所与は結核だけではなかったであろう。療養期間の一九三五年から三七年は、満州事変の後を受けて二・二六事件、上海事変を挟んで中国との本格的な戦争が始まった時期である。「大廈の倒れんとする時一木の支えんとすることあたわず」の思いが心ある人にはあった時期である。

戦後まもない窮乏の中で、家庭を持った彼女は寸暇を割いて『自省録』の翻訳に挑む。これは「恩がえし」というが、再びアウレリウスを身近なものに感じたのであろう。訳文には彼女のいくつかの翻訳の中でも特別な何かがある。意外なほど原文に忠実でありながら、風が呼吸しつつ野原の草をわけてわたってゆく柔らかさである。この優しさは、結婚から育児の時期の心境を映してのことでもあり、原文が自家薬籠中のものとなって久しく、ほとんど自ずと訳文が湧く状態だったからでもあるだろう。

『自省録』は生涯の通奏低音でありつづけたにちがいない。晩年の「「存在」の重み」においても、特に一四ページの、自分にとって精神医学は何であったかの述懐の中、特に「人間をその内側から理解すること……」以下に私は『自省録』の余韻を感じてしまう。

この小品が一九七九年の春に書かれてその年の秋に彼女は逝く。その予感のように、この一文はアウレリウスの「まもなく君は眼を閉じるだろう。そして君を墓へ運んだ者のために、やがて他の者が挽歌を歌うことであろう」で終わる。

4

さて「カール・ヒルティの恩」についてである。まずヒルティ（一八三三―一九〇九）は実務に献身しつつ、哲学的省察を行いつづけたスイス人である。その基調は聖書とストイシズムである。彼はスイスの山と湖（コンスタンツ湖）の間で育ち、宗教教育を受けながら、その形式主義にあきたらず、古典学の勉強に身を入れ、スイスを出て独、英、仏の大学に学んだ人である。弁護士、スイス陸軍裁判長、ベルン大学教授を歴任して、晩年の二〇年は議員となり、最後はハーグの国際仲裁裁判所の初代スイス委員であった。聖書の精読を基礎としてギリシャ、ラテンの古典、特にエピクテトスとマルクス・アウレリウスに親しんだ。実際、版を重ねて今日も読まれている『幸福論』はスタイルも内容も『自省録』に通じるところがある。多くの点で、神谷さんの理想とした経歴と思想に通じるとともに、父君の前田多門の姿が彷彿とする。軽井沢療養の三年間に、新約聖書、『自省録』と並んで、ドイツ語を独学しながら読むのにふさわしいであろう。第一部が岩波文庫で出たのはちょうど山に籠もる年の一九三五年であるが、ドイツ語で読んだヒルティの著作は『幸福論』だけではないという。

ヒルティは絶対平和主義者であり、夫人の感化によって婦人参政権の熱烈な擁護者であった。おりしも拡大しつつあった戦火、女性を容れない大学医学部という時代的背景を思い合わせる必要があるだろう。平和主義者は沈黙を強いられ、婦人参政権は実現不可能にみえたのが当時の日本であった。

クェーカーの瞑想の場であるペンドル・ヒルでのゾルマン氏との出会いは、ヒルティを識る者同士の出会いであった。ワイマール共和国の前閣僚だった氏はヒルティを最大の師として生きてきた。二人の出会いには、ヒルティを読まない米国にいる淋しみがにじみでている。再会を果たせなかった末尾もしみじみとした味わいがあるだろう。

5

「『ポリテイア（国家）』今昔」――プラトンの『ポリテイア』一冊を持って英国に着き、サザンプトン港から船を間違えてフランスのすぐ傍の英自治領チャンネル・アイランドのガーンジー島に行ってしまう物語である。家族への手紙は、いかにも彼女のユーモアを感じる一篇であり、「聴いて、聴いて！」というはずんだ声が聞こえんばかりである。彼女のそういう一面を、この小品は示してくれる。

彼女はぼんやりして何となく人の後について船に乗ってしまった。緊張している者に急激な弛緩を起こさせる何か柔らかいものが、つい先ごろまでの英国の風《かぜ》にはあったと私は思う（実は私にもよく似た体験がある）。

「今昔」という題には「今は昔」の感覚があるだろう。アウレリウスとちがってプラトンは少し遠くなっている。余裕をもっての回顧である。ユーモアの極致はスティーヴンスンの『ロバをつれての旅』だとイギリス人は言う。そのように窮地にはまった苦しいおのれを客観的にみつめて湧く成熟した人間の感情である。家族への手紙が事件の直後に書かれたことは彼女のユーモアの真正さを示している。なお二ポンドは当時十数円であって巨額ではない。

しかし、彼女が背負っていた緊張はただごとではない。それは周囲の反対の大合唱を背にしつつ医師の道に転じるか否かの決断に迫られたゆえの緊張である。ここで、選択肢は限られていても、選ぶ責任は自分自身であるという、プラトンの『ポリテイア』の一節が彼女の決断を助けたという物語である。船の乗り違えは、決断が後は皮一枚を残す大詰めにきていて、兄君に語るまで、後いささか心の姿勢をととのえる期間が必要だったための無意識の働きだ、とフロイトならいうだろう。ガーンジー（ゲルヌゼー）島がヴィクトル・ユゴーの亡命の地であったことが彼女の意識の片隅にあったかどうか。彼女は帰りの船でも『ポリテイア』を読みつづけ、結局、髪一重の差で第二次世界大戦を逃れてニューヨークに着き、父親と再会して、コロンビア大学理学部・医学進学コースに文学部から転籍する。

6

第二部は主にハンセン氏病療養所と医師、患者についてである。
まず美恵子さんの有名な詩句を挙げる。「癩者に」という詩の一節である。

なぜ私たちでなくてあなたが？
あなたは代って下さったのだ
代って人としてあらゆるものを奪われ
地獄の責苦《せめく》を悩みぬいて下さったのだ

解剖台上のハンセン氏病患者の遺体に捧げられた詩であるが、この一節を、かりに、これはイエスをうたった詩だといって示しても納得されてしまうのではないか。これは、人類の罪を贖うために十字架にかけられたイエスの遺骸を十字架より下ろした姿であると。実際、私はどうしても「十字架降下」の画像を重ね合わせてしまう。

ハンセン氏病療養所における彼女の活動を現在から眺めなおす時、トラウマ（心的外傷）という視点があるといえば、こじつけのそしりを受けるのはまちがいなさそうである。私自身も最初はそう思った。しかし、果してそうだろうか。ハンセン氏病の療養所に精神科を作ったのは彼女であるが、彼女は単に精神科という一つの部門を作りに行ったのだろうか。精神科専門医でございという顔をして、主治医の紹介する精神科の患者を診療していたのだろうか。記録はそうでないことを証明している。彼女は悩みを聴き、処方するだけでなく、生活人として病者に会い、共に散歩し、雑談し、下世話な相談にも乗り、病む学生生徒にフランス語を教え、病者の詩を読み、解剖にも立ち会い、職員の人生相談にも乗っている。そして、彼女の手記に登場する患者たちは現代の眼で見直せば多く心的外傷患者であるまいか。たとえば——。

——あなたはレプラです
といわれたその一瞬
硝酸をあびせられたように思った
私の二十五年の歴史の
全リズムが
果てしもない奈落に……

（重村一二「宣告の記」大江満雄編『いのちの芽』三一書房、一九五三年。『生きがいについて』に収める。レプラ——ハンセン氏病のラテン語名。）

このような急性の打撃の後、終生、慢性的に大小の外傷が宇宙線のように降り注いでゆくのがハンセン氏病患者の生涯である。

皮膚科専門医がまずどうしてあれほど病者を恐れたのか。今では不思議である。大学病院の朝、患者が入室してくる。それがハンセン氏病者と一目でわかった教授は患者に向かって「そこ、うごくなーっ」と大音声で叫び、さっそく保健所に連絡させる。患者が連れ去られた後、その部屋はもちろん、病者が通ったであろう箇所は徹底的に消毒され、触ったかもしれないものは焼却される――私の友人医師の目撃談である。一九五〇年代、私が医学教育を受けた時代の医学界はそういうものであった（今では事態は反対極にある。知覚障害にハンセン氏病を思い至る医師が少ない。自分も自信がないとある高名な神経科医は率直に語った）。

精神障害の場合、どうしたら回復に近づくかを告げることができる（告げない医師は呪われよ）。しかし、ハンセン氏病の場合、長らくそれはなかった。ありえないとされた。いくつかの病いは「診断」でなくて「宣告」される。それは「社会的判決」でもある。私の一族にも明治の昔に病者が一人いた。それが言い伝えの中に残されただけまだましかもしれない。

7

トラウマを最初の人にぺらぺらしゃべるのは、よほど軽いか、何かの拍子にしゃべりなれてしまって「心の産毛」がすり切れたか、そもそもトラウマでないか、だ。心の傷を外傷患者はよほどのことでなければ語らない。時が経ち、そして信頼が置ける医療者をそっと試してみて、ようやく重い口を開く。ハンセン氏病の人たちもそうだったに違いない。彼女は診療の回想を節度を以て記しているが、心を開く相手なら彼女だと思った患者もあり、中々開かなかった患者もあったにちがいない。開いたら開いたで、聴いてしまった者に重い荷が加わる。その重さは心的外傷の重さである。そして、親しい患者の多くも緩慢な死の過程を辿る。数知れぬ別れがあり、そして解剖台上の再会がある。

ほんとうは癌の患者にも言えることなのだろうが「なぜ私でなくあなたなのか」という問いは、なぜか、天災にせよ人災にせよ、犯罪被害にせよ、その犠牲者を前にしてである（それにしても、交通事故死と自殺の死者に対して薄いのはなぜだろうか）。

この感覚は「生存者罪悪感」と呼ばれる。慰霊祭を繰り返すのも、戦死者の遺骨を海外の奥地に分け入り、あるいは海底深くから回収させるのも、慰霊碑を建立するのも、生存者罪悪感のなせるわざである。古代ギリシャ人はそれを「運命《モイラ》」と名づけて人間のはからいを越えたものとした。古代以来の日本人が祟りを恐れ、浄化、鎮魂、成仏のためにすべてを惜しまなかったのも、その力である。今、人々はしばしば「生かされている」ことを口にするが、いささか常套句となっているにしても、これまた、生存者罪悪感との折り合いの付け方である。そして「死者に代わっての努力」がある。「戦友の分まで働いて日本を復興する」と。

美恵子さんは結核から奇跡的生還を果たした人である。生存者罪悪感がないのがふしぎであろう。まして、時代のゆえに、もっとも親しい人を含めて、多くの知人が結核死を遂げている。ハンセン氏病への志の根に自身の結核体験があることはすでに記した。「私の代わりになって下さった」最初の人が結核死を遂げた親しい人であったとしても、その哀切な響きは、むしろそのことにこそふさわしかろうと私は思ってしまう。

結核とハンセン氏病がいずれも絶滅はしていないが身辺の病いでなくなった今、多少の注解が必要だろう。二つの病いの希少化の原因は複数の要因から成る。どちらも測り知れないいにしえからある病いだが、ハンセン氏病は、西欧では十七世紀にすでに消滅に向かい、わが国でも明治の最初の調査以来、減少の一途を辿っている。結核は、産業革命の貧困と過密が増幅器となって、わが国では私の世代まで国民の九割が感染していた。どちらも自然治癒が多かった。ハンセン氏病の場合、医療者への感染は十九世紀のハワイにおけるベルギー人ダミアン神父だけだといいならわされている。現代医学は最後の仕上げをしただけかもしれない。実際、軽症化は、感受性の高く抵抗性の低い個体の死滅もあずかって力があった。「人体通過を繰り返すことによる弱毒化」もあった。結核はその「圧力」がなくなって半世紀、密かに再蔓延を始めている。

8

二つの病いは類縁の抗酸菌で起こるが、微妙に異なる菌の性質ゆえに患者の辿る運命には大きな相違点がある。

結核は時に急速な死を招く。奔馬性結核といわれるものを極として、全身を侵す粟粒結核、そして、喀血、喉頭結核、腸結核など、重要臓器の結核に多くの人が若くして命を落とした。しかし、美恵子さんのような奇蹟的治癒もあった。

多くの患者の肌は透き通るような白晰であって頬が紅に染まり、結核患者特有の美貌さえ云々された。実際にはそうでない人が多かったにしても、である。意識も五官もしばしば死の五分前まで明晰であった。感覚は研ぎ澄まされ、病的な鋭さを獲得する。かつてあった「療養短歌」のジャンルは人々をひきつけ、ニセ患者の投稿さえしばしばみられた。

死の淵をかいまみる結核文学に対してハンセン氏病の文学は無際限衰退の生が問題であった。死への緩慢な道行きである。結核患者カフカの長編小説『城』の主人公Kが城にも入れず村からも去れないように、結核患者はしばしば快癒にも死にも遠い。しかし、ハンセン氏病には快癒はないとされていて、さりとて死は遠かった。結核患者に生き急ぐ焦りがあるとすれば、ハンセン氏病患者には退屈が忍び寄る。この無期限の退屈は長い猶予であり、この猶予が彼女のいう「生きがいの喪失」である。その間に身体の変形は徐々に顕著となり、感覚は次第に失われ、しばしば失明にさえ至る。さらに「熱こぶ」という特殊な炎症反応があって本巻の患者にも登場する。

それだけではない。結核と違って、ハンセン氏病患者は、全面的な国家管理の下に置かれて事実上終身の隔離であった。ハンセン氏病が治癒する病いとなるに従って、これが次第に重大な争点となる。わが国は隔離制度を長く維持しすぎて国家的問題となった。ハンセン氏病の「父」光田先生は一転して国賊のごとくなる。神谷さんが本巻にいうとおり、彼が時代的コンテクストの中で再び等身大の理解を受けるにはなお多くの時間が必要であろう。しかし、もちろん私は石を投げる側でなく投げられる側にある。私がハンセン氏病を課題に選ばなかったのは高尚な理由ではない。

実際には、美恵子さんがハンセン氏病の療養所である長島愛生園に赴任して精神科を開設するまでには、結核の治癒から二十年の歳月が流れている。たしかに多くの事件がそれを遅らせたに相違ないが、それだけの歳月が必要だったとも私は思う。それは何よりもまず美恵子さんの成熟のために必要な期間である。

9

若き日の彼女は米国にあって後の歴史家モートン・ブラウンと他ならぬわが鶴見俊輔の二人に「聖女」の印象を与えている。二人ともその印象をずっと遅れて語っているからかりそめならぬ印象だったのだろう。しかし、ハンセン氏病の療養所に赴くには「聖女」だけでは足りない。あるいは聖女々々していては困るかもしれない。あまりに神々しい医師には下世話な相談はできないのである。実際に一部のクリスチャン・ドクターに起こったことである。

神秘体験もあった彼女が聖女でないとはいわない。病気に興味を持って医師になる者が多い中で「病人が呼んでいる！」と端的な呼び声を聴いた人である。

しかし「きかん気の美恵子さん」も彼女の中には住んでいたように思う。恐ろしいほどの回転の早い頭脳で何事にも対した人であろう。つねに節度と抑制を忘れなかったにしても、多くのことに確固たる自分の意見を持っていた人である。それだけでなく、気を許した間柄ではけっこうおしゃべりではなかったかとも想像してしまう。ぽかっと抜けたところもあったのではないかと憶測する。多くの写真が伝える童女の如き笑いもみのがせない。神戸女学院の教え子松岡享子さんは、授業中の一こまを語って女性はうかうかと異性に肌を触れさせてはいけないという忠告に妙に生々しいものを感じたといわれる。女性の生理を知らない人ではない。生の悲劇性に打たれるだけでなく、さかんな生命力への感受性があって、医療者に必要な向日性を失わない人である。

『生きがいについて』の第二章に、おや、ウォーコップが引用されている、と快い驚きを感じた。

彼は故国では全く忘れられ、おそらくただわが国でのみ高く評価されている英国の哲学者である。英文学者・深瀬基寛によって紹介され精神医学者・安永浩によって精神医学に導入された彼は、猫が木に駆け登り、子どもが遊ぶ種類の行為を「生命の溢れによる無理由の行為」すなわち「living behaviour（生命的行為）」と呼び、合理的行為を「death-voiding behaviour（死回避行為）」と呼ぶ。神谷さんが、失明した患者に訴える究極のものは前者の貴重さであり、生命的な行為への内的な催しを見失わないことである。彼女の晴朗さも彼女がこの無理由の生命感覚を味倒しうる人であったことを示している。この生命的なよろこびをうたった老いたるヴェルハーレンの詩「よろこび」は彼女の訳詩の中でもっともすぐれたものである。ヴェルハーレンは「元気いっぱい」の人ではない。中年に精神的危機を経験し、最後に鉄道事故死を遂げている。その訳詩を改行抜きで示す。

> おお、燃えあがる朝にはじまる美しき日よ……めざめたるいのちの香り強くはげしく存在はすべて酔いしれ、よろこびにおどる。……ありがとう、わたしのからだよ、疾風《はやて》やそよかぜにふれて、なおきりりとしまり、おののきうるを。すべてのもののなかに私は在《あ》る、わたしをとりまきわたしにしみわたるすべてのなかに。厚き芝生よ、かそけき小径《こみち》よ、樫の木々の茂みよ、かげりなき透明な水よ、あなたがたはわたしの記憶であり、わたし自身となる。……

しかし美恵子さん自身はつつましく、塀の中の蔦に眼差を向けようとする。

　小さな蔦たちは雨に打たれて一層生気を増したようにみえます。何一つつかまるところもない灰色の塀を、クリーム色にふちどられたあさみどりの小さな葉が一列に幾段にもつみ重なり、ひとすじにまっすぐ昇りつづけている苗もみえます。皆さんは人生で大あらしに吹きまくられ通して来られたけれども、どうかこの蔦たちのように、これからも力強く、と祈ります（「蔦の話」）。

これは失明した患者たちへのメッセージとして『点字愛生』に掲載された記事の末尾である。

これらすべての資質が統合されることが彼女の成熟である。それは人一倍多くの歳月と経験とが必要であったが、この装備の整いを待って初めてハンセン氏病の療養所に赴くことができたと私は思う。最後に踏み切らせたものは癌への罹病であった。生の課題を果たそうとして中年に達した人の、人生の有限性を前にしての踏み切りである。ハンセン氏病療養所で人が出会うものは、もちろん、若くして神々に愛でられた夭折者ではない。私は、下世話な話のよき聴き手である彼女をとりわけいみじいことに思ってしまう。

10

果してこんな状況にあっても人間に生きる意味があるのだろうか。……美しい老年、ということばを聞くたびに心の片隅で「でも……」という疑問符が湧きあがる……このように意識が混濁した人が自分で生きがいを感じることは、まずありえないであろう。彼はもはや「あえぐ生命の一単位」にすぎなくなり、混沌とした意識は重くるしい苦痛の感覚でみたされているように見える。彼を人間として認め、その存在意義を肯定するには……大きな転換、思い切った飛躍をする必要があるのではなかろうか。そもそも人間は社会に役立たなければ生きている意義がないのであろうか……（「老人と、人生を生きる意味」）

神谷さんが愛生園で行ったことはもはや終わった過去の仕事であるのか。私はそう思わない。この引用文はなるほどハンセン氏病の老人についてのものであるが、全国の老人病院で今こそみられることである。

しかし、彼女の仕事はそれに尽きない。彼女が長島愛生園で行ったことは、基本的にはトラウマの治療であったと私は思う。実は、私は、二〇〇四年三月、兵庫県こころのケアセンター開所記念国際シンポジウムにおいて神谷美恵子さんを、ハンセン氏病患者のトラウマに対するケアを行った先駆者として紹介した。さらに戦争加害経験者の示す、今でいえばＰＴＳＤ症状への彼女の注目にも言及した。これらは彼女の精神医療の先駆性を示すものである。

事実、「島の診療記録から」の症例を読むと、看護をもケースワークをも含み、さらにそれ以上の広がりを持っていたと感じる。これは一八世紀後半から一九世紀前半にかけての米英仏におけるモラル・トリートメント（人道処遇）、あるいはそれを二〇世紀に復活させた若き日のサリヴァンの「社会精神医学的接近法（socio-psychiatric approach）」に近い。モラル・トリートメントはヴォランティアの精神医療であり、サリヴァンも独学の精神科医で素人っぽい。しかも治癒率は、いずれも現代を凌ぐ勢いであった。トラウマの治療はそこから再出発しなければならないのかもしれない。

一九八〇年までのわが国の正統精神医学にトラウマ概念は全くない。島の精神科患者について、彼女は正統精神医学の言葉でカルテを書いただろうが、彼女の実践は何かが違ったはずである。

当時のハンセン氏病患者がトラウマを幾重にも負った状態であることは疑いない。そして、神谷さんがそれを避けて通らなかったこともまずまちがいなかろう。そうだとすれば、彼女が「生きがい喪失」と呼んだものがトラウマとどのような関係にかあるはずである。このことを現下の問題として考えることは必然でもあり、有用でもあるにちがいない。

今なお、統合失調症と診断されて後何年も経ってから、外傷症状が発見されて診断名が変更されるのがふつうである。世評に反して、外傷患者は傷を深く秘め、よほど信用した治療者でなければ、そもそも外傷体験を漏らさないからである。

最初から外傷であるとわかっている患者は少ない。なるほど事件との関連がはっきりしているか、警察や児童相談所などの公的機関が紹介し、友人などに伴われてくる場合はあるが、初診で声を大にしておのれのトラウマを語る人は方々の診療所を回って「精神医学化」された患者か、そもそも外傷患者でないかである。

11

私は、現在の精神医学の外傷治療を万事良しとみて、その〝高み〟から下を見下ろして神谷さんの臨床実践をトラウマ治療の先駆者と言うのでは決してない。その逆である。現在のトラウマ治療学は満足にはほど遠い。今なお神谷さんの臨床から謙虚に学ぶものがあると私はひそかに感じている。ベトナム復員軍人をモデルとする目下のトラウマの考え方にも再考すべきものがあるのではないか。このことは切実である。

比較的癒えやすいのは、人災よりも天災、持続的よりも一回的な災難、ダブルパンチ、トリプルパンチ（短期間内複数種打撃）よりもシングルパンチ（単一種打撃）である。また、外傷的事態の直後よりも長く経ってから症状が始まる人のほうが一般に重症である。

当時のハンセン氏病を考えれば天災的部分より人災（社会的排除）の割合が大きく、明らかに持続的であり、多数種打撃であることも想像に難くない。精神症状が遅れて始まる人も多かったのではないか。このように重症の条件が揃った外傷患者に対して治療者は、なるほど向い合いつづけてはいるけれども、暗夜にかぼそい灯をともして手さぐりでゆく心細さであるのが実状である。

重症の心的外傷患者に向かい合っていてもっともつらいのは何だろうか。それは「直観診断」を極度に嫌う現在の診断法では全く問題になっていないが、私が痛いほど感じるのは、「基本的な安心感」とでもいうべきものにぽっかり空いている穴である。

震災の被災者には明日が今日のように来て去ることが信じきれない。大地が揺るがずにあることも信じきれない。なるほど、この時間と空間についての安心感は全く無根拠であるが、そのように仮定してはじめて人は日々を生きてゆくことができる。電車は無事に目的の駅に着くという仮定、自分の父親が娘である自分をいきなり犯しにかからない仮定、すれちがう人が自分を刺さない仮定——これらが揺らいだらどうであろう。しかし、そういうことが現に起こっているのだ。

犯罪被害者遺族の集まりに出て、その言動を聴く時、くろぐろとした深いこころの穴はほとんど眼にみえるかのようである。おそらく、ハンセン氏病患者に向かいあっても、このブラックホールの実在が感得されるにちがいない。それは治療者の生気をいくらでも吸い込んでしまう穴でもある。

このような人の治療は行う者の骨身にこたえる。なるほど、トラウマには統合失調症のような意味での了解困難性はない。当事者でない者にわかってたまるかといわれることはある。疑似体験者であることに治療者は苦悩する。そして何よりもまず、トラウマの語りは生々しく治療者を打つ。それゆえの治療者の苦悩である。それは、まさに当事者でないことと合わさって治療者に罪悪感をもたらす。

「なぜ私でなくあなたなのか」――

世界各地の伝統の中には、巡礼をはじめ、多くの鎮魂、慰藉、怨恨の解き方があっただろう。今、それは消滅しつつある。わが国においても家族との縁を断ち国家によって囲い込まれてきたハンセン氏病患者は期せずして時代の先駆であった。神谷さんの治療が時代に先んじていてもふしぎではなかろう。彼女は具体的にどのようにしておられたのか――と、私は問いたい。

神谷さんが一九七九年に世を去ってから長い年月が流れたのに、長島愛生園で神谷さんとおつきあいのあった方々に会った人の手紙によれば「皆さんが神谷先生はほんとにへだたりがなく、はにかむようにお話をされたとおっしゃいます。それぞれの方が神谷先生との思い出を大事に大事になさっていて、打たれました」とある。

「はにかむ」とは胸を突かれる意外さである。新鮮で初々しくはにかむ練達の精神科医はめったにいない。それは尊大な「専門家」の対極である。この「はにかみ」に秘密があるのかもしれない。私は素直に感嘆する。

しかし、これは方法か。私は手がかりを求めて頭の中の引き出しをかきまわす。

サリヴァンは、言語的精神療法 verbal psychotherapy というものはない、あるのは音声的精神療法 vocal psychotherapy だといった。わが国でも竹内敏晴さんのように声が相手に届くような発声を重んじる方がいる。音調に加えてさらに全身的なものが本質的であってもふしぎではないかもしれない。

なるほど、多くの工夫はなされている。しかしトラウマの治療を志す精神科医は決して多くない。また、いうを憚ることだが、一般精神科医でできるならば避けたいという者が少なくない。実際、薬があまり効かない。効かないところに人間の尊厳があると私は思うが、現在の精神科診療ではまとまった時間を割けない。しかし、それだけではないものがある。トラウマは治療者を変える。彼／彼女は周囲の医療者団から孤立しがちである。患者だけでなく、治療者も文化人類学者が「有徴者」という者になりがちなのだ。実際、「二次被害」すなわち治療者の「精神衛生と士気の低下」がすでに問題となっている。患者の前で指を左右に振って見つめさせる、一八世紀のメスメルに戻ったかのようなＥＭＤＲ（眼球運動による脱感作と再処理法）や類似の技法を楯にしようとしても、それでさえ施術者は激しい逆転移すなわち治療作用を行う者に対する精神的反作用を免れるわけではない。

12

トラウマ患者に対するには、よい聞き役が必須である。米国では孤立した治療を中止せよとさえいわれ、二人一組の buddy system が作られる。バディとは何を語っても許される仲である。バディではないが、彼女はつねによい聞き役に恵まれていた。中でも辛口でありながらやさしい西丸四方先生が彼女のコンフィダント（秘密の語り相手）を終生つとめてくれた。島崎敏樹先生の兄である。これは彼女の人徳でもある。

トラウマの治療者はしばしばトラウマ体験の持ち主である。

幾人かの例を思いつくが、秘められたトラウマをさぐるのは「天使も踏むをためらうところ」だと私は思う。ここでも私は筆を控える。ただ、本巻の「忘れえぬ人」の筆頭に挙げられるX子さんの死は、それ一つでも精神科医にはきつい外傷体験のはずである。まして美恵子さんの渡米の可能性を聞いて生命を絶っている。おそらく、書くまでに厖大な時間が流れたであろう。本巻のレナード・ウルフとの対話で患者の自殺に触れている時にも、このことを思い浮かべたであろう。精神科医の心の中にはいくつかの墓がある。彼女はこの体験を秘めて精神科医となっていったはずだ。Wounded surgeon plies the steel――「傷を負った外科医がメスを振るう」(T. S. Eliot, *The Four Quartets*, 注釈によれば外科医とはキリストのことだそうである)。

X子さんは彼女に大切なことを教えた人にちがいない。大切なことを精神科医に教えすぎた患者はふしぎに自らの生命を絶つ。欧米の著名な精神医学者にも、わが国でも、その例は多い。粛然とする事実である。

神谷さんが体験から何を教わったにせよ、それは形なきものであろう。神谷さんがまずX子さんのコンパニオン(広義の家庭教師＋同伴者)を経て精神科医になったのは、初めから「せんせい」として登場するよりもずっとよい出発であった。この、白衣に護られていない対等の関係は、まず自らの精神科医適性を知り、精神科医としての節度と限界をわきまえさせてくれる。その他、得ることの多い、欠かせない体験でさえあると私は思う。

彼女がウィリアム・ジェームズ（一八四二―一九一〇）から入ったことも好ましい。彼女の精神医学の特徴の一つである。ウィリアム・ジェームズは精神科医にとって宝の山であるだけではない。ジェームズの心理学は自己の体験から出発している。精神的危機をも経験し、神秘体験もあった。その『宗教的経験の諸相』は神谷さんに強い感銘を与えたに相違ない。ジェームズは、一言でいえば「私はこういう連中とは違うぞ」という精神医学でなく「ひょっとしたら私もなったかもしれない」という精神医学である。そこから「私の代わりになって下さったのかもしれない」まではほんの一歩である。この時期、精神科医になる人は一族に患者がいるか自ら精神的危機をとおりぬけた人である（ドイツの精神科医エルンスト・クレッチマー）といわれた。そういう医者が必ずよい精神科医とはいえないが、中にはすぐれた人がたしかにいる。

ジェームズの異常心理学には、精神病理学書にしばしば漂う屍体愛的《ネクロフィリア》な臭いがない。そのことはそれゆえであろう。当時の精神病理学の古典に読みふけっているにもかかわらず、この臭気に神谷さんは全くといってよいほど無縁である。彼女が、この時期の、例外はあるが、精神科医が自尊心を持てる職業とはとうてい思えない精神科病院に足を踏み入れていないのも、その節度、その自恃、その知的・感性的誠実さゆえであろう。

『生きがいについて』は彼女の隠れた自叙伝かもしれないとは、私の内心の囁きである。「生きがい」とは運命へのある態度だからである。それは、運命を否認するのではなく、運命とむやみに闘うのでもなく、それから逃走するのでもなく、自暴自棄と破滅を求めるのでもない。たしかに彼女はそうであった。何を書いても、自らの生きた証しになるのが彼女である。

13

光田健輔（みつだ・けんすけ、一八七六―一九六四）は山口県防府市生まれ。東京帝国大学医科大学（当時の呼称）卒後、ハンセン氏病への関心を深めた。一八九七年の国際癩会議で、ハンセン氏病が癩菌の感染によることが確認され、対策として隔離が提唱されたのを知った。彼はまず勤務先の東京養育院に「回春病室」という区画を設け、一九〇七年の法律第十一号「癩予防ニ関スル件」（のちに改正し「癩予防法」）制定以後、本病対策の推進者となり、満州事変勃発の一九三一年に日本最初の国立療養所「長島愛生園」が瀬戸内海の岡山県に属する長島に作られると初代園長となった。美恵子さんの一九五七年以後の断続的勤務先である。光田は大学の研究を嘲笑し、現場でのハンセン氏病治療と研究に生涯を捧げ、社会的偏見の打破に努め、ハンセン氏病の父といわれた。戦後の活動はインドを始め一千万の患者が待つ海外の救癩にも広がったが、治療の進展にもかかわらず、隔離政策へ固執したとして、政府は一九九六年、公式に患者に謝罪し、死後の光田は一転して鞭打たれる存在となった。もちろん、患者を別とするが、医師・公衆には「汝らのうち罪なき者まず石を投げ打て」と言いたい思いが私にはある。私も先に述べたように隔離中心の教育を受けた。

原田禹雄（はらだ・のぶお、一九二六―）は、京都大学医学専門部卒業後、同大皮膚科のハンセン氏病専攻者の場である特別研究室に入って、一九六一年より国立療養所邑久光明園医長となり、六九年、長島愛生園医長に転じ、七七年、邑久光明園園長となる。九二年退職。神谷さんが序文を書いている『麻痺した顔――らいの検診カルテから』は、人柄であろうか、文章も内容も淡々として、明るささえある。結婚して二日、岳父のハンセン氏病が発見された女性の物語は忘れられない余韻を残す。彼女は姉の強硬な婚姻解消申し入れを断り、実家と絶縁しつつ、結婚を選んだのであった。

14

第三部以後は人物について論じるのが主である。第三部は父親と父親役の方々に触れた小品であって淡彩の文章が多い。登場するのは、父親の前田多門、宗教家の三谷隆正（愛に生きた人）、新渡戸稲造、二代目津田塾学長の星野あい、父親の一高・東大の同級生で宮内庁長官の田島道治の各氏である。

父君、前田多門（まえだ・たもん、一八八四―一九六二）は新渡戸稲造の門下生としての青年時代を送り、東大法学部を出て、新渡戸の勧めで内務省に入り、東京市助役から、国際連盟の国際労働機構（ＩＬＯ）政府代表としてジュネーヴに滞在する。この時期がちょうど兄陽一さんと美恵子さんのスイス時代である。それは新渡戸が国際連盟知的協力委員会の発起人の一人として、ジュネーヴにいた時と重複している。

以後、一九二八年から一九三八年まで朝日新聞の論説委員を勤め、以後、ニューヨークに開設された日本文化会館長に就任する。新渡戸と共に、この時期の日本を米国に理解させようとする尖兵だが、すべては遅く、故国の行動に裏切られつづける。美恵子さんの米国滞在もこの時期に重なった。一九四五年の敗戦直後、文相に就任、占領軍の指示を待たず、超国家主義を鼓舞した教学局などを廃止する機構改革を断行し、天皇の「人間宣言」の文案を起草したが、公職追放により四六年一月で安倍能成と交代した。以後は名誉職を主として七八歳で没する。

美恵子さんの幼い時の父君は「仕事の鬼」であったが、成城高女在学中に父から送られた手紙を期に以後、成人同士の関係に入る。父娘の最後の旅を父はおどけてランデヴーと呼んでいる。彼女は、父の中に、孤独で人前を嫌う神経質さと、内気で気が弱く、自己を見つめ、自己を偽れない人を発見する。羞恥の人であった彼女自身と重なりあう面で、それゆえの気づきであろう。「老年に至るまで絶えず学びつづけ、前進を止めなかった精神の若さ」もまた。

須賀敦子さんも、最後の「仕事」は、『遠い朝の本たち』という紙上のワークではあるが、父との精神的和解と再評価であった。美恵子さんの場合は実際に血の通った出会いであった。

父の前田多門は大阪商人の家に生まれて小学校でやめさせられ、その父に店番、集金をさせられながら、隠れて勉学し、いったんは中学受験にも失敗しながら、ついに一高・東大に進んだと美恵子さんはいう。当時のロング・セラーであった佐藤紅緑（ハチローの父）の少年小説『ああ玉杯に花受けて』そっくりの家族伝説である。新渡戸稲造の仲人で結婚するその妻も、早く父を失って普連土《ふれんど》女学校に引き取られた女性であった。前田家は薩長閥に属さない地方出身の貧しい武士的精神家が非常な努力で新政府を運転するモーターとなった一例である。彼らの武士倫理の喪失を防いだのは若き日に触れたキリスト教倫理であった。そのまた後継倫理が戦前のマルクス主義であって、高校・大学時代にこれに触れた人たちが高度成長を担ったとみることができる。

三谷隆正（みたに・たかまさ、一八八九―一九四四）は一高・東大を出て、旧制高校で法律制度とドイツ語の教授をつとめた。早く「無教会」の唱道者である内村鑑三の弟子となったが、友人の教会への協力を惜しまなかった。明治・大正の日本的キリスト教倫理を一身に具現した人という。本巻の小品は、美恵子さんが三谷隆正全集（一九六五―六六）の内容見本に寄せた一文である。彼女は三谷が主に著作の読書によって「精神的にはほとんど唯一の、この世で出会った師」になったと述べている。彼女は、キリスト者でない者まで神はみそなわしたもうていると考えていたが、それと三谷の「形式や主義にとらわれない信仰」とは繫がっているのではないだろうか。

新渡戸稲造（にとべ・いなぞう、一八六二―一九三三）は盛岡藩に生まれ、札幌農学校を卒業し、ここでキリスト者となって、東大を中退し、米独において経済学、農政学、史学、文学を学び、いくつかの教職、官職を経て東大教授として植民政策を教えた。東京女子大初代総長となり、女子の一般教養教育の先駆者となった。しかし、彼がもっとも知られているのは、一九二〇年、国際連盟の事務局次長となって以来である。日本が国際機構に出せたごく少数の人間であった。彼は「知的協力会議」の設立者の一人である。これはヴァレリーが議長に就任し、欧米の知的選良を動員した、国際連盟の大きな文化事業であった。そもそも、彼女の両親を結びつけたのは彼であった。孫のように美恵子さんを可愛がるのはジュネーヴ時代以来であろう。

新渡戸は米国人のメリー夫人によって熱烈なクェーカー教徒である。一九三三年、太平洋国際会議に出席するが、彼の故国弁護を他ならぬ故国が次々に裏切る哀しい思いのうちにカナダで病没する。

若い日から重症の鬱状態に周期的に苦しんだ生涯でもあった。今もヴァンクーヴァーのブリティッシュ・コロンビア大学のキャンパスに彼を記念する公園がある。美恵子さんは、彼のフェミニストである面を強調する。それには彼女のフェミニズム観が仮託されていると考えてもよいだろう。

なお、母親の出身校である普連土《ふれんど》学園はクェーカー主義に拠って立つ学園である。クェーカーは俗称であって、教徒は自身を「フレンド協会」（「キリスト友の会」）と呼んでいるからである。

15

ここで、美恵子さんと信仰について、少しだけ触れておこう。家庭には、特に母親によってフレンド協会の影響が強い。渡米に際して訪れて、それ自体が重要な体験となった瞑想の場ペンドル・ヒル滞在も母親の勧めによるものであった。

クェーカーはジョン・フォックスが神の声を聞いた一六四七年に英国で始まったピューリタン神秘主義である。神谷さんが「何の飾りもない会堂で木のベンチに人々が質素な身なりで集まって、ただじっと沈黙して礼拝している」「特別に牧師さんというものもなく、何か感じた人が立上がって、短く話をする位で」「人間の誰の心の中にも深く深くひそんでいる内なる光、神さまに通じる光というものがあって、人間はおたがいにそれに訴え、それを発揮して行けば、人間のほんとうによい面が成長してくる」（二一六―二一七ページ）という数行は、クェーカー主義の核心を、わずかなことばで、穏やかに、しかもよく表していると思う。

実際にはクェーカーは烈しい面を持ち、神の三位の中でも精霊を重視し、精霊の到来を静かに待って、そのもたらす回心をなによりも重視する。聖書を精霊ほどには重視せず、また秘蹟も捨て去るべきものとする。徴兵拒否、税金不納など、良心にしたがって現世の権力と衝突して、危険思想として弾圧を受けている。しかし、「内なる光」による回心の重視は「布教を行わない」という、キリスト教では例外的な面を生んだ（そもそも牧師がいない）。戦後の皇室が占領軍の先手を打って迎えいれた教師ヴァイニング夫人はクェーカー教徒であった。占領軍は皇室のキリスト教への改宗を強く願っていたから、この〝妙薬〟にはクェーカーのこの面を知る知恵者がいたという想像が可能である。それが前田多門でないにしても……。

ここで田島道治（一八八五―一九六八）のことに触れておこう。東京大学卒業後、後藤新平のブレーンとして国鉄事業に参画した。後藤が鉄道の広軌化を考慮していた時期である。その後は銀行畑を歩き、一九四八年、宮内府（後に宮内庁）長官に就任した。全く宮中には関係がない人だったが、大教養人で、広い人脈を通じて、天皇退位問題、貞明皇后葬、内親王結婚などに腐心した。前田多門とは若い時から相識の間柄である。ここで東京駅に神谷さんを迎えるのも、末期の苦しい息の中からくれぐれもと頼むのも、退任の一九五三年からずいぶん経ったとはいえ、神谷さんでなくてはつとまらなかった宮中の事項ゆえであろう。なお、彼によるH・G・クリール『孔子』の翻訳は一九六一年に岩波書店から出版されている。

16

さて、クェーカーが英米において大きな力を持つのは精神医療の世界である。特に一八世紀後半の英国で開放的・人道的な精神医療を開始したのはクェーカー教徒ウィリアム・テュークである。最初は自派の患者を救うためになされたこの試みは、一九世紀前半には宗派を問わず、アメリカ、イギリス、フランスの精神病院の治療原理となる。それが「モラル・トリートメント」である。この時代には、「モラル」は「社会的」の意味を持っていたから「社会治療」としてよい（福島大学名誉教授・田添京二先生のご教示）。それは治療的楽天主義にもとづき、ヴォランティアを大幅に動員し、現在にまさる驚異的退院率を示した。閉鎖的精神医療が中心となる一九世紀後半にはモラル・トリートメント時代の統計は疑問視されたが、二〇世紀後半には資料を再吟味されて、かなり確実とされた。

モラル・トリートメントが一九世紀後半をおおう欧米の不況によって消滅しても、英米の精神病院看護士（男性看護師）の八、九割はクェーカーでありつづけた。一九二〇年代にハリー・スタック・サリヴァンが統合失調症治療を行ったメリーランド州タウソンのシェパード・イノック・アンド・プラット病院もクェーカー教徒が設立した病院であり、彼が頼りにした看護士たちもクェーカーであった。彼の精神医療（「社会精神医学的アプローチ」）はモラル・トリートメントの復活といってよいと私は考えてきた。サリヴァンは、もし宗教を選ぶとしたらクェーカーがいちばんよいと語っていたそうである。

ジルボーグの『医学的心理学史』の神谷さんが訳した部分にはウィリアム・テュークの名があちこちに散らばっているが、クェーカーと精神病院の密接な関係は見えてこない。それは、彼女が省略した別人による精神病院史の部分にあると思われるが、調査できなかった。彼女のこの訳書が一九五八年という早い時期に刊行されてわが国の精神医療に大きな影響を与えただけに惜しい点である。

彼女には「W・テュークのこと」という短文がある（『東京フレンド』、一九六七年）。彼女によれば「どの精神医学史にも記されている史実の源泉を考えてみたい。テュークは、人間は内なる光を持っているものという信念を精神病者たちにまで及ぼしたのにすぎないのだろうが、「ただ精神病者は、その病ゆえに子供のような状態になっているのであるから、周囲の者が教え、励ましてやらなくてはいけないのだ」と述べている。これをテュークとその子孫たちがごくあたりまえなことのように主張し、実践していった。ということは、行動に先立つゆたかな内面の世界から自然に、やむにやまれず流れ出すものという趣きがあってのことだ」ということである。

彼女は師の内村祐之、島崎敏樹についてドイツ精神医学を熱心に勉強し、彼女が教育に使った精神医学教科書は、名著として今日も読まれている西丸四方のものである。しかし、それに先立って、ウィリアム・ジェームズの心理学にのめりこんでいる時代があり、彼女の精神医学は両者を総合したものであって、精神分析には若干の距離を置いていたというところであろう。

ジェームズ自身が、医師でありながら、心理学者と自己規定し、これを実証にもとづく自然科学としようとしたが、彼の科学は思索と実践との一致を求め、プラグマティズム創始者の一人とされる。

当時の日本の精神医学は治療的ニヒリズムが根強かったから、ハンセン氏病療養所におけるようなケア中心の精神医学は、彼女が自前で指針を発見する他はなかったはずである。そもそも「モラル・トリートメント」はジルボーグの表現では「素人テューク」の精神医療であった。断定は憚るが、私は彼女の精神医療実践にクェーカーの影を感じてしまう。

西欧精神医療のもう一つの根はカルヴィニズムである。ジャン・カルヴァンの思想の一つの帰結として、魔女狩りから最初に解放されたのはカルヴィニズムの国オランダである。彼らも悪魔の存在は否定しないのだが、カルヴァンの預定救霊説に従えば、おのれの霊が最終的に救われるか否かは神が予め決めたもうており、これに対して悪魔の誘惑ごときは全く無力であり、人は天職にいそしむしかない。西欧の他のどの地方よりも百年早く魔女を焼くのを止めて、その代わりに木工や紡績という、精神障害者の労働治療を開始した最初はオランダであった。それは一六世紀後半、スペインからの独立と同時期である。オランダ（ネーデルランド）人ヨハネス・ワイヤー（ヴィールス）をはじめ、ジルボーグのいう「第一次精神医学革命」の人物たちの背景である。実際にはカルヴィニズムには寛容派だけではなく、烈しい政争が続くのであるが、思想の自由、出版の自由もこの時代のオランダが西欧の他地方より百年以上早く先駆的であって、魔女狩り反対者もオランダに確実な避難所を求めることができた。

そもそもジルボーグにも登場するシルヴィウス、ブールハーヴェが世界最初の大学病院を作り、臨床を大学に導入したのはオランダのライデン大学においてである。その経験論的臨床医学の伝統はスコットランドに及び、エディンバラ大学において臨床医学が成立する。ピネルもまた、コンディヤックの啓蒙主義、百科事典主義に加えてスコットランドの臨床医学との接触によってピネルとなるのである。西欧では、オランダ、スイス、スコットランドの三国がカルヴィニズムをそれぞれの国情に合わせながら国教とする国である。英国ではピュリタニズムの源流となり、それが米国に移った。カルヴィニズムの通俗道徳は勤勉、節約、貯蓄、清潔であって、わが国の江戸後期以後の通俗道徳に対偶するところがある。明治の知識階級に訴えるところが大きかったであろう。

ジュネーヴはカルヴァンが神政を敷いた街である。私はカルヴィニズムが彼女に及ぼした直接間接両面の影響は測りかねるが、一つの可能性は生涯をつうじて「天職」を求めた点である。「天職」は日本に「帰化」した概念であるから、必ずしもスイス時代の影響と考える必要はないかもしれない。しかし、彼女の生き方が訴える多くの人の心を打つのは、第一にその「天職」を求める生き方であろうかと思う。

もうひとつ、ジュネーヴの学校で暗唱させられた詩の最初がヴィクトル・ユーゴーの「良心」であった。彼女はこの衝撃を終生覚えていた。わが国には先ず『レ・ミゼラブル（ああ無情）』で知られたユーゴーの思想は単純ではないが、この詩は、弟アベルを殺して各地を彷徨うカインを神の一つ眼がどこまでも追いかけてくるという主題の長詩である。神の単眼は、カインの子孫が都市を作り他部族の殺戮さえしてもカインのみを追いつづけ、老いたカインは最後にみずから墓室の中に入るが、その壁になおも神の眼が現れるという内容である。両眼よりも単眼で現れるほうが怖そうである。こういう悪夢のような良心を子どもの心に植えつけるカルヴィニスト・スイスの教育には驚く。

17

神谷さんは、キリスト者にならなくても神は見放さないという考えをひそかに抱いていた。本巻に掲載されている「シモーヌ・ヴェーユの軌跡」は神谷さんと信仰との関係をみる上で無視できない。シモーヌ・ヴェーユ（一九〇九―一九四三）は、マルクス・アウレリウスの『自省録』を心の糧として若き日を生き、神秘体験を経たあとも「教会の敷居」の一歩手前で立ち止まり、プラトンを熱愛し、インドの古代宗教をも熱心に研究する。

個人的体験をとおして、神谷さんは、ヴェーユのように、かりにキリスト教信仰に入っても「多くの苦悩や狂気が待ちうけてい」るであろうことを予見していた。神谷さんはいう、「その根本的な原因はやはり彼女の二つの「狂気」にあったと思われる。」と。一つは「真理への狂気」であり、もう一つは「愛への狂気」である。「真理への狂気」はヴェーユに、「あくまでも知的探究者としての誠実を貫くことを一つの使命感として要求した」。その主要な疑問として、宗教の世界に立ち向かう時にぶつかる疑問を修道士に宛てて提出した「質問書」の五点を挙げている。ヴェーユは旧約聖書を拒否し、「ギリシャの泉」をよしとした。確かに「イスラエル人に残虐行為をさせたのは神である、と考えるのは大きなあやまり」であろう。たとえば「ヨシュア書」を原理主義的に解釈し実践すれば、その結果には戦慄を禁じえない。神は「チグリス・エウフラテス河から西の方太陽の沈む海まで」をイスラエルの民に与えるとして激励する。神の激励を受けて、モーセの後継者、将軍ヨシュアはカナアンの地の先住民族の王たちを殺害して木にかけるなど、虐殺をほしいままにして、この「乳と蜜の流れる土地」をわがものにする。

「愛への狂気」がもう一つの狂気である。彼女は政治行動においても個人生活においても信仰においても、激烈な個人参加と体制への不信との間を揺れつづけた。医師の娘として生まれ、フランス最高の教育を受け、哲学者アランの教え子であったヴェーユは、一九三六年の人民戦線を支持して失望し、スペイン市民戦争ではアナルコ・サンジカリストの隊列の中にあった。一九三八年のミュンヘン会談でヒトラーとの妥協を行ったチェンバレンを支持したがチェコスロヴァキア併合を知って自己の平和主義を捨てる。レジスタンス参加を求めて婉曲に断られ、戦後フランス社会の設計図を引くように求められたヴェーユが書いたのが、本巻で触れられている死後出版の『根をもつこと』(一九四九年)である。彼女は、結核の身で工場労働や農作業に従事し、最後には徐々に食を断って緩慢な自殺のような餓死を遂げる。三四歳であった。

死後の彼女は、ペラン神父編纂にかかる『神を待ちつつ』『重力と恩寵』(『手帖』抜粋)などによって一時「カトリック左派」の守護聖女のごとき存在となった。熱烈な支持者にアルベール・カミュがいる。

なお、ヴェーユの兄は著名な数学者アンドレ・ヴェーユ(一九〇六—一九九八)である。陽一氏と美恵子さん兄妹を重ね合わせることができるかもしれない。アンドレ・ヴェーユは数学者集団「ニコラ・ブルバキ」の一員であったことがわかっている。この匿名数学者集団は業績をすべて「ニコラ・ブルバキ」の名で発表すること、新しい考えを集団の前で発表して全員が理解したらただちに退会すること、という規約で知られている。アメリカ数学会が「ブルバキ」名の会員加入を拒絶したが、執拗に挑戦を繰り返し、ついに「アメリカ数学会は存在しない」という証明を行い、入会に成功したという伝説がある。このような集団の性格にどこかシモーヌに通じるものを感じるが、あるいは一九三〇年代の時代精神であろうか。わが国では厖大な邦訳『ブルバキ全集』が森毅の編集によって出版されている。

神谷さんは二つのヴェーユ的狂気が自分にもあると考えておられたにちがいないが、実際には真理への狂気はその広汎な探究となり、愛への狂気はハンセン氏病療養所への指向から教育までの形をとって、破滅的なものとならなかった。また、神谷さんは仏教にも関心があり、日記などをみると広範囲の仏教書に馴染んでおられる。もっとも、神谷さんの徹底性は、日本の仏教だけでなく、当時原典から翻訳されたインドの大乗仏教にも関心を広げて、それに魅せられ、人にも語っている。本巻にも三世紀のナーガールジュナ（龍樹）の名が出てくる。「すべてはそれ自身ではあるともないともいえない（自性空）」「すべては束ねた芦（束蘆）のようにおたがいに他を待って初めて存在する（相依相待）」といった「空」の思想が彼女をいくらか憩わせたであろうか。

18

神谷さんにとって、ジルボーグの『医学的心理学史』の翻訳がマルクス・アウレリウスの『自省録』に次ぐ出版物である。魔女狩り研究から出発したジルボーグは、大雑把にいえば「ヒューマニズム的進歩史観」とでもいうべきものである。続くフーコーの『臨床医学の誕生』は、一九世紀初頭フランスの医学的視点の変換に注目した、それ自身が視点転換的な研究である。ただし、もっぱら範囲はフランス医学に限定されている。引用のずさんさに批判があるのは第五部の書評にあるとおりだが、喫茶店で書くのを常としたサルトルはじめフランス知識人の通弊であるらしい。

まず、ジルボーグ（一八九一―一九五九）についてである。

第四部の「ジルボーグ『医学的心理学史』訳者あとがき」には神谷さんが第四刷刊行の機会に彼の生涯を調べて「あとがき」に追加した部分がある。それまでの版の持ち主にはジルボーグがどういう人かははっきりしなかった。さらに多少を付け加えるとすれば、彼の名が現在残るのは現在一九四一年発表の「外来統合失調症」の提唱であって、外来で治療できる統合失調症の発見である。早く精神医学史で名を挙げようとし、コロンビア大学在学中に『ルネサンスにおける医師と魔女』(一九三五年)の著作がある。これは四四歳時の著作である。たしかに『医学的心理学史』の中でも魔女問題が光る。若い時には政治、演劇、晩年には霊、宗教、道徳の問題が主な関心事であるが、愛書家であり、ホビーの写真家、木彫家も玄人はだしで、料理もうまかった。その才人ぶりを「ルネサンス人」とうたわれたという。(以上は、『新版精神医学事典』(弘文堂、一九九三年)の柏瀬宏隆氏による記事に負うところが大きい)。

神谷さんが精神医学史を翻訳した意味であるが、まず、ジルボーグの翻訳は一九五〇年代の精神医学的状況に対する批判的行為であったと私は思う。「はにかむ人」神谷さんは、親しい間柄においては鋭い批評家だったと憶測されるが、公的には正面切っての批判的な論説はしない人であった。当時はジャーナリズムが「患者野放し」の怖さを煽り立てて収容主義を推進していた。実際、この訳書は日本の精神科医の精神医療の実態とあるべき姿への開眼を大いに助けたと私は思う。

なお、この本を彼女に紹介した慶応大学精神科の三浦岱栄教授は、フランスで精神医学、心理学を学び、早くクロード・ベルナール『実験医学序説』の翻訳者として、日本の医学に実験中心主義という、正負ともに大きな影響を与えた人である。日本では少数派のフランス系医学者として、フランス語のできる神谷さんに好意を持ったのはふしぎではない。

神谷さんには精神科病院勤務の履歴はみられないが、実情はご存じであったろう。私はたまたま大阪大学医学部付属病院の一九五九年度インターン生であった。大学病院の外来にプライヴァシーはないに等しかった。日本の代表的な大学病院が外来では主治医制をとらず、応待する医師が毎回違っているとか、一つの机のまわりに何組かが予診をとっているとか、仕切りはあってもカーテンならましなほうであった時代であった。一人の医師が前に三人を並べて診たりしているところもあった。府立中宮病院の男子慢性病棟は海底のように静まりかえり、廊下一杯の患者は海草のようにゆらめいて通る私と適切な距離をとった。女子病棟は喧騒を極めて、いかにも対照的であった。この性差は日本の精神病院、老人病院に特有という。また、ある私立精神科病院を見学したが、バスケットコートほどの広さの大きな部屋に仕切りを設けて三等船室そっくりに仕立て、二階の高さのちょうどネットのある位置の張り出しに看護士が二人向かい合っていた。まさにフーコーの世界であった。なお、このような大病室は関西地域特有のもので、西欧のどこかの病院の設計を地域の誰かが視察して直輸入したのであろう。

19

ローカルなジルボーグに対して、ミシェル・フーコー（一九二六―一九八四）は二〇世紀後半フランス思想で一時主流を占めた構造主義者の大立物である。本巻に収めたとおり、神谷さんは『臨床医学の誕生』の訳を一九六九年に、最初の著作『精神疾患と心理学』の新版の訳を一九七〇年に刊行し、本巻第五部にあるように『知の考古学』『（古典時代における）狂気の歴史』『監獄の誕生―監視と処罰』

を書評している。書評には、彼女の一つの方法である「傾倒」がよく現れている。彼女は、いずれの書も精読済みであり、特に『臨床医学の誕生』には彼女の徹底性と把握力とをかいまみる思いのする各章ごとの要約が掲載されている。本人には兄君の紹介によって最初にパリで会い、来日した時には通訳を務めている。

加賀乙彦（精神科医・小木貞孝）の事実上の第一作『フランドルの冬』の書評にも、フランスの精神病院視察体験とフーコー読み込みの隠し味がある。後に加賀が重い一連の作品とともに軽い「頭医者もの」を書いた時期があって、それによるとソルボンヌ大学精神科派と病院派との暗闘に巻き込まれそうになり、同情した一精神科医に誘われてその縁故の僻地の精神病院に赴く。そこはベルギー国境に近い東北フランス・フランドル地方であった。それは著者の努力によって「隠れた幸運」となり、この小説とともにフランス精神医学の花である妄想研究の精密周到な調査をわが学界にもたらす結果となる。神谷さんの書評は内容を簡潔的確に紹介するとともに、後輩への温かい眼差しが感じられ、大成した加賀が感謝をこめて、このコレクションの『人間をみつめて』の解説を書く回り合わせになった。

外国に異邦人として滞在するときは、そこで何を体験しようとも、一応すべてをカッコに入れておけるが、自国にあって、自己の責任において生きるとき、脱出の問題ははるかに切実で困難なものになってくる。外国では根なし草でいることがゆるされるのに、自国では、自己の意志なくして種をまかれ、根をはやし、生い立ってしまった土壌で生きて行かねばならないからであろう。

小説の主人公コバヤシの帰国後に託して、海外成長日本人としての自己の切実な体験から出た、若き加賀への気づかいがこめられた一言である。

本巻にとられた書評には、なだいなだの『わが輩は犬のごときものである』もある。私は読んでいないのだが、神谷さんの紹介によれば、これは『フランドルの冬』では表に出ていない加賀のユーモア作品に近い点があると思われる。二人ともに、帝国陸軍のエリート・コースを歩んでいた履歴の持ち主である。それかあらぬか、私は被拘禁者のユーモアを感じてしまう。われわれは皆、被拘禁者という面を持っているのであるが――。

神谷さん自身にも、それに共感する面があり、苦境にユーモアを以て対する面があると思うが、彼女のユーモアは主に気のおけない人に対する書簡にあるだろう。

フーコー研究への移行にはまずジルボーグ翻訳の後を継いだという意味がある。一九六三年夏、彼女は米国ルイジアナ州の国立（ハンセン氏病）療養所を公式訪問しているが、報告には多少の失望がほのみえると私は感じる。その後、米国の精神医学研究所、精神科病院その他の施設を見学してからフランスにわたり、パリのサンタンヌ、サルペトリエールなど歴史的な精神病院を訪問し、一九六一年に出版された『狂気の歴史』に接している。その第一印象であるが――、この歴史は新鮮な資料にあふれ、その叙述の底流には、精神病者たちの人権に対する熱いパトスが、煮えたぎっているように感じられた。……著者は哲学者だと扉にあったが、どんな人なのだろうか、と好奇心をそそられるばかりであった。

ところが数日後、ユネスコの会議のためにパリに来ていた兄君をフーコーが訪ねてくる。中央山地唯一の都市、パスカルの生れた家がある古都クレルモン＝フェランの大学教授時代である。その現場報告が第一部の「フーコーとの出会い」である。その時に贈られた本が、彼女が翻訳した『臨床医学の誕生――医学的なまなざしの考古学』である。

20

それに先立つ七年は彼女にとって転形期的な重要な事件が続いて起こっている。一九五五年には母の死に続いて初期の子宮癌は無事治癒したが、これを機に生の有終末性を痛感するのは自然なことである。学位論文を執筆中の五八年の暮れに、京都のゴッホ展を見に行った際、余生を「表現する」という使命に捧げるべき啓示を受ける。

彼女がいう「表現する」とはどういうことか。「あの樹一本をゴッホの様に描き出せたら、もうそれで死んでもいいのだな、と思った」（日記、一九五九年一二月二日――ゴッホ展のほぼ一周年にあたっての回想である）。「私の心はこの長い年月に感じとったもので一杯で苦しいばかりだ。それを学問と芸術の形ですっかり注ぎ出してしまうまでは死ぬわけにも行かない。ほんとの仕事はすべてこれからだというふるい立つ気持ちでじっとしていられない様だ」(同)。彼女はあまりに多くを体験し、感受してきた自分を感じた。実際の彼女はあと二〇年生きるのだが、これ以後の彼女にはどこか「生き急ぎ」の感がある。六二年には父多門との死別があった。やがて彼女は脳動脈硬化症による一過性脳虚血と狭心症との発作に悩まされることになる。

「啓示」の結果は、まず、『生きがいについて』に結晶する。五九年に構想を練りはじめ、六〇年より執筆して六六年に出版される。年月をかけ、「ライフワーク」という意気込みであった。日記で「イミ感について」と呼ばれていたものである。

神戸女学院と津田塾の両大学の常勤・非常勤をめまぐるしく交替する一時期があって、長島愛生園精神科医長になり、ほぼ同時にフーコーの勉強とヴァジニア・ウルフの病跡研究が開始される。『生きがいについて』の執筆中であるから、意図的に日常生活を整理しようと苦慮された時期だと思う。執筆中の書物は書く者に影響し、書く者の日々の生き方は書物に影響する。あたかも彼女は四〇歳代から五〇歳代に入ろうとしている。まさに人生の天頂の年である。

フーコーとウルフは、共に真剣な勉強の相手として不足はない。彼女は若き日の「勉強」の日々を生きなおそうとする。若き日の軽井沢の山小屋ごもりでは(心理的)「拘束」のために表現ができなかったという彼女であるが、もはやそれはない。

六五年には、愛生園に勤務しながら、英文でスイスの(今はなき)『コンフィニア・プシキアトリカ』に「ヴァジニア・ウルフの病誌素描」を発表し、反響を呼んだ。一九六六年には亡きヴァジニアの夫レナードに会う。六九年にはフーコーの『臨床医学の誕生』の訳が、翌年には『精神疾患と心理学』（新版）の訳が完成し、出版される。

しかし、この時期は、一九六八年のフランスの学生革命、米国のベトナム反戦運動、中国の文化大革命と続く世界的な学生運動爆発の時期と重なる。日本でも七〇年安保闘争を頂点とする学生運動があって、夫君は大学側、子息たちは学生側で運動の渦中にあった。

21

ウルフについては『神谷美恵子の世界』（二〇〇四年十月、みすず書房）に掲載された早川敦子さんの「「存在」を追って――神谷美恵子とヴァージニア・ウルフ」に詳しい。神谷美恵子さんは、自己を「分裂病気質」と感じ、自己の家族を「精神病質家族」と言っている。確かに、英語の諺にいうように「どの家の戸棚にも骸骨の一つや二つは転がってい」て、外からは窺い知れないところがあるだろう。とはいえ、ウルフあるいはウルフの家族と神谷さんとその家族とは同一視できるとは思いにくい。早川さんが示唆するように、執筆の日々に彼女を悩ましつづけた身体病が同じく病む者としてのウルフへの共感を募らせたように私は感じる。

美恵子さんの場合、兄との間柄は、思春期の戸口に立っての淡い精神的なものであったと言ってよかろう。これに対して、ウルフは、全く精神的な要素抜きで、一〇歳からはじめて数年間、異父兄に性的ないたずらをされつづけている。一般にそういう場合、家族が九割九分は見て見ぬふりをすると言ってよい。ウルフの孤立無援感は深いという言葉ではなお言い尽せられないほどのものであったろう。このような性のはじまりはしばしば生涯にわたって尾を引く。実際、彼女の精神異常が最初に認められるのは、その最中、一四歳の時である。

私は、かつてドイツ児童精神医学の権威シュトゥッテが、この時期にあっては「統合失調症であると思われるものがそうではなく、まさかと思われるものが統合失調症でありうる」と言っていたのを想起する。ウルフ家にいかに奇人が多くとも、また、ウルフが実際に「非定型精神病」であったとしても、トラウマティックな要素が大きいと私は強く思う。そもそも、統合失調症に親和的な人はトラウマを受けやすく、また、それに抵抗しにくい。さらに、外傷性精神障害と統合失調症とはしばしば非常にみわけにくい。トラウマがもっとも喧伝されている米国で、しかも帰還兵のような確実な受傷者でさえ、統合失調症という診断を受けていることが少なくない。その外傷との関連が〝発見〟されるのは初診から三年から五年後というのが普通である。

幻聴でさえ、外傷性フラッシュバックの聴覚版でありうる。一九九五年の神戸の地震（阪神淡路大震災）がたまたま払暁であったために、振動感覚のフラッシュバックが多いことがあって初めて、どの感覚にもそのフラッシュバックがありうることに気づかれたのであった。統合失調症の幻聴とは微妙な違いがあるが、さらに、統合失調症の人が二種類の幻聴を併せ持つことも実際にあって、統合失調症性幻聴が消失した後に聴覚性フラッシュバックが残ることがある。

真性の外傷性患者は誤診を長年平然と受け入れて、治療を受けつづけるほどに外傷性体験については沈黙を守る。これがむしろ普通である。近親姦の場合には本人も家族も黙秘する。特に、状況に有効な抵抗ができないことが多い。

さらに、「凍れる警戒性 frozen watchfulness」という、「金属的」と表現される仮面のような無表情と主に眼差に表れる警戒性（実際は聴覚がもっとも鋭敏に警戒的であるが）との組み合わせは統合失調症あるいは統合失調症気質の表情と間違えやすい。しばしば長期にわたって、時には生涯をつうじ恐怖の極致の表情がそのままその人の普段の顔となる。「フローズン・ウォッチフルネス」とはどういう顔かと尋ねられたら、私はヴァジニア・ウルフの写真を示すだろう。

外傷性障害の患者は一般に痛覚が鈍い。薬物作用に対しても強い。したがって、多量の抗精神病薬にも耐え、副作用を出さず、苦情を申し立てない。しかも、フラッシュバックに対しては、抗精神病薬の効きが悪いため、大量投与になりがちである。私は、先にも述べたように、心的外傷にそうそう薬が効かないことに人間の尊厳があると思っているのだが、実際には薬物の力で圧倒しようとかかる医者が少なくない。強い作用は強いる作用を生むという悪循環に陥りかねない。

ウルフの場合も、多くの人と同じように、事態を救う最大の要素はコミュニケーションであった。まず、親密関係におけるコミュニケーションである。彼女が属したブルームズベリー・グループは有閑上層階級の集まりと思われているが、互いに傷つけつつ傷をなめあう関係で結ばれているようにもみえる。次に日記があり、手紙がある。さらに小説の執筆がある。彼女の小説にはいかに外傷体験の持ち主が多いことか。その描写が的確であるために、外傷の標準的テキストに引用されているぐらいである（ハーマン『心的外傷と回復』、『ダロウェイ夫人』より）。彼女は男女を問わず、外傷性障害の生理と心理に敏感である。

彼女の方法とされる「意識の流れ」はウィリアム・ジェームズの創見だが、実際にはフロイト派の治療体験から得た自由連想に始まるのかもしれない。『標準版英訳フロイト全集』の訳者ストレイチはブルームズベリー・グループの一員である。

外傷性障害の場合に、フロイトが注目して、ついに「死の本能」に至る契機となるのは、ほぼ同じ内容の悪夢が執拗に繰り返されることであった。実際、夢だけでなく、絵画療法でも多年にわたる同一内容の反復が特徴である。全く同じものを二度書くわけにゆかない文学は、勤勉で創造的な外傷患者にとって重要な治療的意義を持つのかもしれない。実際、絵画療法を年単位で回顧すれば、徐々に、いや時には急激な変化が起こる。夢も同じである。

もっとも、表現は単純に救いではない。自由連想による表現でさえも――。外傷性障害は、統合失調症と並んで、自由連想がむしろ禁忌である。彼女が小説発表の後に悪化を繰り返すのには、そういう事情もあるかもしれない。端的に、外傷に塩をなすりつけることがありうる。

しかし、それだけでなく、執筆というものは、その前半は苦行であるが、後半は次第に無重力状態に移り、完成と出版は一つの「喪失」でもあるからだろう。世に出た作品は世間に属してゆき、もはや自分のものではない。ウルフでなくとも、刊行の後には一種の〝マターニティ・ブルー〟に陥りがちである。ウルフの場合、既成のチャンネルである「狂気」が頭をもたげるのだろう。

ウルフには行動化もある。たとえば、彼女の若き日のお茶目振りを物語る挿話に、仲間を連れてエチオピア皇帝に扮し、戦艦ドレッドノート号を表敬訪問するということがある。ものおじしない点に上流階級らしさがあるが、英国海軍という男性的な中でも男性的な世界に入り込んで、それをまんまとだましおおせた快感があるだろう。

それはよいのだが、ウルフの晩年の作品『オーランドォ』は、主人公一人が男性と女性とを交代する転生物語である。現在の私たちには、直ちに三島由紀夫の最後の作品『豊饒の海』四部作を連想させる。性差を超えようとする作品は危険を知らせる一つの徴候かもしれない。

ウルフの最終的自殺の決行は一九四一年三月二八日である。英国はそのもっとも暗い九か月を経ていた。一九四〇年六月、英国陸軍はダンケルクから辛うじて撤退し、フランスは降伏する。チャーチルは退路を断ったことを自国民に示すために、メルケゼビルに碇泊中のフランス艦隊壊滅を実行した。しかし、なお英国知識人の間には、ドイツ軍が上陸したら誰が「協力者」になるかという陰鬱な推量がささやき合われていた。その八月から九月にかけて、英国空軍の少数のスピットファイア戦闘機が「バトル・オヴ・ブリテン」をたたかってドイツ空軍を撃退する。これが結局は決定的となるのだが、なおドイツ軍は舟艇をドーヴァー海峡の対岸に集結させつづけ、十一月にはコヴェントリー市に無差別爆撃を行ってドイツ語でいう「コヴェントリジーレン」(コヴェントリー化)のことばで英国民を脅迫し、ロンドンの爆撃は翌四一年三月までは時を追ってむしろはげしくなっていった。ロンドン南西郊外のウルフ夫妻の住居マンクス・ハウスには、高射砲のとどろきとドイツ空軍の爆音が終日響きわたり、窓からは迎撃するイギリス戦闘機が飛び立って行くのがみえたろう。燃えつつ落下する飛行機、パラシュート降下する航空兵の姿もみえたろう。

そういう情景は、かつての第一次大戦の体験と重なっただろう。当時の彼女の周囲には戦死者も戦傷者も多かったにちがいない。彼女の自殺をすべて戦争の悪夢ゆえとするのは単純にすぎるけれども、最後の藁しべとなったのではないかと私は思う。空襲下の半年は気が遠くなるほど長い。そして英国の三月はまだ骨を刺す寒さであったろう。

美恵子さんはウルフと通じる面があると自ら感じておられたかもしれないが、なるほど、たいていは微笑している彼女の写真のすべてが自然だとは思わない（『神谷美恵子の世界』の表紙写真には疲労とやるせなさとを感じてしまう）けれども、すべてフローズン・ウォッチフルネスには遠い。

むしろ、宮沢賢治のような、「世界の人が皆幸せにならなければ自分は幸せになってはいけない」という感覚が近いのではないか。この感じ方は外傷過敏性とどこかで結びついているのだろうか。あるいは、生存者罪悪感に通じる何かがあるのであろうか。一九二〇年代から三〇年代にかけて、当時は総勢およそ五万、ほぼ帝国大学入学とその後の特権的地位を約束されていたらしい旧制高校において、一人が「富める者と貧しい者とがいる。きみたちはどちらの味方をするか」と叫ぶとわーっとマルクシズムになだれ込んでいったという、少し出来すぎた挿話を聞いたことがある。そういう感じ方に通じる何かであろうか。過敏性 hypersensitivity は外傷への易傷性 vulnerability に通じているかもしれないが、同じものではないと私は思う。

彼女は最晩年に一人称の病跡学を志す。彼女によるウルフの自叙伝である。これは冒険であり、私は仮に相談されたら押し止めようとしただろう。その中には近親姦もきちんと取り上げてあるが、神谷さんの筆にかかるとすべては、どうしようもなく明るくなってしまう。おそらく、実際にウルフが書くであろうよりも、ウルフの世界、すなわちウルフが描きたかった世界に近いのではないだろうか。この未完成の作品の中には神谷さんのもっとも美しい文章がある。ふくらみのある静かな語りである。

ウルフの英文はもっと乾いたものと感じられる。最晩年の美恵子さんは抑制を去って、その言葉の力を自由に流出させているように思われる。

未完成であるこの作品が今後評価されることはないかもしれない。一人称の病跡学が、結局は自分を語ることになってしまうという自明の限界はあるが、ただ、この作品には、三人称の病跡学がどうしても漂わせてしまうネクロフィリア（屍体愛好）の臭気が全く感じられないことは強調しておく。これだけは神谷さんのためにいいたいことである。彼女が最後に捨て身の技に出た理由の一つには、通常の病跡学のスタイルの持つ臭気にいたたまれなかったことがあると思う。

23

美恵子さんが敗戦直後、日本人の士気がもっとも萎えていた時に占領軍との交渉に携わって、単なる通訳でなく精神的に文部大臣を支えたのだが、この堂々たる物おじのなさには、ウルフのドレッドノート号乗り込みに通じる場なれの強さがある。鶴見俊輔さんが、聖者という理由に、誰に対しても同じ目の高さで話すということを挙げておられる。この眼差は怪傑大川周明に対しても向けられている。こういう階層超越性は、上層階級のごく一部にしかみられないが、実現した場合にはこのような力を持ちうる。

彼女はたいへんなレター・ライターであり、日記の筆者であり、電話魔でもあった。本巻にも友人たちへの書簡が掲載されている。中でも歴史学者となった、おそらくクェーカーのモートン・ブラウン氏宛のものは、キリスト教についての考え、シモーヌ・ヴェーユ、求道者論、クェーカー論があって、英語で書いたためか、欧米人宛てゆえか、明快である。彼女はクェーカーにならないと断言している。

しかし、これは少しかしこまった文章である。彼女の闊達なおしゃべりは、次男の夫人である永子さんが『神谷美恵子の世界』の中でつぶさに描いている。永子さんはウルフ研究という力業の欠かせぬパートナーのようにみえる。このように、彼女の仕事には、孤独な作業という面とともに、ひとを共同作業に巻き込んで完成してゆく面があると思う。

24

それにしても、彼女の「デーモン」は果して病的だろうか。そもそも女性にはふつう「デーモン」がないのか。はなはだ疑わしい。彼女自身、女子教育者として思うところが数々あったろう。津田塾大の星野学長の回想にその一端をうかがうことができようか。彼女が「フェミニスト」としての新渡戸とその女性教育への関与を特筆するのも、それゆえであろう。

旧制高校生が皆、寮歌を高唱し、西田幾多郎の『善の研究』や阿部次郎の『三太郎の日記』を懐にしていたわけではないが、ある型、ある癖、ある臭気、ある窮屈さがある。しかし神谷さんは彼らと同じ意味では、エリート（選ばれた人）では全然ない。「選ばれし者の恍惚と不安と我にあり」などということばが遠く遠く遠いものに、そして少し滑稽に聞えないだろうか。

日本の男性文化には少くとも最近まで背後に「日の丸」か、あるいは「赤旗」か「社旗」か「校旗」かはともかく、何かの「旗」がひるがえりがちだったと思う。この時期、「デーモン」を持った女性は独りで道を切り拓かなければならなかった。

神谷さんにしても世に知られたのは同時代の男性に比べて余りに遅い。須賀さんに至っては六〇歳を待たねばならなかった。彼女らが人生の多くの時間を費したのは、世間的には半端仕事に近く、晩年に彼女らが得た地位ももっと凡庸な男性がもっと早く就いているであろうものである。それは彼女らでなくわれわれの損失であろうが、しかし、というべきか、それゆえにというべきか、彼女らは日本の男性文化のこちたい一面をまぬがれており、彼女らなしでは戦後の日本文化はもっとモノクロームになり、貧しさと偏狭さをまぬかれなかったのではないか。この人たちは有名無名を問わず、戦後半世紀、日本の隠れた宝であったと私は思う。その方々が高齢に達し、あるいは世を去りつつある今、哀惜の思いを以て、この一文を閉じる。

書き進めつつ私の中に生まれた問いの答えが、後になってから著作の思わぬ箇所にみつかることがしばしばであった。彼女の表現はしばしば控え目で、凝った文章には全くみえず、そのためもあってその多面性と多彩性は実に要約しがたいものがある。

私は神谷さんより二〇年遅い生まれであるが、その二〇年は、戦時と占領時でもあって、私の読書歴は古書か復刊書に始まる。神谷さんと私は同じ本を読んでいたことが多い。その点では同時代人に近いというべきか。

熱心なみすず書房の編集者たち、特に私には果たせそうもない大任を要請しつづけられた守田省吾氏、大量の資料を丹念に集め、折々の感想と励ましをくださった担当の宮脇眞子さんに感謝します。

なお、神谷さんの呼び方は、その場その場で浮かんだものを使った。統一などできない相談であった。神谷さんのイメージを損なうことは本意ではない。読者の方々には、それぞれのイメージを大切にしていただきたい。ご家族の方にはありうる非礼を予めおわび申し上げます。

二〇〇五年六月八日　青嵐の中にあって

本書は、「神谷美恵子著作集」5・6巻を中心に、著者の本や人をめぐるエッセイ等を編集したものです。初出は各文章の末尾に記しました。また巻末には解説に加え、「神谷美恵子の本棚」（編集部）を付しました。

本書ではハンセン病について「らい」という呼称を使用していますが、これは初版刊行当時の通例によるものであり、著者が故人であること、差別を助長する内容でないことに鑑み、そのままとしています。その他の病名等についても現在では不適切とされるものが含まれていますが、同様の理由で当時のままとしました。読者各位のご賢察をお願いいたします。

ハンセン病の感染力は非常に弱く、且つ特効薬によって完全に治癒します。また早期治療によって後遺症は残らないこと、回復者から感染することはないことを付記いたします。
二〇〇四年現在、日本には十五のハンセン病療養施設があり、約三千五百人の方々が暮らしています。そのほとんどの方がハンセン病自体は完治していますが、発病初期に適切な治療が受けられなかったことによる後遺症や高齢化（平均年齢七十六歳）等のため、引き続き療養施設での生活をおくっています。

（編集部）

神谷美恵子（かみや・みえこ　1914－1979）

1935年津田英学塾卒、コロンビア大学に留学。1944年東京女子医専卒、同年東京大学医学部精神科入局。1952年大阪大学医学部神経科入局。1957－72年長島愛生園勤務。1960－64年神戸女学院大学教授。1963－76年津田塾大学教授。医学博士。1979年10月22日没。

著　書

『生きがいについて』みすず書房、1966年（「神谷美恵子著作集 1」、1980年）
『人間をみつめて』朝日新聞社、1971年（新版、1974年）（「神谷美恵子著作集 2」1980年）
『極限のひと』ルガール社、1973年
『こころの旅』日本評論社、1974年（「神谷美恵子著作集 3」1982年）
『神谷美恵子エッセイ集Ⅰ』ルガール社、1977年
『神谷美恵子エッセイ集Ⅱ』ルガール社、1977年
『精神医学と人間』ルガール社、1978年
『遍歴』（「神谷美恵子著作集 9」）みすず書房、1980年
『ヴァジニア・ウルフ研究』（「神谷美恵子著作集 4」）みすず書房、1981年
『旅の手帖より　エッセイ集 1』（「神谷美恵子著作集 5」）みすず書房、1981年
『存在の重み　エッセイ集 2』（「神谷美恵子著作集 6」）みすず書房、1981年
『精神医学研究 1』（「神谷美恵子著作集 7」）みすず書房、1981年
『精神医学研究 2』（「神谷美恵子著作集 8」）みすず書房、1982年
『日記・書簡集』（「神谷美恵子著作集 10」）みすず書房、1982年
『神谷美恵子　人と仕事』（「神谷美恵子著作集 別巻」）みすず書房、1983年
『若き日の日記』（「神谷美恵子著作集 補巻1」）みすず書房、1984年
『神谷美恵子・浦口真左　往復書簡集』（「神谷美恵子著作集 補巻2」）みすず書房、1984年（新装版、1999年）
『うつわの歌』みすず書房、1989年
『神谷美恵子日記』角川文庫、2002年
『ハリール・ジブラーンの詩』角川文庫、2003年

訳　書

マルクス・アウレリウス『自省録』創元社、1949年（岩波文庫、1956年）
ジルボーグ『医学的心理学史』みすず書房、1958年
ミッシェル・フーコー『臨床医学の誕生』みすず書房、1969年
ミッシェル・フーコー『精神疾患と心理学』みすず書房、1970年
ヴァージニア・ウルフ『ある作家の日記』みすず書房、1976年

神谷美恵子コレクション

本、そして人

二〇〇五年六月二十七日　印刷
二〇〇五年七月　七　日　発行

著者――神谷美恵子
発行所――株式会社　みすず書房
東京都文京区本郷五―三二―二一
〇三―三八一四―〇一三一（営業）
〇三―三八一五―九一八一（編集）
http://www.msz.co.jp
本文印刷所――精興社
扉・表紙・カバー印刷所――栗田印刷
製本所――鈴木製本所

ISBN 4-622-08185-7

神谷美恵子コレクション　付録(5)

2005年7月

若き日の原稿より

神谷美恵子が二十代に執筆し、母校の同窓会誌に発表した原稿から三篇をご紹介する。「感想―ギリシャ悲劇を読みて―」と、愛読書の翻訳をこころみた「パスカル『パンセ』より」は、単行本未収録のものである。

感　想―ギリシャ悲劇を読みて―

ギリシャ悲劇に於ける人間――彼等は神々（運命）の不可解なる、また不可抗的なる力の下にあえぎながら、雄々しくも人生の問題と取組んで力のかぎり戦う。しかも遂にかなわずして、いさぎよく倒れて行く。

彼等は問題を避けようともしなければ、これを浅く解決しようともしない。生命を賭して正面からこれにぶつかる。そのいたましくも崇高なる姿の前に私は頭《こうべ》をたれる。

自殺でさえもこの世界に於ては三原山行とは意味が違う。ましてやソフォクレースに於けるアンティゴネーやオイリピデースに於けるイフィゲネイアの如き女性の死を見よ。それは低きあきらめではない。妥協でもない。この世では善は悪に、正は不正に負けねばならぬという不可解なる人生の一事実に対する毅然たる覚悟である。

人生の深いこと、人間の弱いこと、今もなお変らない。誰か浅き人智を以て我々をとりまく深淵を探り得よう。我々もまた造物主の底知れぬえい智の前にかしこみおののく事を知らねばならない。

然らば我々もまたこの人生の大なる悲劇のただ中に在って、此等の英雄たちの境地を最高の理想とし、これに到達するを以て最大の光栄とせねばならないのであろうか。またそれでよいのであろうか。

否、もはや事情はちがう。かの悲劇詩人たちより経ること約五百年にして一人の人が世に来った。彼は神の子たる権を以て人の心を悪の力より解き放ち、人間の世界をとり囲んでいた死と云う真黒な城壁を毀《こぼ》ち去った。

かくて人間の眼の前には輝かしき世界が現われ出でた。そこでは全智全能が支配し、ただ正義と愛がすべての標準であるが故に、何も彼もがこの世とはさかさまである。即《すなわち》死人が生き、貧しき者が富み、悲しむ者がよろこぶ。かくて悲劇は喜劇に化し、また化さんとしつつある。

この世界はまだ完全に人間のものではない。しかし其処に至るべき道は開かれ、保証はあたえられている。我々は自ら欲しさえすれば既にその敷居に立ち、その光に浴し、その空気を吸うことが出来る。

内心の自由を得て人間のうちなる potentiality〔潜在力〕には天地の差が生じ、永遠の世界を背景に人生は主観的にも、然り客観的にも一変する。理性の領分に於てはともかくも、少くとも心霊の世界に於ては、我々はもはや「高尚なる懐疑」乃至絶望のうちにとどまるべき義務も云いわけもなくなった。

ギリシャ悲劇の世界は所詮光なき人間の苦情の世界である。我々はその中で共にうらみ、うたがい、なやみ、なげく。それは我々に是非とも必要な経験だ。

しかし其処は果てしもなき迷路、つきつめようとすれば英雄ならぬ身の得るものとてはただ疲労と惑乱のみ。我々はやがて精根つきて顔をあげ、かの光を仰ぐ。かくて新たな力は注がれ、絶望は希望と変る。

与えらるるところが多ければ求めらるるも亦多い。絶対道徳の世界では人の世の善も光を失う。プロメトイスさえも此処ではもはや最高の意味の英雄ではない。

この世界の空気を吸う者は己が中に己がものならぬ善

の力を感ずるが故に遥かに純粋にして且つ徹底せる精神を以て内外の悪と戦う。また確かな希望を持っているから如何なる悲劇にも絶望しない。かえって悲劇の故に希望を新《あらた》にする。

ただ苦悩を身に受けようとするだけではない。更に進んでこれを克服し、以て永遠の喜劇にかえさんとする造物主導の意図にあずかろうとするのである。しかも大なる力に信頼し切って、うらまずあせらず力《りき》まず、その姿は恰も野に生うる花の如く自然である。

悲劇は悲劇の故により深刻であると云うて人生の解決を拒む人に云う、安価な且つ浅薄なる喜劇に満足するよりはその態度の方が東洋人らしくて好ましい。しかし人間の悲劇を無視するのではなく、これを経過し且つこれを含む Divini Commedia〔神曲〕は更に深いと。

この聖なる喜劇は約二千年前に幕を開き、以来、おごそかにもまた着々と、人生の悲劇のうちに進められている。

友よ、我々も同じ苦しむなら、小さい乍らこの聖劇に参加すべく苦しもうではないか。かかる苦しみは一つとして無駄ではない。道はただ一つ、狭く険しいがまことの祝福を約束しつつ常に開かれている。

一九三六、一〇、一八

「感想―ギリシャ悲劇を読みて―」は、津田塾同窓会「会報」四二号（一九三六年十二月）に掲載されたもの。美恵子はこのとき二十二歳。結核が再発し、死を覚悟しつつ、軽井沢の山荘で療養生活をおくっていた。

「西洋文化の根底にはキリスト教とともに、これらの古典ががっしりとした礎のように横たわっているのだ。いま、死を前にして完全に自由な時間を与えられているのだから、古典ギリシャ語を学び、ホメーロスや悲劇やプラトンを読もう。こう決心したときのおののきと期待はたとえようもなかった。（……）一言一句辞典と首っぴきだから、どのページも鉛筆のしるしで真黒になったが、その中から意味が輝き出てくる。やはりギリシャの世界は期待にたがわず、私を広々とした清澄な別天地へとつれ出してくれたのだ」（『遍歴』より）

翻訳

パスカルの『パンセ』より

雑

「どうして僕を殺すんだ？」――「だって君は海の向う側に住んでるじゃないか。ねぇ君、もし君が海のこっち側に住んでるんだったら僕は人殺しになっちまうし、こうして君を殺すのは正しくない事なんだ。だが君はあっちに住んでる。だから僕は勇士だし、君を殺すのは正しい事だってわけさ。」

虚栄心というものは人間の心の底深く錨を下ろしているもので、従卒でも、飯焚男でも人夫でも、自慢して人に感心されようとする。哲学者達だって御同様に夫々自分の崇拝者が欲しいのだ。名誉心に対する反対の文を書く者は名文を書いたという名誉が欲しいのだし、その文を読む者はそれを読んだという名誉が欲しいのだ。かく申す私も、もしかすると同じ欲望を持っているのかも知れない。そして恐らくこの文を読む人達もやはり同じねがいを持つのであろう。

人によく云われたいって？　じゃ自分で自分をよく云い給うな。

隠れたる美しい行為は最も値打あるものである。かかるものを歴史の中に見出すとき、それは私をひどく悦ばせる。しかし、ともかく、それは知らるるに至ったのだから全然隠れたという訳ではない。たとえ隠すために出来るだけの事をしたとしても、ことの顕れる原因《もと》となったほんの少しの事のために、すべてが台無しになってしまう。何故ならその行為を隠そうとした事が一番美しい事なのだから。

一般に、他人の頭に浮んだ理窟よりも、自分で見つけた理窟に依る方が、より良く納得出来るものである。

哲学を嘲ること、それが真に哲学する事だ。

最後の幕は血なまぐさい。それまでがどんなに美しくても、最後には頭の上に土を投げかけて、それで万事終りだ。

死をも、惨めさをも、無智をも癒す事が出来ないので、人間は幸福になるために、それを考えないことにした。

同類に信を措いて安心していられるとは我々もお目出度いものである。人々は我々と同じく惨めであり、無力なのであるから我々を助けて呉れはしない。我々は一人で死ぬのである。それ故我々は一人ぼっちのつもりにならねばならない。そうすれば一体豪奢な家を建てなどしていられるだろうか。否、躊躇する事なく真理を求めるであろう。それを拒むなら真理の探求よりも、人望の方に重きを置いている証拠だ。

人間を賞める人、人間を貶す人、気をまぎらしごまかして暮す人、これ等の人達を私は等しく批難する。私が賛成出来るのは呻きつつ探し求める人のみ。

賢い人と呼べる人は二種しかない。神を知るが故に心から之に仕える人、又は神を知らざるが故に心から之を探し求める人。

人間性、理性、神

人は、自然の中で最も弱い一本の蘆にすぎない。しかしそれは考える蘆である。

人間の偉大さは自分の惨めさを自覚する事に於ても現れる。樹木なら自分が惨めだと自覚しはしない。勿論、自分が惨めだと知るのは惨めな事である。しかしそれは偉大な事でもある。故に人間のすべてのこうした惨めさは彼の偉大さを示す。それは殿様の惨めさであり、廃帝の惨めさである。

自分は畜生に等しいと思う事も、自分は天使のようだと思う事も、人間にとって善い事ではない。かと云って双方ともを知らないでいるのもいけない。よろしくこの二つの事実を同時に知るべきである。

自慢するなら貶してやる。卑下するならおだててやる。こうして絶えず云い逆えば、遂に自分が不可解な怪物であるのを悟るに至るであろう。

徒らに真の善を求めて倦み疲れるのはよいことである。かくして遂に救い主に手を伸ばすに至るであろう。

ストア派の人達は云う『自分の内に入りなさい。其処に安息がある』と。しかしそれは本当ではない。

他の人達は云う『外に出なさい。気をまぎらして幸福を求めなさい』と。しかしこれも本当ではない。やがて病がやって来る。（訳者註――パスカルが一生病身であった事を思い合わすべきである）

幸福は我々の外にもない、内にもない。幸福は神にある。即ち我々の外と内に同時に。

外的事物についての知識があっても、人間の道義について無知ならば、それは悲しみの時に私を慰めはしないであろう。しかし外的事物について無知であっても、人間性に関する知識さえあれば私は何時でも慰められるであろう。（訳者註――所謂「パスカルの原理」に依って知らる る如く、彼が一世の数学者科学者であった事を考えると、この言葉にも意味深いものがある）

二つの極端。理性を排斥すること、理性のみを承認すること。

理性の最後の一歩は己れを超越するものが無数にあるということを認める事である。それを知るに至らないなら、それは弱い理性にすぎない。

智慧は人を幼児にする。

神を感じるのは心であって理性ではない。信仰とはこの事を云う。即ち理性にではなく、心に感じられる神。

己の惨めさを知らずして神を知ると誇が生ずる。神を知らずして己の惨めさを知ると絶望に陥る。基督を知る事は両者の中間である。何故なら其処に我々は神を我々の惨めさを同時に見出すから。

基督ぬきに神を知ることは不可能であるのみならず、無益なことである。

「パスカルの『パンセ』より」は、津田塾同窓会「会報」四四号（一九三七年十二月）に掲載された美恵子二十三歳のときの訳稿。美恵子は女学校の頃、のちに仏文学者となった兄前田陽一のすすめで、この『パンセ』を手にとった。

「パスカルは私にとって、自分でものを考える最初の手ほどきをしてくれた人といえます」

（一九七五年二月二十五日　玉川よ志子宛書簡）

バッハの音楽

この頃は日曜の朝ラジオのスイッチ一つひねれば大ていの時はバッハの音楽が聴けるようになった。日曜でなくとも、レコード音楽の時間や夜の演奏放送の番組にバッハの組まれているのもまれではない。それは交声曲《カンタータ》のこともある。ブランデンブルグ協奏曲《コンチェルト》のこともある。チェロやクラブサンの組曲《スイート》のこともある。いずれにせよ「幾分理知的ではあるが、希望と信仰とにみちた寛容そのもののような彼の声」(あらえびす氏)に二つとはない、たとえ街の雑踏の中でどこからともなく流れて来たにしても、聞きまごうべくもないバッハ独特の響きである。

こうしていたる時いたるところでバッハの音楽が聞えるようになったのをこの上もない幸せと感じているのは私ひとりではなかろう。

「一体何故そんなにバッハが好きなんだ」

と、ときおり人から尋ねられる。いつとはなしに、何とはなしに、病みつきになってしまったバッハであるけれど、なぜ彼の音楽が、他の作曲家のものとは少しくちがった意味で尊く思われるのか、ここに一つ大ざっぱな素人了見を述べて見よう。

バッハという人の伝記をのぞいてみると、その平凡簡単なのに驚く。代々音楽家を輩出する家系の一員として一六八五年にドイツのアイゼナッハに生まれ、十歳にして孤児になり、オルガン弾きである兄の許にひきとられて音楽を学んだ。十八歳にしてすでにオルガン弾きとして立ち、教会や諸侯に仕えて幾度か転々としたが、最後の二七年間はライプチヒのトマス学校《シューレ》の合唱長をつとめた。そこで何をしていたかというと、来る週も来る週も新しい交声曲《カンタータ》や受難曲《パッション》などを作曲し、日曜日や祭日毎に学校の関係している二つの教会でこれを聖歌隊やオルガンや管弦楽で演奏させる義務があったという。後世「西洋音楽の父」と仰がれるようになったバッハであるのに、自分では自分の作品の偉大さなど一向意識していなかったと見えて、大部分の作品は清書さえしなかった。交声曲はやっと半数ほど保存されたが、それさえ妻が気をつけて写譜して置かなかったら反古になってしまうところだったときいている。

富を得るためでもなく、名声を馳せるためでもなく、バッハはひたすら職務を果すために、また神を讃美する心の溢れるままに、書き続けたのであった。それだからでもあろう、彼の作品には少しのてらいもなく誇張もなく、きばりもない。すべてが大自然のごとく無垢であり、星の輝く大空のように気高い。しかつめらしい道学者先生風のところは少しもないのに、バッハを聴いていると、自分の心の中に気づかれずに潜んでいた不純なものや醜いものが、たちまち意識されて悲しまずにいられないのも、彼の魂のこうした自らなる清らかさが鏡となって、こちらの心を映すからかも知れない。

　バッハの音楽は厳格な形式をとり、複雑な法則に従う。簡単なピアノの曲を見ても必ず二つ以上の楽声があり、その各々が各々の個性と必然性とをもって相呼応し、縦横無尽のあやを織りなして行く。その繊細な線や構造が自ら融け合って壮麗な調和を奏でるところ、あたかもゴチック建築の粋を眺める心地がする。あくまでも規律に服従しつつ、しかもこれを超えて高らかに生命の歌を歌うという境地は、芸術においても、人生においても、真に偉大な人のみ達し得るところなのであろう。

　バッハはマタイ受難曲やロ短調の弥撒《ミサ》など大がかりな劇的情熱的なものも書いているが、また小さな珠玉のようなピアノ曲もたくさん作っている。その中でも私は特に「平均率洋琴曲《ウォール・テンペリールテ・クラフィール》」を珍重する。これは二巻四八曲からなり、各曲は楽譜はわずか二頁を占めるに過ぎないが、バッハの芸術の全部がこの中に圧縮されていると信じている。いつか盲腸炎の手術を受けに入院したとき、聴きなれた曲のことであるから、この楽譜二巻を持って来て貰って、お腹の上のリヒカに立てかけて、毎日眺めて暮した。指で弾くこともならず、耳で聴くこともならないだけに、バッハの音楽の純粋な美しさはじかに心に染み入って、白壁にかこまれて臥す身にも、どんなに豊かな世界がひらかれたことであろう。バッハは私をたずさえて、あるいは人跡絶えた雪山の頂きへ、あるいは怒濤のさ中に屹立する巌の上へ、あるいは初春の牧場の流れのほとりへ連れて行ってくれた。そうしてじっと心の耳を傾けていると、明るい可憐な曲には赤児の初のほほえみが目に浮び、荘重な、深刻な曲には良心の苦悩や、それから救われて流す涙のきらめきを見、また悲哀を帯びた短調で歌われた曲がついに晴ればれしい長調のコード一つに昂揚して終るときには、あたかも数奇な運命にもてあそばれながら、いつも魂の自由と清純さを守り続けた人が、最後にあらゆる涙と悩みを克服して高い平和と歓喜に飛躍する姿を眺めるように覚えるのであった。

　ドイツの哲学者アルバート・シュヴァイツァはバッハ研究家として有名で、広汎なバッハ論を著しているほか、自らバッハ曲のオルガン演奏家として立ち、その演奏はレコードにも吹き込まれている。そのシュヴァイツァが三十歳にして人類に直接身をもって奉仕せんと念願し、

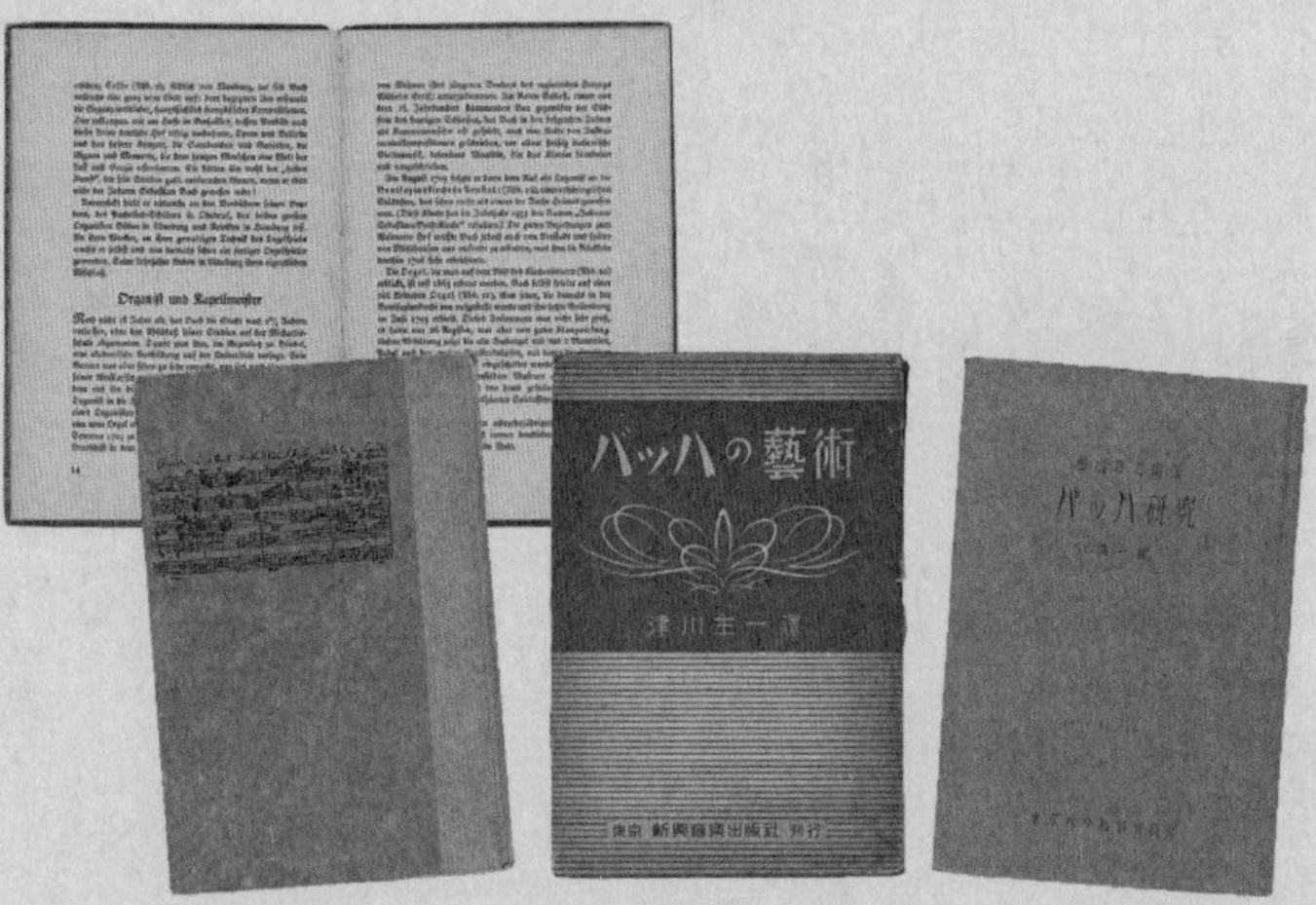

「バッハの音楽」執筆当時に美恵子が読んでいた本。アンナ・マグダレーナ・バッハ著、服部龍太郎訳『セバスティアン・バッハ回想記』、アルベルト・シュヴァイツァー著、津川主一訳『バッハの藝術』など。

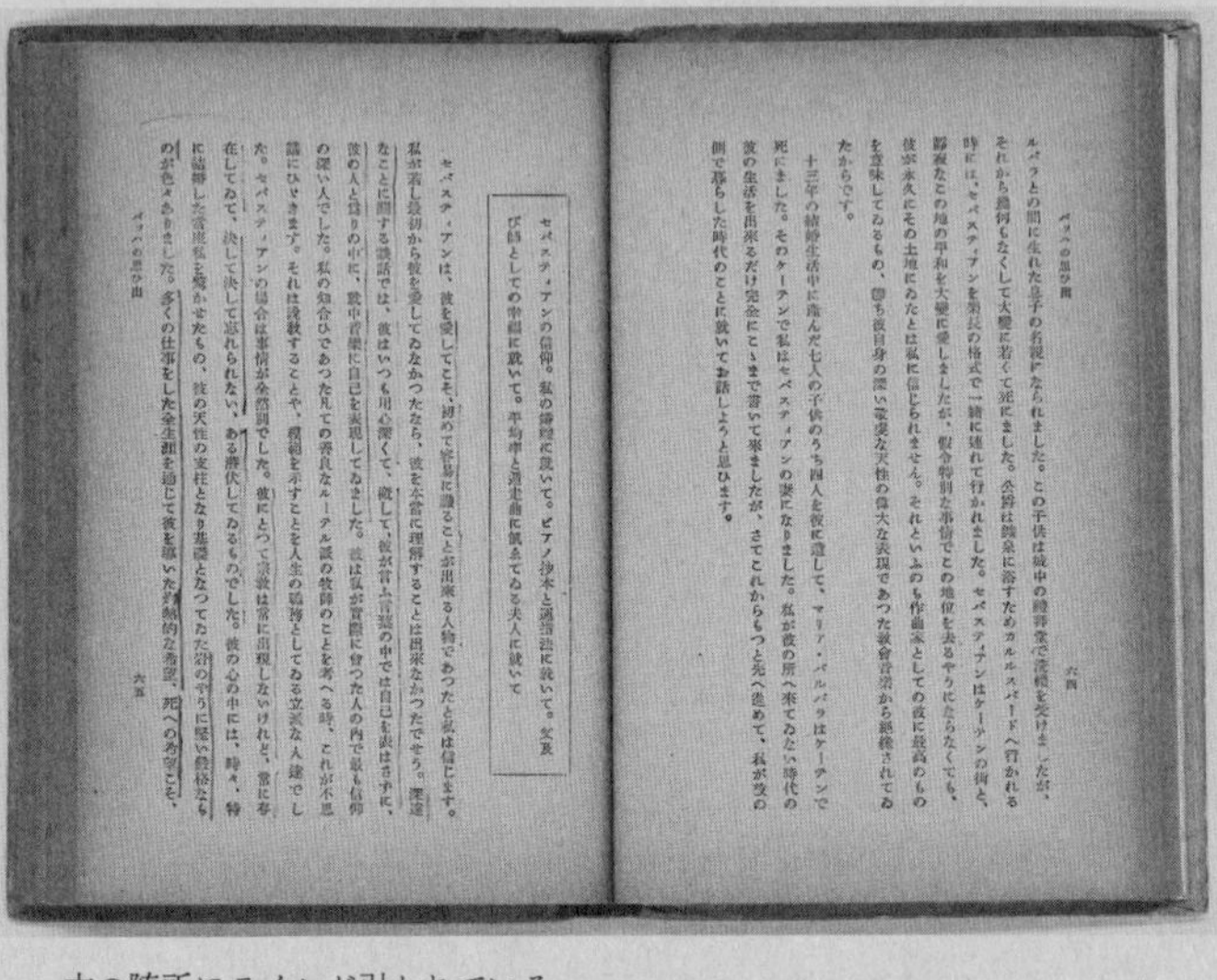

本の随所にラインが引かれている。
（アンナ・マグダレーナ・バッハ『セバスティアン・バッハ回想記』より）

他の方面ですでに一家をなしていたのにも拘らず、すべてをなげうって医学を修業し、卒業後はアフリカの原始林に赴いて未開人の医療に従事している。という話はあまりにも有名である。彼が初めてアフリカへ行くとき、もうオルガンを弾くことも断念しなければならないのか、と思案したけれども、実際に仕事を始めてみると、毎夕バッハの音楽を三〇分ほど奏でると心身の疲れが癒され、翌日の仕事への新たな情熱と力とが湧いてきて、能率もかえってあがるのに気がついたという。

　このことをシュヴァイツァの自叙伝で読んだとき、私は思わず会心の笑みを洩らし、これはバッハのような音楽であってこそ、と勝手な解釈を下した。音楽にもいろいろあって、あるものは私たちを軽くたのしませ、あるものは甘く酔わせ、あるものは心底からゆすぶり、あるものは感覚を強烈にしびれさせる。バッハの音楽は決していきなり人を恍惚とはさせない。とっつきがよくない。上すべりの気晴らしや慰めは与えてくれない。昂奮させるどころか、むしろ静かに観照させ、こちらが心の浅瀬でじたばたしているような時には、退屈でさえありうる。けれどもバッハはいつもしんみりと人の心の一ばん深いところに向って語り続ける。その声にさそわれていつしかその「深いところ」にたちかえり、バッハの慈父のような大きな心に抱かれるとき、自分一個に執着した小さな悲しみや喜びの世界からもっと大乗的な世界へと移し行かれ、いつの間にかバッハと共に光の照りわたる高いところから人の世を眺めさせられるのだ。

　シュヴァイツァにとって毎夕バッハの音楽を弾くことは「一つの礼拝であった」という。あの『原生林と水のはざまにて』や『アフリカ手記』などに書かれているような、さまざまの困難と戦いつつ一日仕事に邁進した夕べ、眼はおちくぼみ、顔はあおざめ、足はひきずりがちにオルガンの前に腰を下ろし、おもむろにバッハを弾きはじめる彼の姿を私は時々思い浮べてみる。未開人たちの無知や迷信のために治療がみすみす無駄になってしまったり、設備や助手の足りないために沢山の患者を断らねばならなかったり、何よりも辛いのは自分のいたらなさのために失敗や過ちをおかした場合であったろう。大きな志に燃えてアフリカまで渡っておきながら、あまりの困難のために意気沮喪することも、あまりの忙しさや孤独のために心がかさかさに乾くこともあったろう。現実と理想の矛盾や人の心のたよりなさに心のしぼむこともあったろう。そうしたシュヴァイツァの心をバッハの音楽は香り高い油のようにうるおし、癒し、つよめたのだ。彼がいかに驚くべき天才であろうと、医師としてのあのような勇敢な献身的な活動と、思索家・芸術家としてのあのように深く透徹した思索や研究や演奏を併せ成しとげるには、日々一度は目先のことを投げ棄てて心身を憩わせ「永遠の相の下に」現実の生活を眺め直し、自分の使命への洞察と力とを新たにする「礼拝」の静かなひとときがなければ、とうてい息がつづかなかったのであろうと思われる。

礼拝とは何もお経を読んだり祈禱の言葉を捧げたりするに限ったことではない。大ていの人間には何か自分を超越した偉大な対象を求め、その中に小我を没し去る自然の心の要求がある。ある人は宗教に、ある人は芸術に、ある人は学問に、そうした心の渇きを持って行く。また自然の美や貴い人格や事業に接しその渇きのみたされることもある。宗教を否定する自然科学者でさえ科学の殿堂にその「宗教心」を捧げつくし、燃やしつくすのであろう。宗教であれ、学問であれ、芸術であれ、そこで、否、それを通して何かしらん自己を絶した真善美なる世界に触れることができれば、それがその人を謙らせ、同時に大きな生甲斐と精進の力とを与える礼拝ともなるのであろう。そうしたひとときをバッハの澄んだ音楽は与えてくれるのである。

「バッハの音楽」は、一九四二年の東京女子医専クラス会誌に掲載された評論。美恵子二十八歳。当時の日記に次のような言及がある。

「「バッハ論」(本稿のこと)でまた抽象的な美辞麗句をならべたのが気になる。これからは出来るかぎり具体的に生き、具体的に書こうと考えていたのに(……)」(一九四二年九月十一日　日記)

美恵子にとって、バッハを弾き、聴くことは、生涯を通してかけがえのない慰めであった。

「今夜十二時、一人下でハイフェッツ Heifetz のひくバッハ Bach の Partita《パルティータ》をきいて胸を洗われ、高揚させられた。やっぱり (after all) 私は私の道を行く——この思いを深くした。世間との妥協、又「生活」との妥協―それもある程度までの事だ。「自分」と自分の道とを誰が何が変え得ようぞ。私には私でなくてはできない任務がある」(一九五四年三月十五日　日記)

「バッハを弾くとバッハの心の奥底にいつも秘められていたという「死への希求」が心にジンジンひびいて来て強い共鳴をよびおこすので、それがどうやら一ばん私を慰めてくれるようです。なぜそうであるかは一寸説明がむつかしそうですけれど。私の宗教——そうよぶことがゆるされるなら——というものはだいぶ奇妙なものかも知れません」

(一九六〇年九月八日　浦口真左宛書簡)

人生の下り路

大井　玄

人生のながい下り路を歩いていると、若い時分にはまるで別世界の眩しく輝く存在と感じた人が、意外に身近に感じられることがある。しあわせな感覚だが、それは生と死が相互浸透の度合いを次第につよめつつあるという意識にも関係するように思う。

神谷美恵子さんがご存命ならば、私よりも二十年ほど年長だから、現在九十を超えておられるはずである。実際には六十五歳で逝去されたため、出生年齢や学問の上では大先輩であるにもかかわらず、清楚な「夭折した才女」という印象を抱いてしまう。時の経過はふしぎな錯覚をつくる。

東大精神科教授だった内村祐之をして「国家の美恵子さん」と言わしめた才能、「病人が私を呼んでいる」という使命感、力のかぎり夫にも、子にも、病者にも尽くした倫理感、その人生に対するほとんど求道者のような態度は、煩悩具足で無頼漢の側面を意識する凡夫には無縁であった。また彼女が「デーモン」と呼んだ無意識化された人格あるいは才能の衝動も私は持ちあわせなかった。とは言うものの「らい園」での「なぜ私たちでなくてあなたが？」というあの句を含む詩を読んだ時、頭をつよく殴られたような衝撃を受けたことは確かである。

彼女の詩はどれも好きだが、清澄ななかにも深い諦念が感じられ、しかも感謝の念がつねに意識の底に流れている後期のものに魅せられた。たとえば、医の道を邁進したいのに妻として、母として家庭に埋没していた頃、幼い子を乳母車に乗せて買い物に通った道、自分のひそかな胸の想いを聞いてくれた道をうたった詩。歩く道は異なっても、歩むのに疲れた私の吐く息と同調しているかのような慰めをおぼえた。

『生きがいについて』も歩みを止めようとするとき、あたらしい視界を開いてくれた。四半世紀前「寝たきり老人ぼけ老人」の宅診という、医療効果のまったく見えない事業に加わったことがある。寝たきりは起き上がれないし、ぼけは頭脳明晰になることはない。医学生時代、精神科授業をサボった私は、治らぬ病者に対し変わらぬ忍耐をもち接する精神科医の姿勢を学ばなかった。この本には「生きがいをうしなったひとに対して新しい生存目標をもたらしてくれるもの」の例として、青年がおぼれる子どもを救ったため絶望から解放される話があげられている。医療目的を見失い、宅診のたびにうつ反応を起こした私を立ち直らせてくれたのも、宅診によって病者と家族がよろこんでくれたという保健師のひとことだった。

また同書には、精神病者や痴呆のような「無用の存在」のためのはっきりした肯定のメッセージがある。「人間の存在意義は、その利用価値や有用性によるものではない。野に咲く花のように、ただ「無償に」存在しているひとも、大きな立場からみたら存在理由があるに違いない……もし彼らの存在意義が問題になるなら、まず自分の、そして人類全体の存在意義が問われなくてはならない。そもそも宇宙のなかで、人類の存在とはそれほど重大なものであろうか。……」彼女の指摘は、「利用価値や有用性」のみを追求している人類への警告のように響く。

しかしなんといっても日記は、論文や随筆として構成されるまえの日々の想いやなやみを率直に克明に伝えてくれており、私のもっとも好きで、共感する「彼女」だった。

日記に現れる彼女の生涯を通じての特質は、宿命へのひたむきな対応であり、晩年さらに顕著になるのだが、感謝の念である。

一九七一年から亡くなる七九年までの間、狭心症による胸痛と脳血せん症による意識障害が頻発した。右半身不随の前徴ともいうべき上下肢のしびれ感、痛み、麻痺などの、くり返し襲う症状はつらいものだったろう。医師として、脳組織の破壊が知力をうばい言葉をうばう進行については、知りすぎるほど知っていたはずである。しかし、「私は痴呆や半身不随の近くにまで行って、ようやくすべてのものから自由になった気がしている」と記している。

彼女の宗教的直覚は自分が宇宙であるという意識にまでひろがったが、それでも宇宙に実際に戻る過程は苦しいものであった。おそらく絶筆に近い日記には、「人を愛するのは美しい。しかし愛することさえできなくなった痴呆の意識とからだはどうなのだ？　だから愛せる者よりも価値が低いと言えるか…」というくだりがある。

終末期医療という痴呆状態の人々も多くいる場では、動けなくなって世話をやいてもらうだけの存在になっても、介護をする私たちがかえって癒されるような老人にめぐり合うことがある。神谷美恵子さんはそういう病者であったに違いない。


（おおい・げん　内科医）

待ちのぞむこと

木崎さと子

友人のガラス工芸家が直径15センチほどの球を手作業で作ってくれた。ガラスの質が違うのか作業の過程が違うからか、市販されている工場製品のガラス球とは重みも輝きも、なにより、とろりとした手触りがまるで違う。気をつけてくださいね、と彼はずしりと重い球を手渡してくれながら言った。「紙の上なんかにおいて日光が当たると、一瞬にして燃えつくから」レンズ効果のすごさに、作り手自身が恐れをなしている様子だった。畏れを覚えた私は、棚の奥深くに納め、ときどき取り出してその手触りと輝きに感動している。

神谷美恵子さんは、こういう球を内部に抱えた方だったのではないか。

未踏の山巓をめざす登山家が高い理想と現実の足元をみつめる姿、職人がこつこつと一つの仕事に打ち込む姿、芸術家が自己の表現を飽かず追求する姿、神に従う信仰者が世間の目につかないところで恵まれない人に奉仕する姿、家族への愛に身を犠牲にする母の姿……どの姿にも、私たちは感動するが、ここに並べたすべてを一人のひとにみるとき、多面プリズム体を前にしてその美しさに驚嘆しつつ、どこかの面に視線を固定して内部を見定めよう、としても、透明であればこそ、これだけの色光が析出されてくるのだ、という以外のことは言えない。外からみればプリズムでも、内部に完璧な球を抱えたひと。

果てしない魅力を私たちは覚えるけれど、御本人は重かったろうな、ときにはもてあまされただろうな、と『若き日の日記』などを読むと、思わず溜息をついてしまう。

選ばれたひと。

私たちはその言い方をもっぱらポジティブな意味で神谷美恵子にあてはめるが、御本人は、恵まれた才能と環境のゆえに選ばれてあることを感謝しつつも、そこから必然的に生じる苦悩の重さを、また透明であるがゆえの特殊な不安を、ヴァジニア・ウルフの文学と病に、つまり病というマイナスのゆえに生じた彼女の文学に、重ねたのではないか。

平凡な人間からみれば充実した羨むべき生涯だから、精神科医であり卓越した洞察者である御本人自身が「デーモン」と呼んだものの正体を分析するなど意味がないし、私個人としては「聖性」と名づけて奥深く仕舞っておき、ときどき触れて感動してきた。しかし〝神谷美恵子とV・ウルフ〟というテーマに、なにか異質な衝動をつねに覚えてきたのも事実だ。

〝非定型性精神疾患〟を病み、夫の手厚い保護のもと子供をもたず、それでも投身自殺を遂げたウルフとは正反対に、神谷美恵子は患者ばかりか世間一般のひとに癒しをもたらすほど健やかな精神をもち、家庭の保護者であり、最期まで感謝に充ちた（宗派に縛られない、広い意味での）信仰者であった。

この二人を結ぶものは何だろうか。神谷さん（と多くの読者が敬愛をこめて呼ぶことに私も倣わせて頂く）がウルフの作品に惹きこまれ、生来の文学好きを超えてそそられながら、精神科医として冷静にその病跡を研究しようとしたのはなぜだろうか。芸術と科学の接点を求める、あるいは病のもつ積極的な意味を探りたい、という知的探究心だけではなく、もっと直接的な衝動があったように思われるが、それは何に由来していたのか。

神谷さんは、ハンセン病の人々に初めて触れた若い日、その悲惨な状態に衝撃を受けると同時に激しい恋にたとえられるほどの衝動を覚えた。現在はまったく事情が異なるが、長い人間の歴史のなかで洋の東西を問わず、〝ハンセン病者〟は宗教的あるいは形而上的な象徴として扱われてきた。その文化的刻印が、神谷さんの深層にも捺されていたかもしれない。その衝動を生涯の情熱として、しずかに、忍耐づよく現実のはたらきとした、その忍耐に、神谷さんの天才あるいは恩寵の大きな部分があるのだろう。

鍛え抜かれた忍耐力が、文学については、どのような作用を及ぼしたのか。神谷さんの、文学に駆り立てられる情熱は『若き日の日記』を読むかぎり痛ましいほどだ。途上であったウルフ研究が、『生きがいについて』や『人間をみつめて』のような完成度をもってまとめられていないのは当然だが、一人称でウルフに〝なりかわって〟病跡をたどる、ということまで試みた神谷美恵子が、「どこでも一寸切れば私の生血が出るような」文をウルフについて書き得たと自覚していたかどうか、夫君によって伝えられる感謝に充ちた最期の時期に、ウルフが神谷さんの内部でどう位置づけられていたのか……ウルフ日記のように、いずれの日に神谷日記のすべてが公刊されるとして、多少は探れるのだろうか。私はそれまで生きてはいないだろうし、一人の稀有な求道者の姿に改めて驚嘆する、という結果は予見されるにしても、やはりその日を待ちのぞまずにはいられない。そういえば、神谷さんの生涯は、シモーヌ・ヴェイユの著作のタイトルと同じ「神を待ちのぞむ」ものであったと思う。

（きさき・さとこ　作家）